救命救急・集中治療エキスパートブック R35

編集
三宅 康史
帝京大学医学部 救急医学 教授
帝京大学医学部附属病院 高度救命救急センター長

はじめに

　この度，日本医事新報社の上平サンの甘言にのって，救命救急・集中治療に日々携わり日夜を問わず苦労している若手医師……ではなく，すでにこの領域で指導的立場となっている上級医専用のネタ本を企画しました。

　ある分野ではわが国随一のエキスパートであっても，それ以外の最新の知見については多忙ゆえにどうしても遅れをとってしまいがちなところを，その道におけるトップランナーの先生方にお願いして，この1冊で漏れなくリカバリーできるようにいたしました。最新の幅広いエビデンスに基づく旬な知見と，正しくて深〜い御作法，そして彼らが臨床で日々実践しているエビデンスはないけどきっと間違いのないTIPSを惜しげもなく披露していただいております。

　いまはEBM全盛の時代ではありますが，その信頼している事柄がある日突然，霧のように消散する経験を私自身，何度もしてきました。一つ例をとってみると，月曜の朝，集中治療室に入り，前夜に入室した脊損患者のベッドサイドで，「何でまだステロイド入れてないの!?　NASCIS-Ⅱに書いてあったでしょう？」なんて若手の当直医を叱っていた自分の姿を思い出し，体中の汗腺から汗が吹き出してくる思いがする……などです。一方で，エビデンスを無視して臨床診療を行うのも教育上・医療安全上，当然問題があります。そういう意味では，公表されているエビデンスをどう扱うか，それまでの経験と照らし合わせて自分なりに考え，実際に試してみた経験から改めて後輩に伝えていくことの繰り返しが，患者さんのみならずスタッフの信頼を得るうえでもとくに重要です。

　医者という生き物は，指導医や受け持ち患者さんからあらゆることを学び経験することからそのキャリアをスタートさせ，文献や教科書を孫引きしてそれらを確かめ定着させて，徐々に自分なりの診療手順を確立していきます。「上司から教わったあのやり方より自分がひと捻りしたこのやり方のほうがよりスマートでクールじゃないか」と考えるようになるのも10年選手「R35」になったころです。

　この本は，そんな「R35」の先生方に向けて，さらに10年以上経験を積んでいる"現場の「R45」"クラスのエキスパートが，自身の最も得意とする領域についてエビデンスと経験と教わった知恵を混ぜたうえで，自信をもって勧める内容を書き記してもらっています。よいところはそのままいただいて，ちょっと首をかしげるところは自分なりにモディファイして，日常診療のなかで披露してもらえれば幸いです。

　読みやすいデザインに編集されていますので，気軽に，そして無駄なく読んで，不得意領域の"外してはいけない""重要な"奥義を身につけ，明朝のカンファレンスから早速，若手の先生方にその最新知識をご披露していただきたいと思います。

2017年2月

三宅康史
帝京大学医学部救急医学/帝京大学医学部附属病院高度救命救急センター

本書の使い方

【読者対象】

救命救急・集中治療領域で指導的立場となっている専門医，そこを目指す中堅の救急・集中治療医です．もちろんそれより若い先生方や他領域の先生方，コメディカルの皆さんが読んでも害にはなりませんし，当然ながら罪にも問われません．

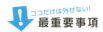
最重要事項

ココを読めばその項目の概要が掴める程度に，外してはいけない重要項目を濃縮して概説してもらっておりますので，時間のないときにはまずここだけをチェックして，自分に必要だと感じたら改めてじっくり最後まで読んでいただきたいと思います．章によっては，かなり詳細に及んでいる執筆者の先生もおられますが，そこはご容赦ください．

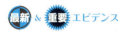

明日からのカンファレンスで披露できる重要文献のエビデンスある内容を箇条書きにしてもらっていますので，その利用価値は臨床の場にとどまらず，論文作成や学会発表でも孫引きできる充実した資料としても使えます．

王道的実臨床

Q&A＋解説形式で，最新のトレンドを示したうえで，超難問を解説するように，他の専門領域の医師からはきっと難解であろうところを中心に解説いただいております．知りたいと思っていた事柄，調べておきたいと思っていた事柄について，過不足なく解説されているはずです．本書の"表向きの"心臓部分といえます．

ちょっとDEEPなTIPS

Q&A＋解説形式で，エビデンス関係なしのオススメとコツの塊です．エビデンスはなくとも執筆者の長い経験に基づいて日常診療で行っているちょっとDEEPな内容を記載してもらっています．もちろん医療上問題となるような内容はございませんのでご心配なく．読めば，「そういわれればそうだよなあ」とか「同じようなこと考えているんだ」とか新たな賛同者を得た気分になる部分もきっとみつかります．本書の"真の意味での"出版する意義はここにあります．

■基礎知識再確認メモ と ■いまさら聞けない解説

基本的な部分の解説が必要と思われるところは，別途「基礎知識再確認メモ」「いまさら聞けない解説」で囲み記事として対応しておりますので，改めて他の本をあさる必要はありません．

救命救急・集中治療エキスパートブック R35
CONTENTS
目次

1　BLS と ALS：JRC 蘇生ガイドライン 2015 のポイント ……… 2
相引眞幸　愛媛大学大学院 医学系研究科 救急医学分野 教授

2　脳蘇生 ……… 10
黒田泰弘　香川大学医学部 救急災害医学 教授

3　PCPS と ECMO ……… 18
清水敬樹　東京都立多摩総合医療センター 救命救急センター 部長／救命救急センター長

4　人工呼吸器 ……… 28
桑迫勇登　昭和大学藤が丘病院 麻酔科 教授

5　血液浄化法 ……… 36
廣瀬知人　筑波メディカルセンター病院 総合診療科 科長
長浜正彦　聖路加国際医療センター 腎臓内科 医長

6　劇症肝炎 ……… 50
松田兼一　山梨大学医学部 救急集中治療医学講座 教授
森口武史　山梨大学医学部 救急集中治療医学講座 講師

7　急性膵炎 ……… 64
北村勝哉　昭和大学医学部 内科学講座 消化器内科学部門 講師

8　急性冠症候群（ACS） ……… 70
吉澤城　慶應義塾大学病院 救急科 助教
佐々木淳一　慶應義塾大学病院 救急科 教授

9　脳卒中 ……… 86
畝本恭子　日本医科大学多摩永山病院 救命救急センター センター長／講師

10 敗血症（sepsis） ... 106
小倉裕司　大阪大学医学部附属病院 高度救命救急センター 准教授
梅村穣　大阪大学医学部附属病院 高度救命救急センター 医員
松嶋麻子　名古屋大学 先進急性期医療学 教授

11 新興感染症 ... 126
大曲貴夫　国立研究開発法人 国立国際医療研究センター 国際感染症センター センター長

12 重症外傷 ... 142
船曳知弘　済生会横浜市東部病院 救命救急センター 副部長

13 鎮痛・鎮静 ... 158
長谷洋和　帝京大学医学部附属病院 麻酔集中治療科 講師
澤村成史　帝京大学医学部附属病院 麻酔集中治療科 主任教授

14 重症患者の栄養管理 ... 172
中村智之　藤田保健衛生大学医学部 麻酔・侵襲制御医学講座 助教
西田修　藤田保健衛生大学医学部 麻酔・侵襲制御医学講座 主任教授

15 精神科救急 ... 186
日野耕介　横浜市立大学附属市民総合医療センター 精神医療センター 助教

16 急性中毒 ... 206
清田和也　さいたま赤十字病院 高度救命救急センター 副院長/センター長

17 重症熱傷 ... 216
池田弘人　帝京大学医学部 救急医学 准教授

18 母体救命 ... 224
長谷川潤一　聖マリアンナ医科大学 産婦人科 准教授

19　小児救急　234
渡辺太郎　国立成育医療研究センター 集中治療科 医員

20　脳死移植問題　250
林宗博　日本赤十字社医療センター 救命救急センター センター長

21　災害医療　264
加藤聡一郎　杏林大学医学部救急医学教室 助教
山口芳裕　杏林大学医学部救急医学教室 教授

22　早期リハビリテーション　290
中村俊介　独立行政法人労働者健康安全機構和歌山ろうさい病院 救急科 部長

23　ドクターヘリの運用　306
小林誠人　公立豊岡病院但馬救命救急センター センター長

24　救命救急・集中治療における終末期　318
三宅康史　帝京大学医学部 救急医学 教授/同附属病院高度救命救急センター長

25　救命救急・集中治療における医療安全　330
中島勧　東京大学医学部附属病院 医療安全対策センター センター長

さくいん　344

BLSとALS
JRC(日本蘇生協議会)蘇生ガイドライン2015のポイント

相引 眞幸

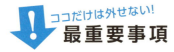
最重要事項

1 一次救命処置（Basic Life Support：BLS）
① 意識，呼吸のチェック：呼吸の判定に迷ったら，胸骨圧迫を開始する。
② CPR（心肺蘇生法）：人工呼吸ではなく，胸骨圧迫から開始する。
③ 胸骨圧迫のポイント
- 胸骨圧迫の深さ：胸壁を約5cm圧迫，6cmを超えない（日本人の体型が欧米人に比し小さいため）
- 胸骨圧迫の頻度：1分間に100～120回（小児や乳児も同じ頻度）
- 胸骨圧迫の解除：毎回，圧迫した後，圧迫を解除し，胸を元の位置に戻す（静脈還流を促す）
- 絶え間なく行う：AEDを使う際や人工呼吸の際など胸骨圧迫を中断する時間が生じるが，中断は最小限にする（10秒以下）

2 成人の二次救命処置（Advance Life Support：ALS）
① 気道，酸素化，人工呼吸：心肺蘇生中は，できるだけ高い吸入気酸素濃度を使用する。カプノグラフィ波形によるCPR中の気管チューブの位置確認と連続監視を行う。
② CPR中の循環補助：用手胸骨圧迫に代えて自動機械的CPR装置をルーチンに使用することは推奨されていない。ただし，質の高い用手胸骨圧迫の継続が不可能な状況や，胸骨圧迫実施者が危険にさらされるような状況では，代替手段として自動機械的CPR装置を用いてもよい。ECPR（Extra-corporeal CPR：体外循環を用いた心肺蘇生法）は，実施可能な施設において，従来どおりのCPRが奏功しない場合に，一定の基準を満たした症例に対する救命治療として推奨されている。
③ CPR中の生理学的モニタリング：二次救命処置において，診療徴候およびECG

モニタリングに加えて生理学的指標を計測することにより処置内容を補助できる可能性がある。ただし，生存予測や蘇生行為を中止する決断のために呼気終末CO_2値のカットオフ値だけを使用することは推奨されていない。心臓超音波検査は，標準的なALSを妨害することなく実施可能であれば，可逆性の原因を診断するための追加的診断機器として考慮できる。CPR中の気管チューブの位置確認や連続モニターには、身体所見に加えて波形表示のあるCO_2モニターを用いることが推奨されている。使用できない場合には超音波検査で確認してもよい。

④ **CPR中の薬物**：心停止患者への標準用量（1mgとする）のアドレナリン投与は変更なし。アドレナリン投与によって，ROSC（Resumption〔またはReturn〕Of Spontaneous Circulation：自己心拍再開）および生存入院の改善はあるが，生存退院や神経学的転帰についての有益性は不明確である。しかし，とくにnon-shockable rhythm（ショック非対応リズム）の心停止では，アドレナリンをできるだけ早期に投与すべきである。成人の難治性VF/無脈性VTのROSC率を改善するためにはアミオダロンの使用を考慮し，無効の場合，ニフェカラントあるいはリドカインを使用してもよい。

3 心拍再開後の治療

① 低酸素症および高酸素症を回避するよう注意し，動脈血酸素飽和度（SpO_2）または動脈血酸素分圧（PaO_2）が確実に測定されるまでは100％吸入酸素濃度を使用する。

② 心拍再開後のバンドル治療の一部として，$PaCO_2$を生理的な正常範囲内に維持する。また，循環管理の目標（例：平均血圧，収縮期血圧）を設定し治療する。

③ 電気ショック適応および電気ショック非適応の院外心停止で心拍再開後，呼名に意味のある反応がない場合，体温管理療法を行う。体温管理療法を施行する場合，32～36℃の間で設定した目標体温を維持し，短くとも24時間は持続する。

④ 心拍再開直後，急速な大量冷却輸液による病院前冷却はルーチンとしては行わない（患者数1,359名のRCTで，その有益性を検出できず，むしろ肺水腫等の合併症が増加した）[1]。

⑤ 32～36℃の体温管理療法終了後も，昏睡状態が遷延している成人では，発熱を防止し治療する

⑥ 心拍再開後患者に対して，てんかん発作の予防をルーチンには行わないが，て

んかん発作が出現すれば，迅速なてんかん発作の治療を行う
⑦自己心拍が再開した成人患者に対して，標準的血糖管理プロトコールは変更しない

4 低体温による体温管理療法が施行された昏睡患者の予後評価

①心拍再開後72時間以前には，臨床所見のみで予後評価を行わない。鎮静や筋弛緩の残存が疑われる場合は，臨床徴候を継続して観察することにより，予後評価の偽陽性を最小化することができる。

②神経学的転帰不良を判定できる最短時間の基準として心拍再開後72時間が定められているが，この期間は24時間の体温管理療法を行った場合である。日本で行われている48時間の体温管理療法を行った場合，少なくとも72時間以上の観察期間が必要である。鎮静薬あるいは筋弛緩薬の効果が残存し，臨床徴候に影響していると考えられる場合には，観察期間はさらに延長すべきである。

③単一の検査結果や臨床所見に依存するのでなく，多元的検査（臨床徴候，神経生理学的検査，イメージング，血液マーカーなど）により予後を評価する。

5 臓器提供

CPR後に循環の回復があれば，その後死へ至るすべての患者において臓器提供の可能性を評価されるべきである（20［脳死移植問題 p.250］参照）。

※その他は「JRC蘇生ガイドライン2015」を参照されたい。

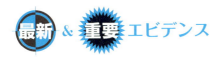

❶ non-shockable rhythm 例におけるアドレナリンの投与

① Donnino MW らによる報告[2]（2014年）

- 対象：全米の登録研究，25,095名のasystole（心停止）あるいはPEA（pulseless electrical activity＝無脈性電気活動）の院内心停止患者。
- 結果：1～3分以内にアドレナリンが投与された場合（対照群）の調整オッズを1.0とすると，4～6分後で0.91（95％信頼区間 0.82 to 1.00; P=0.055），7～9分後で0.74（同0.63 to 0.88; P<0.001），超9分後で0.63（同0.52 to 0.76; P<0.001）となった。また，神経学的転帰も同様の結果となった。
- 結論：院内心停止で，non-shockable rhythmの患者においては，可能な限り早期にアドレナリンを投与すべきである。

② Ewy GA らによる報告[3]（2015年）

- 対象：アリゾナ州の病院で2005年から9年間の登録研究，3,694例の院外心停止例を解析。
- 結果：早期のアドレナリンは生存率の改善と関連していたが，神経学的転帰と関連がなかった。
- 結論：研究限界として，症例数が前出の登録研究に比し少ない点，また米国のアリゾナ州のみの研究であるなどがあり，今後のさらなる検討が必要である。
  この研究結果はCoSTR（心肺蘇生と緊急心血管治療のための科学と治療に関する国際コンセンサス：15ページ参照）2015には含まれていないが，重要であり以上に述べた。

❷ ECPR の院外心停止患者における効果

- 2015年のILCOR（国際蘇生連絡委員会）でALS Taskforceのメンバーであった筆者と台湾のWangは，「ECPRが成人院外心停止患者の神経学的転帰などに影響を及ぼすか？」としたClinical Questionのsystematic reviewを行った。
- 2010年1月から2014年12月までの5年間の上記CQに関連する文献をlibrarianが検索した結果，637編が得られた。そのうち，小児研究，症例報告，総説，One arm trial等を除外し，結果的に6編（院内心停止研究：4編，院外心停止例：2編）の観察研究を選出した。以下のそれぞれのforest plot図（図1，図2）に示すように，ECPR施行により，院内心停止例では退院時の神経学的転帰の，院外心停止例では180日後の神経学的転帰のオッズ比が低減した。

図1 ▶ 院内心停止におけるeCPRとマニュアルCPRの神経学的転帰比較

Study or Subgroup	eCPR Events	Total	cCPR Events	Total	Weight	Odds Ratio M-H, Fixed, 95% CI
Chen YS 2008	50	59	103	113	70.8%	0.54 [0.21, 1.41]
Lin JW 2010	22	27	24	27	29.2%	0.55 [0.12, 2.58]
Total (95% CI)		86		140	100.0%	0.54 [0.24, 1.23]
Total events	72		127			

Heterogeneity: Chi² = 0.00, df = 1 (P = 0.98); I² = 0%
Test for overall effect: Z = 1.47 (P = 0.14)

Study or Subgroup	eCPR Events	Total	cCPR Events	Total	Weight	Odds Ratio M-H, Fixed, 95% CI
Chen YS 2008	45	59	101	113	40.1%	0.3819 [0.1637, 0.8911]
Lin JW 2010	42	55	51	63	27.4%	0.7602 [0.3139, 1.8411]
Shin TG 2011	46	60	57	60	32.5%	0.1729 [0.0468, 0.6384]
Total (95% CI)		174		236	100.0%	0.4178 [0.2435, 0.7168]
Total events	133		209			

Heterogeneity: Chi² = 3.55, df = 2 (P = 0.17); I² = 44%
Test for overall effect: Z = 3.17 (P = 0.002)

図2 ▶ 院外心停止におけるeCPRとマニュアルCPRの神経学的転帰比較

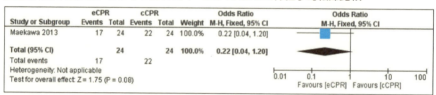

Study or Subgroup	eCPR Events	Total	cCPR Events	Total	Weight	Odds Ratio M-H, Fixed, 95% CI
Maekawa 2013	17	24	22	24	100.0%	0.22 [0.04, 1.20]
Total (95% CI)		24		24	100.0%	0.22 [0.04, 1.20]
Total events	17		22			

Heterogeneity: Not applicable
Test for overall effect: Z = 1.75 (P = 0.08)

Study or Subgroup	eCPR Events	Total	cCPR Events	Total	Weight	Odds Ratio M-H, Fixed, 95% CI
Sakamoto 2014	205	234	154	159	100.0%	0.23 [0.09, 0.61]
Total (95% CI)		234		159	100.0%	0.23 [0.09, 0.61]
Total events	205		154			

Heterogeneity: Not applicable
Test for overall effect: Z = 2.97 (P = 0.003)

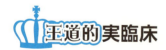

Q 心拍再開後の体温管理の具体的方法は？

❶心拍再開後の体温管理

- 2013年にNEJMで発表された心拍再開後の意識障害患者におけるTarget Temperature Management (TTM) Trialで，33℃と36℃の両体温管理群間で，神経学的転帰に差が

なかった[4]。その結果を受け，ILCORは心拍再開後の同患者には，32〜36℃のTTMを少なくとも24時間行うことを推奨している[5]。この温度帯に関した玉虫色の表現には，CoSTRのALS部分の執筆者の1人として責任を感じている。

- 主に欧州で行われたこのTTM trialは，一群が470人程の大きなRCTで大きな影響を及ぼしているが，その内容を精査してみると，33℃と36℃の両群で体温管理のばらつきが大きい。この点は日本脳低温療法・体温管理学会として，筆者らがその問題点を指摘している[6]。主任研究員であるNiklas Nielsenが後日述べているように，このRCTにおいては鎮静や筋弛緩剤の一定した手順がなかったのである[7]。他方，カナダの2015ガイドラインにおいては，このTTM trialの研究限界のため，従来の32〜34℃の低体温療法を，心拍再開後の意識障害患者に推奨している[8]。この判断は，ILCORのそれよりも科学的と考えている。以上のことから，私たちの施設では，心拍再開後の意識障害患者に対して，TTMの目標温度を原則34℃とし，48時間低体温を維持し，復温速度はきわめて緩徐な約1℃/24時間で行っている。この緩徐な復温は，結果的に5日間体温管理を行うことを意味するため，重要である。

❷体温管理療法の導入・維持法（とくに32〜34℃台の低体温療法を行う際の注意点）

- **冷却法**：急速に体温を低下させる場合，冷却輸液投与および胃管を介した胃冷却を行う。この胃冷却法は，従来より行われている基本的な手技で，きわめて有効である。その理論的背景は，まず胃にはシバリングを惹起する冷受容体がないこと，また胃は心臓に隣接しており血液の冷却に有効であることなどがあげられる。低体温初期導入は上記の方法で行い，さらに安定した低体温の導入・維持は，ハイドロゲルパッドを用いた表面冷却法（Arctic Sun™，IMI社）あるいは，血管内冷却カテーテルを用いた血管内冷却法（Thermoguard™，Asahi Kasei Zoll社）のいずれかを用いている。

- **冷却前の準備**：シバリングの予防が，厳密な体温管理のうえできわめて重要である。シバリング予防と交感神経興奮を抑制する目的で，鎮静，鎮痛剤および筋弛緩剤を十分量ローディング後，持続的に投与し復温終了まで継続する。それにより，非常に安定した体温管理が可能となる。

- **低体温療法中の循環管理**：心拍再開後の循環管理としてまず行うことは心停止に至った原因の検索・除去である。そのため，急性冠症候群の場合，冠血管造影を行い，必要であれば同形成術が重要である。その後も循環が不安定な場合は，冠血流維持の目的で拡張期血圧の維持のためノルアドレナリン（0.1〜0.3 μg/kg/分）や，心機能低下に対してドブタミン（1〜3 μg/kg/分）を投与する。また，IABP（大動脈内バルーンパンピング）を早期に導入する。とくに低体温導入時には，交感神経興奮等によって血管透過性が亢進するため輸液負荷も重要である。

ちょっとDEEPなTIPS
JRC設立の歴史的経緯

Q 国際蘇生連絡委員（ILCOR）と日本蘇生協議会（JRC）との関係は？

- ILCOR（図3）の事業として，心肺蘇生術ガイドラインの元になる科学的コンセンサス（CoSTR）の作成がある。そのCoSTRが開示されるのはILCORの加入団体のみで，自国のガイドラインを作成するためにはILCORのメンバーである必要がある。つまり，日本がILCORに加入する以前，2005年まではAHA（アメリカ心臓協会）ガイドラインを翻訳・編集し日本のガイドラインとして作成していた経緯がある。

- 1992年のILCORの設立を受け，1999年7月JRC（Japan Resuscitation Council：日本蘇生協議会）キックオフミーティングが厚生省で行われ，他の国内関連組織から独立する形でJRCが設置され，ILCORへの参加を目指した。

- 2000年のILCOR会議に岡田和夫氏（帝京大学名誉教授）がオブザーバーとして参加したが，ILCORへの単独国の加入は困難で，アジア諸国の協議会として再申請するよう促された。2005年，待望のアジア蘇生協議会（RCA：Resuscitation Council of Asia）設立式が，野口宏氏（愛知医科大学教授）の計らいで，奇しくも近隣で愛知万博が行われていた愛知県名古屋市で行われ，正式にILCOR加盟となったのである。

- この間，岡田和夫先生の多大な犠牲とご尽力に対し，紙面を借り深謝と慰労の意を心より表したい。

図3 ILCORの組織図

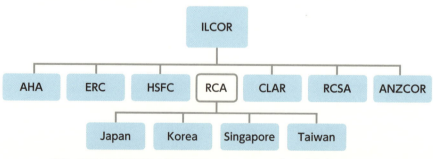

現在，RCAには開設時の4カ国に加え，タイ，フィリピン，香港が加入している

文献 >>>
1) Kim F, et al: JAMA, 311(1): 45-52, 2014.
2) Donnino MW, et al: BMJ, 348: g3028, 2014.
3) Ewy GA, et al: Resuscitation, 96: 180-185, 2015.
4) Nielsen N, et al: N Engl J Med, 369(23): 2197-2206, 2013.
5) Donnino MW, et al: Resuscitation, 98: 97-104, 2016.
6) Aibiki M, et al: Ther Hypothermia Temp Manag, 4(3): 104, 2014.
7) Polderman KH, et al: Ther Hypothermia Temp Manag, 5(4): 193-197, 2015.
8) Howes D, et al: Resuscitation, 98: 48-63, 2016.
9) Aibiki M: Intensive Care Med, 30(12): 2286, 2004.
10) 一般社団法人日本蘇生協議会監：JRC蘇生ガイドライン2015．医学書院，2016．

2 脳蘇生

黒田 泰弘

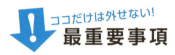
最重要事項

1 脳蘇生は重症脳障害に対して，救命救急医療と神経集中治療をシームレスに組み合わせて行う。神経集中治療とは，脳と全身の重要臓器とのインターラクションを考えることである。生存率の増加に加えて神経学的転帰良好率の増加が目的であり，このためには特殊なモニタリング，最新の装置や技術が必須というわけではなく，いまあるものによる地道な努力が必要である。

2 脳蘇生（cerebral resuscitation）とは，障害が起こってからカスケードで進行する障害の進行を軽減する戦略である。脳障害のプロセスは短時間で坂を転がり落ちるように進むので，早期発見評価と対策という時間の概念は非常に重要だ。

3 脳保護（cerebral protection）とは，障害が起こる前から障害が軽度ですむように対策すること（たとえば前もって体温を下げておく）である。神経救急集中治療では脳保護を行うことは難しく，有効性が確立しているとは言い難いが，起こること（たとえば，くも膜下出血における脳血管攣縮など）を予想して早めに対策することは必要である。

4 脳蘇生を行う際には全身の呼吸循環代謝を安定させていなくてはならない。一方，障害脳は全身因子に悪影響を与える。したがって，これらをうまくコントロールできていない研究ではそもそも脳蘇生の効果を評価できていない。一方，逆トランスレーショナルリサーチとしての臨床を見据えた基礎研究ではあらゆる条件（たとえば$PaCO_2$）をシビアにコントロールする。筆者のスコットランドの基礎の師匠（Prof James McCulloch）は，「動物に効く薬も，人は"dirty"だから効かないのだ」と述べている。いろいろな因子をコントロールできない状態は，まさしく人はdirtyなことを示している。

5 障害脳におけるプロセスでは発熱を起こす。そして発熱すればするほど障害はひどくなる。一方、逆に低体温にするとこの病態の進行を遅らせる可能性がある。このことから、一定の体温を一定の期間維持する体温管理療法（targeted temperature management：TTM）が始まっている。

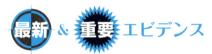

❶心拍再開後の体温管理療法（targeted temperature management：TTM）

- 体温管理療法は、32～34℃に管理する低体温療法と36℃付近に管理する常温療法を包括する概念である。
- 低体温療法は2002年の2つのRCT以降その施行が推奨されてきた。すなわち、2002年のRCT[1]および準ランダム化研究[2]において、初期リズムがVFまたは無脈性VTの院外心拍再開後昏睡状態（GCSスコア≦8）の成人患者で、低体温療法群（32～34℃、12～24時間）が体温管理なし（発熱放置）群と比較し、6ヵ月後の神経学的転帰良好率および生存退院率増加に関連したのである。しかし、2013年のRCT[3]では、目撃のない心静止を除くすべての初期ECG波形の院外心停止成人患者について、33℃の低体温療法群は36℃の常温療法群と比較して生存および神経学的転帰良好での生存について有益性を示さなかった。
- この代表的3研究を比較することにより、現在においては体温管理しない（発熱放置）ことは許容されず、（何℃に管理するかは別として）体温管理療法を施行するべきことになった（図1）。体温管理療法は、32～34℃の低体温療法と36℃の常温療法を

図1 院外VF/VT患者の神経学的転帰良好率（6ヵ月後）

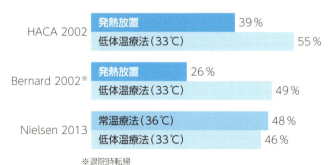

※退院時転帰

含む概念で，32〜36℃の間のある一定のあらかじめ決めた体温に管理するという方法である。

❷非痙攣性てんかん重積状態という病態

- 非痙攣性てんかん重積状態（non convulsive status epilepticus：NCSE）は複雑部分発作の重積であり（＝5分以上継続する），意識障害，失語，感覚障害などさまざまな症状を呈する[4]。NCSEの頻度は定義や母集団によって異なり，NCSEはその診断基準の普及と今後の疫学調査が必要な病態である。NCSEは高齢者に多い，原因不明の意識障害のなかに含まれており，意識障害の鑑別に加えることが重要である。
- 臨床症状からNCSEを疑えることもある。たとえば全身痙攣をジアゼパムやフェニトインで止めた後も意識障害が継続する場合，あるいは頭部外傷や脳血管障害で画像所見と症状が合わない場合にNCSEを疑う。疑えば可及的速やかに救急脳波をとることが必要である。
- 持続脳波モニタリングにおいて周期性発射のevolvingがみられた場合は，NCSEとして早急に治療介入する。脳波上，明確な発作パターンが同定されない場合も，臨床経過からNCSEが疑われる場合，脳波，臨床所見の経過をみながら，治療介入の可否を個別に検討する。NCSEは転帰不良因子とされるが，治療効果の検討はこれからである。

❸灼熱環境における中枢神経障害

- 灼熱環境に起因して，重症の多臓器障害に合わせて中枢神経障害が起こる。これは，脳低灌流，高体温そのものによる脳浮腫や脳内の微小血栓，視床下部のnitrite（亜硝酸塩）増加に加えて高サイトカイン血症，視床下部の神経細胞障害が病態である。症状としては意識障害（15％），痙攣発作（1.7〜3.6％）が多い。後遺症としては脳内における熱に対する脆弱性の違いから，小脳症状，高次脳機能障害，パーキンソン症候群などの中枢神経障害が発生する（0.9〜2.6％）。
- 対応としては，すべての救急疾患同様に，まずはABCの安定化をはかる。重症の熱中症と認識した場合は，可及的速やかな冷却（たとえば血管内冷却装置の使用が特記される）と全身管理が重要である。

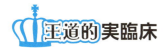

Q 神経集中治療の対象は？

- 脳内に一義的に障害がある一次性脳障害と，hypoxia，hypoperfusionなどにより脳が障害された二次性脳障害に大きく分けられる（図2）。もっとも脳梗塞やくも膜下出血は，一次性および二次性脳障害が混在している。対象疾患によりいろいろな診療科が個別に対応しているのが現状である。しかし，脳蘇生あるいは神経集中治療の観点からは，起こる病態が共通していることからも横断的な知識と対策に共通するものが多く，まとめて考えたほうがよい。

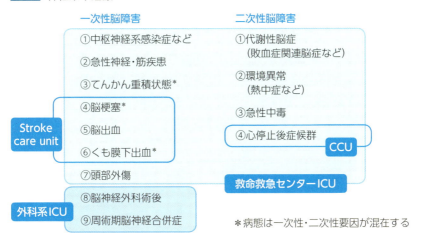

図2 ▶ 神経集中治療のターゲット

＊病態は一次性・二次性要因が混在する

Q 低体温療法の脳保護のメカニズムは？

- 数分後から重要となるメカニズムと数時間後から重要となるメカニズムに分かれる。上記したように，これらの障害脳の病態は発熱により促進され，逆に低体温により進行が抑制される（図3）。

図3 ▶ 低体温療法の脳保護効果

数分後から重要となるメカニズム
① イオンホメオスターシスの改善
② 脳内局所高温状態を軽減
③ 抗凝固効果による血栓溶解

これらの破壊プロセスは
① 発熱により促進する
② 低体温により抑制される

数時間後から重要となるメカニズム
① アポトーシスを軽減
② ミトコンドリア機能不全を軽減，エネルギーホメオスターシスを改善
③ フリーラジカルの過剰産生を抑制
④ 再灌流障害を軽減
⑤ 血液脳関門および血管壁の透過性を減少させ，浮腫を軽減
⑥ 細胞膜の透過性を減少，細胞内アシドーシス軽減
⑦ 代謝を抑制し，酸素，グルコース必要量を減少
⑧ 破壊的炎症反応および有害になる免疫反応を抑制
⑨ けいれん，てんかんを抑制

Q 不適切な全身管理によって障害脳は増悪する？

● いろいろな因子が影響を与える（図4）。hypoxia, hypocapnia, hypercapnia, hypotension, hypoperfusion, fever などは障害脳をさらに悪化させる。ほとんどがうまくいっていても1つでも管理がダメであると障害が増悪する。脳は非常にデリケートなので，すべてうまく管理する必要がある。

図4 ▶ 不適切な全身管理による傷害脳の増悪

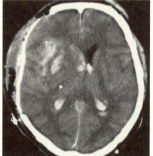

重症頭部外傷

血圧低下・上昇
　（とくに自己調節能障害時。低灌流はより悪い）→
低酸素症・高酸素症（低酸素はより悪い）→
低炭酸ガス症・高炭酸ガス症 →
電解質異常（Na，K，Mg，P 喪失）→
低血糖・高血糖 →
脱水・体液過剰 →
発熱 →

すべてがよくコントロールされている必要がある

Q 障害脳は全身パラメータを悪化させる?

- 障害脳は全身パラメータを悪化させる(図5)。障害脳があることで,たこつぼ型心筋症,免疫能低下,呼吸失調,高熱,電解質異常,血圧変動などが起こる。不整脈に関して,心臓においては交感神経緊張によるたこつぼ型心筋障害がもっとも有名である。
- その他,呼吸,循環,電解質などあらゆるところに影響が出る。脳動脈瘤再破裂を防止する手術,脳内血腫除去などは,障害脳をこれ以上悪化させず,ひいては全身への悪影響を少なくするという意味でも必要なことである。

図5 傷害脳による全身因子の悪化

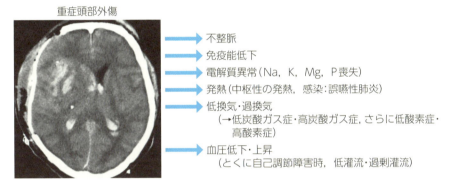

重症頭部外傷
- 不整脈
- 免疫能低下
- 電解質異常(Na,K,Mg,P喪失)
- 発熱(中枢性の発熱,感染:誤嚥性肺炎)
- 低換気・過換気
 (→低炭酸ガス症・高炭酸ガス症,さらに低酸素症・高酸素症)
- 血圧低下・上昇
 (とくに自己調節障害時,低灌流・過剰灌流)

ちょっとDEEPなTIPS
脳蘇生診療におけるコツとワザ

Q 心拍再開後昏睡患者の脳障害の程度は同じ?

- 心拍再開後,呼名に反応がない患者は体温管理療法の適応になるが,同じ昏睡状態といっても脳障害度は一様ではないとは容易に想像される。ただ,障害度の評価方法が明確でないので今までなんともいえなかったのである。心拍再開直後の意識レベルでGCS Motor scaleをみると,神経学的転帰と関連することが示されている[5]。
- また,持続脳波モニタリングのデータによると,神経学的転帰良好例では自己心拍再開後24時間に脳波でcontinuous normal voltageが出現している[6]。脳内酸素飽和度のモニタリングでは自己心拍再開直後では神経学的転帰不良例で脳内酸素飽和度が低

値であるが，24時間後ではその差はなくなっている[7]。
- 心拍再開後の集中治療においては経過を多元的に継続してみる必要がある（図6）。脳障害度に応じた，TTMの必要性の有無，TTM目標体温，TTM持続時間，に関する検討が必要である。

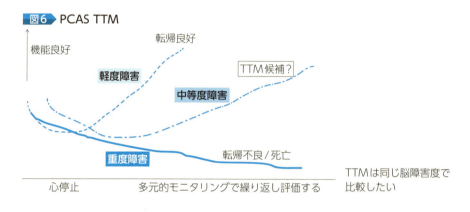

図6 ▶ PCAS TTM

Q 重症頭部外傷への低体温療法は無効？

- いままで低体温療法は，脳損傷に対する包括的な神経保護作用と脳損傷による頭蓋内圧亢進を抑える2つの目的を中心として使用されてきた。開始するならできるだけ早く，つまり頭蓋内圧が亢進してからそれをコントロールするために冷やすのではなく，できるだけ早くから冷やしておくことが大事だが，数ある臨床研究でそれを達成しているわけではない。また，結果はnegativeである[8]。
- 現在までの研究では，低体温療法の推奨度は低い。ただ，重症頭部外傷の病態は多様性に富み，治療対象となる病態のターゲットを絞って検討することが重要である。具体的には，脳挫傷があってそこからの出血により急性硬膜下血腫となっている例で血腫除去が必要な症例に限っては低い体温療法が有効ではないかと推定されている[9]。
- また，体温管理療法用の新しいデバイスが普及してきており，より正確な体温管理が可能となっており，エビデンスの刷新が期待できる。

Q 重症くも膜下出血の転帰を決めるのは脳血管攣縮を含む遅発性脳虚血？

- いままで神経集中治療は，脳血管攣縮や遅発性脳血管虚血の発生を抑えることを目的

としてきた。ただ，管理の向上により頻度は低下し，現在ではむしろアタック早期のearly brain damage対策が転帰を決定するようになってきた[10]。

- early brain damageは，くも膜下出血発症後72時間以内，遅発性脳血管攣縮出現前に生じる脳損傷を総称している。重症くも膜下出血では脳動脈瘤破裂直後，脳循環が一時停止の状態に陥る脳虚血と，これに引き続くさまざまな機序がearly brain damageをきたす。CTやMRIではglobal brain edema（全脳浮腫）や，ictal infarction（発症直後の脳梗塞）を呈する。転帰不良の最大の原因であり，さまざまな治療が試みられているが決定的な治療法はない。

Q 敗血症関連脳症の診断と治療は？

- 敗血症性関連脳障害はびまん性脳機能障害であり，発症により死亡率が増加する。敗血症性関連脳障害のメカニズムは完全には解明されていないが，複数の要因によるとされている。敗血症関連脳障害の診断は，敗血症診断後，鎮静深度の評価およびせん妄の評価をすることにより行う[11][12]。
- 持続脳波モニタリングでは，敗血症関連脳障害の進行に伴いびまん性の徐波化を認め，さらに進行すると三相波や群発抑制を経てついには平坦化し，この過程は敗血症関連脳障害の重症度とよく相関する。また，頭部MRIのフレアー画像では大脳皮質下白質の高信号域を認める。脳血管自動調節能障害が経頭蓋ドプラで把握できる。
- Fisher比（BCAA/AAA）の低下は病態に関与していることがわかっている。敗血症性関連脳障害に特異的な治療法はなく，原疾患の治療が最優先される。

文献 >>>
1) Hypothermia after Cardiac Arrest Study Group: N Engl J Med, 346(8): 549-556, 2002.
2) Bernard SA, et al: N Engl J Med, 346(8): 557-563, 2002.
3) Nielsen N, et al: N Engl J Med, 369(23): 2197-2206, 2013.
4) Brophy GM, et al: Neurocrit Care, 17(1): 3-23, 2012.
5) Hifumi T, et al: Circ J, 79(10): 2201-2208, 2015.
6) Oh SH, et al: Circulation, 132(12): 1094-1103, 2015.
7) Ahn A, et al: Resuscitation, 85(4): 522-526, 2014.
8) Maekawa T, et al: J Neurotrauma, 32(7): 422-429, 2015.
9) Suehiro E, et al: J Neurotrauma, 32(5): 353-358, 2015.
10) Lantigua H, et al: Crit Care, 19: 309, 2015.
11) Tsuruta R, et al: J Intensive Care, 4: 18, 2016.
12) Hosokawa K, et al: Crit Care, 18(6): 674, 2014.

3 PCPSとECMO

清水 敬樹

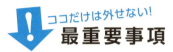
最重要事項

1 ECMO（Extra Corporeal Membrane Oxygenation）は，肺炎，ARDSなどの重症呼吸不全，急性心筋梗塞，急性心筋炎などの循環不全により瀕死の状態にある患者に対して，呼吸・循環をサポートする目的で使用される体外循環装置である（図1）。

図1 体外循環法（心肺補助，肺補助）

```
ECLS: Extra Corporeal Life Support（体外循環による生命補助）

心肺補助 ── VA-ECMO（PCPS）
              Percutaneous Cardio Pulmonary Support（経皮的心肺補助）

肺補助 ── ECLA ── Extra Corporeal Lung Assist（体外式肺補助）
              ├── VV-ECMO  Extra Corporeal Membrane Oxygenation
              │             （体外式膜型人工肺）
              └── ECCO2R   pECLA: Pumpless ECLA
                           iLA: Interventional Lung Assist
```

2 呼吸だけのサポートを目的とするVV-ECMOと，主に循環のサポートを目的とするVA-ECMOがある。さらには，心肺停止時への心肺蘇生の最終手段として導入され得るECPRなどがあげられる。

3 心機能が悪い場合には呼吸・循環の両者のサポートとしてのVA-ECMOが選択され，このVA-ECMOはrespiratory ECMO（重症呼吸不全患者に対して行われるECMO）寄りの位置づけとなる。それと異なり，循環サポートがメインのVA-ECMOであればcardiac ECMO（重症心不全患者に対して行われるECMO）の位置

づけになる。

4　現在，日本ではPCPS（Percutaneous Cardio Pulmonary Support）と呼ばれるVA-ECMOは普及しているが，このPCPSという呼称はテルモ社のエマセブの装置を含めた総称であり，韓国，台湾などのアジアでしか使われず欧米では通じないとされる。発売されて以降長い月日が経過して，現在はプライミングの簡便さなどからECPR（Extra-corporeal CPR：体外循環を用いた心肺蘇生法）の際に非常に有用とされる。

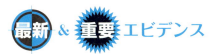

❶ CESAR trial

- 2009年にPeekらがCESAR trialという英国の多施設でのRCTの結果を報告した[1]。このCESAR trialも詳細な分析をするとさまざまなlimitationを抱えており問題もあるが，respiratory ECMOの有効性を初めて示したRCTとして認知された。さらに，H1N1インフルエンザの世界的大流行も加わり，respiratory ECMOが重症呼吸不全への切り札として世界中に広まっていった。ちなみに，このCESAR trialの結果のもう1つの重要な解釈としては，ECMOに習熟したスタッフがそろうECMOセンターに患者を集約化させることで患者の転帰が良好になることを示した，ということも指摘されている。

❷ ECMOセンターへの搬送の有無と予後

- Noahらは，英国の基幹病院で管理されたH1N1インフルエンザ関連ARDS患者を，ECMOセンターに搬送した群と基幹病院で従来の人工呼吸器管理を継続した群でのコホート解析を施行し，propensity scoreマッチングで死亡率は24.0％ vs 46.7％という結果でECMOセンターに搬送することが有効である可能性を示した[2]。

❸ わが国でのrespiratory ECMOの治療成績

- とくにわが国において成人の呼吸不全に対するVV-ECMOは普及しているとは言いがたく，その治療成績もあまりよくない。竹田らは，2009年のH1N1へのわが国のrespiratory ECMOの使用成績の報告で，ECMO導入14例のなかで救命5例（36％）という結果を示している[3]。この低水準の原因として細いカニューレの使用，長期間のrespiratory ECMOを主目的としていない日本製の装置の使用，出血などの合併症の多さをあげている。

❹世界基準を目指してのECMOプロジェクト

- ECMOの世界的組織であるELSO（Extracorporeal Life Support Organization）の登録報告で，2013年1月の時点で成人のrespiratory ECMOは症例数が3,761例で，そのうちECMOからの離脱が可能であったものが2,400例（64％）で，退院や転院となった救命例が2,084例（55％）であった。これら離脱64％，救命55％という数値が現時点での世界標準と考えられる。少なくともこの世界標準を目標にECMOの管理を行う必要がある。
- その流れのなかで2012年に，日本呼吸療法医学会主導でECMOプロジェクトがスタートした。このプロジェクトは，日本のECMO治療を世界レベルの水準まで高めることが目的の1つとされている．それにもとづきスタッフ教育のためシミュレーションラボ・セミナーの開催，ECMO装置の設備支援，症例登録およびその集計等を行っている。さらに，海外のECMOセンターと連携した教育研修も含まれる。2016年7月現在75施設が参加している。

❺EOLIA Study

- フランスで2011年10月より開始された多施設共同前向き研究で，重症のARDS患者で人工呼吸器管理が開始されて7日未満でP/F比およびその経過時間やpH値などでエントリー基準を決定するRCTで，60日生存率を一次アウトカムに設定しており，結果が期待される。

❻SAVE-J

- わが国でECPRを積極的に行っている26施設（ECPR施設）と積極的には行わない20施設（非ECPR施設）に分け，症例の予後について比較した。症例の適格基準は，①初期リズムがVF/VT，②病院受診時に心停止が持続している，③病着15分後でもROSCが得られていない，④覚知から病着まで45分以内などで，除外基準は小児や75歳以上，ADL不良例，心原性でない症例，低体温などであった。ECPR施設では260症例，非ECPR施設では194例。3年間で1施設あたりの対象症例は約10症例。平均年齢は55歳，9割が男性。目撃ありは70～80％でBystander CPRは50％弱，覚知から病着までは約30分だった。実際の心停止原因はACSが6割，不整脈が15％程度だった。
- 一次的アウトカムは機能予後良好の割合（CPC 1, 2）でECPR施設と非ECPR施設では6カ月の時点で11.2％ vs 2.6％（p＝0.001）と有意にECPR施設において高率であった。limitationは研究デザインが二重盲検試験でないこと，そのために施設間バイアスの証明がやや弱いことがあげられた。心原性心停止にECPRを積極的に行う施設では機能予後良好率が有意に高いことを示した前向き観察研究[4]。

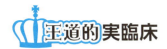

Q ECMO導入時の穿刺部位，送脱血部位の選択は？

- 心肺停止時のECPRや呼吸と循環の両者のサポートとしてのVA-ECMOの場合には一般的には大腿動静脈がカニューレ穿刺部位となり，下大静脈─右房接合部からの脱血および大腿動脈からの送血となる。
- 脳への酸素化などを考慮すれば，右内頸静脈を穿刺部とした右房脱血のほうが下大静脈─右房接合部からの脱血よりも効率的ではある。しかし，ECPR施行時には胸骨圧迫も同時に施行していることから，大腿静脈穿刺のほうが手技的に容易であることなども含めて下大静脈─右房接合部からの脱血が選択される場合が多い。
- 呼吸サポート目的のVV-ECMOに関しては，右内頸静脈穿刺での右房脱血および大腿静脈穿刺での下大静脈送血という回路（図2a），またはその逆回りおよび右房送血という回路（図2b）が考えられる。右房脱血では右房の解剖学的形状から十分な脱血量の確保が可能というメリットがある一方で，recirculation*という効率の悪化を認める。それに対して，下大静脈─右房接合部からの脱血の場合には十分な脱血量が確保できない危険があるが，recirculation率は低いという効率のよさを認める。その結果，両者では総合的には酸素化の優劣は認めずにその選択は施設の考え方により決定される。

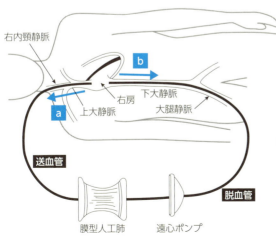

図2 呼吸サポート目的のVV-ECMO

*recirculation：通常は送血管から右房→右室という経路で血流が流れるが，右房付近で脱血管と送血管の距離が近すぎると，右房→脱血管という経路の血液量が非常に増加する

- 世界有数のECMOセンターといわれるスウェーデンのカロリンスカ大学や，その戦略を踏襲している日本医科大学や前橋赤十字病院，筆者の東京都立多摩総合医療センターなどは，右房脱血を基本路線としている。ただ割合で言うならば世界的には少数派であり，多くの施設では下大静脈─右房接合部の選択になる。さらに英国のECMOセンターの1つであるSt Thomas病院では，下大静脈脱血─下大静脈送血を選択するという特殊性があるものの良好な治療成績を上げている。

Q respiratory ECMO時のawake管理とは？

- 重症呼吸不全への人工呼吸器管理の導入により，VILI/VALI（人工呼吸器誘発性肺損傷）やVAP（人工呼吸器関連性肺炎）などの合併症が生じうる。「重症呼吸不全という肺に問題がある病態に対して，肺損傷や肺炎を新たに引き起こしうる治療を選択することが果たして望ましいのであろうか」という疑問が生じる。つまり，「重症呼吸不全には可能なかぎり人工呼吸器を使用しないことが望ましいのかもしれない」という思考回路の成立に至る。そのECMO管理中に肺の回復の時間稼ぎをする。早期のECMO導入および導入後の速やかな人工呼吸器離脱による早期覚醒，awake ECMOという戦略には意味があるのではなかろうか（図3）。欧米ではわが国と異なり若年者の肺疾患が多く，さらに肺移植も盛んであることから，それまでの橋渡し治療としてもrespiratory ECMOは重要な位置にある。awake ECMOの論文も大部分が肺移植待ちの患者の症例である。
- 抜管してawake ECMO管理を施行した症例では抜管直後に1回換気量が100mL以下程度の浅い呼吸でありながら頻呼吸には陥らず，むしろ10回/分をきる徐呼吸様式であった。しかしながら患者本人の呼吸苦は認めなかった。その後，肺の含気の増加に伴い1回換気量も増加した。このように完全なる自発呼吸での管理でありECMOサポー

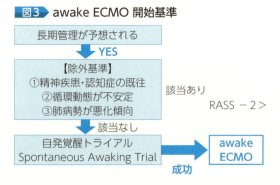

図3 awake ECMO 開始基準

ト下での正味の呼吸様式を観察できることが非常に興味深い。

- Lindenらは最小限の鎮静で気管切開下においてプレッシャーサポートモードで管理することで肺障害スコア3.5，P/F比が50以下の患者の生存率76％という報告をしている[5]。ECMOを導入後の管理として抜管，気管切開プラスPS，HFO，NHFなどさまざまな呼吸管理を試みられている。awake管理により肺からのリンパ液ドレナージ量の増加で酸素化に有利であるとの報告がある[6]。可能であればまずは抜管という究極のawake ECMO管理が望ましいが，そのような理想的な経過を辿る症例が多いわけではない。

- awake ECMOで維持不可能な症例は頻呼吸が問題になる。頻呼吸の抑制目的でさまざまな鎮静剤，鎮痛剤の導入などを行うが，管理のコントロールが得られない場合も多い。実際には精神疾患患者や認知症患者，せん妄の強い患者など，協力の得られない患者では断念せざるをえない。実際そうでなくも，awake管理となった患者は自分の状況をうまく理解できず不安/混乱することが予想できる。ベッドサイドでの医師・看護師の動悸づけや意識づけは必要不可欠である。つまり，「awake ECMOは『chosen patient』選ばれし者に行うものだ」という認識も大切である（図4）。awake管理の成功例では医療従事者の説明に理解し，ただ継続するのでは本人にも強いストレスが加わることから，いかにそれを心地よい時間・空間にするかの工夫がなされる。部屋の間取りをかえて外を見やすい向きにする，音楽や新聞やゲーム，飲食などの快適な環境を提供する，などの努力をしている。

- awake管理を行い早期リハビリテーションにつなげるには，わが国への導入がいまだ認可されていないダブルルーメンカニューレ（p.26参照）が有利である。その他，両側の巨大ブラを認める呼吸不全では挿管よりもECMO導入を先に施行するECMO firstの戦略をとるケースがあるが，将来的には挿管を希望するかECMOカニュレーションを希望するかという選択を迫ることになりえる。

図4 awake ECMOにおけるPro/Con

	Pro	Con
自発呼吸	・V/Qミスマッチの是正 ・FRC増加 ・リンパドレナージ増加 ・横隔膜機能不全の予防 ・VAP予防（抜管）	・呼吸モニタリングが困難 ・過剰な呼吸努力の危険 ・呼吸仕事量増加 ・緊急挿管の必要性（抜管）
覚醒	・せん妄予防 ・リハビリテーション ・コミュニケーション	・不安・疼痛・不快 ・カニュレ位置異常の危険（自己抜去，偶発的）

Critical Care, 20: 150, 2016 より

ちょっとDEEPなTIPS
ECMO管理におけるコツとワザ

Q respiratory ECMO管理中の回路内圧の測定とは?

- respiratory ECMO管理で重要な問題として回路内圧の測定があげられる。ELSOのガイドラインでは補助循環回路に圧力計を組み込むことが推奨されている。血液流量が不安定な場合に圧力計も同時に観察することで血液流量が不安定な原因の早期発見に結びつく。圧力計の経時的な変化をモニターすることで人工肺の血栓などによる閉塞やカニューレの屈曲，カニューレ内の血栓形成，カニューレの位置異常などを発見しうる。モニタリングのための側管ラインは血流の停留部分になり，回路自体も無拍動であることなどから血栓が発生しやすい。
- 血圧トランスデューサを使用しての圧モニタリングとは別に，外付けで装脱着可能なモニタリングとしてカルディアプレス®（JMS）などがある。最新のエマセブにはこのモニタリング値が掲示される。
- 回路内圧は模式図では図5のように表示される。この値が異常になったとき，トラブルシューティングとしてECMOの回路，もしくはカニューレで異常が起きていないかを察知する非常に大事なモニターであり，この回路内圧は非常に重要である。
- たとえばP1が下がりECMO pump of lowが低下したとき，脱血不良の原因をエコーで見る。その結果，カニューレ位置異常が発見されることがある。さらにP2上昇かつP3低下をきたした場合は人工肺異常であり，血液ガス測定や人工肺のさらなる詳細な観察も行い肺交換を決断することに至る（図6）。

図5 respiratory ECMO管理中の回路内圧

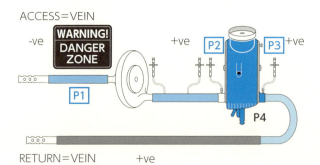

P1…ポンプの前
P2…ポンプと人工心肺の間
P3…人工肺の後
P4…ガス圧

Q VAV-ECMOなどの「hybrid ECMO」とは?

- 重症肺炎およびseptic shockに対してVA ECMOを導入したが、頭蓋内血流と冠動脈の酸素化は自己肺に依存していたため十分な酸素化血を供給できない場合がある。VA ECMOに下大静脈へのカニュレーションを追加することで酸素化した血液を脳/心/肺を含む全ての臓器に十分行き渡らせることができるため、呼吸不全と循環不全が同時に存在する症例にVAV-ECMOは非常によい適応となる(図7)。近年、VV-ECMO中の心不全発症、VA-ECMO中の自己心改善に伴う頭蓋内酸素化不良に対しVAV-ECMOへスイッチした報告が散見される(図8)。V送血とA送血に関してはオクルーダーを用いて抵抗値を変更することで各送血流量を適宜微調整する必要がある(図9)。

図6 トラブルごとの回路内圧変化

	ECMO流量	P1 脱血圧	P2 肺前圧	P3 肺後圧
脱血不良	↓↓	↓↓↓	↓	↓
ポンプ不全	↓↓	↑	↓↓	↓↓
人工肺目詰まり	↓↓	↑	↑↑	↓↓
送血不全	↓↓	↑	↑↑↑	↑↑↑

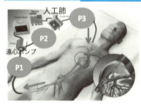

回路内圧の基準値
P1 > −120mmHg(過度の陰圧は危険!)
P2 < 300mmHg(溶血リスクを避ける)
P2-P3 < 50mmHg(人工肺の血栓?)

図7 ECMO mode & support

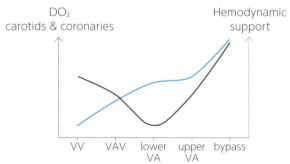

個々の状況に合わせサポート比率を変更

Asaio J: Clin Res Cardiol, 105: 283-296, 2016. より

図8 VAV-ECMOへスイッチした症例

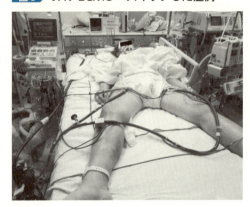

図9 送血流量の微調整

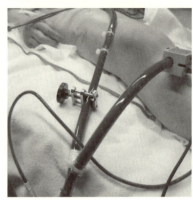

■基礎知識再確認メモ

ECMOに適切なカニューレとは

▶ Avalon社のダブルルーメンカニューレは，原則として右内頸静脈から挿入して，上大静脈と下大静脈の両方から脱血して右房に送血するもので欧米など諸外国では普及している。位置の問題や，ガイドワイヤーを下大静脈に進める技術，送血孔の向きを鑑みた固定の問題など，管理の難しさもあるが，歩行などのリハビリテーションに有利であり，穿刺部位が1カ所でCRBSI (Catheter Related Blood Stream Infection：カテーテル関連血流感染) のリスク軽減などメリットも多い。しかし，日本ではいまだ認可されていない。

▶ 脱血量は脱血カニューレ内径の4乗に比例して長さに反比例すること，また送血側回路内圧は送血カニューレ内径に依存する。そのためrespiratory ECMOでは脱血カニューレ25，27Frが選択され，E-CPRでは送血カニューレは16.5Fr，脱血カニューレは21Frであれば十分である。また，製品によっては側孔がカニューレ先端に集中したり，先端から均等の間隔で位置していたりなどさまざまであり，使用する製品の特長を熟知していなければならない。

■ いまさら聞けない解説
Murray score とは
▶ 胸部X線のコンソリデーションの範囲，低酸素血症の程度，人工呼吸器管理時のPEEP（Positive End-Expiratory Pressure：呼気終末陽圧），肺コンプライアンス【コンプライアンス＝1回換気量／（最大気道内圧 − PEEP）】などの4項目の点数の合計を採用した項目の数で除して平均点を求めMurray scoreとする。スコアリングとしては，肺傷害なし 0，軽度から中等度肺傷害 0.1～2.5，高度肺傷害 ＞2.5で3.0以上がECMO導入基準の1つとされる場合が多い[7]。

● Murray score

Parameter / Score	0	1	2	3	4
PaO_2 / FIO_2 (On 100% Oxygen)	≥300mmHg ≥40kPa	225-299 30-40	175-224 23-30	100-174 13-23	<100 <13
CXR	normal	1 point per quadrant infiltrated			
PEEP	≤5	6-8	9-11	12-14	≥15
Compliance (ml/cmH_2O)	≥80	60-79	40-59	20-39	≤19

文献 >>>
1) Peek GJ, et al: Lancet, 374: 1351-1363, 2009.
2) Noah MA, et al: JAMA, 306(15): 1659-1668, 2011.
3) Takeda S, et al: J Anesth, 26(5): 650-657, 2012.
4) Sakamoto T, et al: Resuscitation, 85(6): 762-768, 2014.
5) Lindén V et al: Intensive Care Med, 26(11): 1630-1637, 2000.
6) Moriondo A, et al: Am J Physiol Heart Cric Physiol, 289(1): H263-269, 2005.
7) Murray JF, et al: Am Rev Respir Dis, 138(3): 720-723, 1988.

4 人工呼吸器

桑迫 勇登

> ココだけは外せない！
> ## 最重要事項

1 VCVとPCV：VCV（Volume Control Ventilation）とPCV（Pressure Control Ventilation）は，いずれも調節換気であり，患者の自発呼吸がほとんどない場合に用いられる。VCVでは一回換気量，換気回数，吸気呼気時間を設定するのに対し，PCVでは吸気圧，換気回数，吸気呼気時間を設定する。VCVでは設定した一回換気量が得られるが，PCVでは病態の変化に伴って気道抵抗が増加したり肺コンプライアンスが低下すると，一回換気量が減少する。最近の人工呼吸器では，PCVでも一定の一回換気量を補償する機能が備わっている。

2 PSV：PSVは患者の自発呼吸の吸気努力をトリガーして，自発呼吸を補助する換気モードである。患者の肺コンプライアンスや気道抵抗が一定であれば，サポート圧レベルに比例して一回換気量が増加する。サポート圧は，通常10cmH$_2$O前後に設定するが，一回換気量を測定しながら調節する。一回換気量が8mL/kg前後となるサポート圧が望ましい。サポート圧が5cmH$_2$O以下では一回換気量の増加は少ないが，気管チューブや呼吸回路の抵抗による呼吸仕事量の増大を軽減できる。

3 NPPVとNHF：NPPV（Non-invasive Positive Pressure Ventilation）とNHF（Nasal High Flow）は，気管挿管せずに呼吸管理を行う方法である。気管挿管をしないので，①患者のストレスが少ない，②過量の鎮静薬が不必要，③人工呼吸器関連肺炎の発生が少ないなどの利点がある。

4 DCV：DCV（Dual-Control Ventilation）は，量規定換気と圧規定換気を組み合わせた換気モードで，それぞれの長所を合わせ持ち，短所を補う換気モードである。DCVの各モードは人工呼吸器の機種によりさまざまな呼び名があり，DCV

の概念には主に下記の4種類がある。DCVの定義は明確ではなく，どの換気モードを含むかはさまざまな意見がある。
① SIMV（Synchronized Intermittent Mandatory Ventilation）＋PSV，MMV（Mandatory Minute Ventilation）など
② dual-control within-a-breath, volume-cycled ventilation
③ dual-control breath-to-breath, flow-cycled ventilation
④ dual-control breath-to-breath, time-cycled ventilation

5 BIPAP：BIPAP（Bilevel Positive Airway Pressure）は周期的に低いPEEP（Positive End-Expiratory Pressure：呼気終末用圧）レベルから高いPEEPレベルへ上昇させる換気モードである。CPAP（Continuous Positive Airway Pressure：持続的陽圧呼吸）では酸素化能が改善されるが，換気補助能力がほとんどなく，十分な自発呼吸がある場合に限定される。それに対してBIPAPでは，2つのPEEPレベルを交互に切り替えることでCPAPに換気補助能力を付加した換気モードである（図1）。

6 ウィーニング（人工呼吸器からの離脱）：ウィーニングは下記のような方法で行うことが多い。
① 自発呼吸トライアル（SBT：Spontaneous Breathing Trial）：SBTは短時間から始めて安全と判断できたら少なくとも30分間は継続し，120分を超えないようにする。Tピース，5cmH$_2$OのCPAP，5〜7cmH$_2$OのPSVなどが用いられる。
② SIMV，PSVによるウィーニング法：SIMVでは強制換気の回数を徐々に減らす（1日ごとに2〜4回／分ずつ減少させる）。PSVではサポート圧を徐々に低下させる（サポート圧を1日ごとに2〜4cmH$_2$O低下させる）。

図1 ▶ CPAP，APRV，BIPAPの換気波形

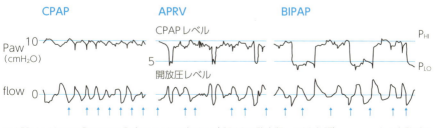

※ APRV：Airway Pressure Release Ventilation（CPAPの改良版，p.33参照）　　↑：自発呼吸

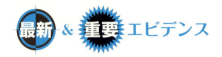

❶ **VCV と PCV**：VCV で調節換気を行うと，各肺胞への換気はコンプライアンスと気道抵抗に応じて配分されるため，膨らみやすい領域へガスが流入しやすく，吸気ガスの分布に不均等が生じる．一方，PCV では，回路内圧が規定されているので，正常領域の過膨張を防止して吸気ガスの不均等分布が軽減される．

❷ **PSV**：トリガーには圧とフロートリガーがある．圧トリガーは，患者の吸気開始時の人工呼吸器回路内圧の低下を感知し，PSV のサポートが開始される．フロートリガーは，患者の吸気努力によって生じる人工呼吸器回路内圧の吸気側と呼気側のフローの差を感知し，サポートが開始される．

❸ **NHF**：通常の鼻カニューラによる酸素投与は 1〜6 L/分であるのに対し，NHF では 30〜60 L/分の高流量の酸素投与を行う．通常の酸素療法の吸入気酸素濃度は最高 60％程度であるが，NHF では 100％まで投与することが可能である．さらに加温加湿器が装備されているので，高流量であっても上気道の乾燥を防ぐことができる．

❹ **DCV**：
① SIMV+PSV，MMV など：量規定換気と圧規定換気が経時的に併存する．強制換気相では量規定換気だが，自発呼吸相では圧規定換気の PSV が作動する．
② dual-control within-a-breath, volume-cycled ventilation：呼吸一サイクルのなかで量規定換気と圧規定換気を組み合わせて行う．PCV で吸気が始まり，一回換気量が不足していると VCV で補う．
③ dual-control breath-to-breath, flow-cycled ventilation：PSV の吸気圧を自動調節し

表1 ウィーニング成功の基準

安定した換気状態	呼吸回数 ≦ 30〜35回/分 呼吸回数の変化率が 50％未満
良好なガス交換能	SpO_2 ≧ 85〜90％ PaO_2 ≧ 50〜60 mmHg pH ≧ 7.32 $PaCO_2$ 上昇の程度 ≦ 10 mmHg
安定した循環動態 （昇圧薬非投与）	心拍数 < 120〜140回/分 心拍数の変化率が 20％以下 収縮期血圧 < 180〜200 mmHg，> 90 mmHg 血圧の変化率が 20％未満

文献4）より改変

て，設定した換気量を担保しようとするものである．PSVの吸気圧が設定した一回換気量が得られるように自動的に調節される．

④ dual-control breath-to-breath, time-cycled ventilation：PCVの吸気圧を自動調節して，一回換気量を規定した従量換気を行うモードである．

❺ **BIPAP**：CPAPとBIPAPの違いを知るために換気波形を示す（図1）．

❻ **ウィーニング**：ウィーニング成功の基準値を表1に示す．

※ただし，いずれの項目も現時点ではエビデンスとして弱い文献しかない．

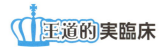

臨床的にはVCVとPCVのどちらのモードがよいか？

- 同程度の一回換気量におけるVCVとPCVを比較すると，最高気道内圧はPCVのほうが低値にもかかわらず，平均気道内圧はVCVとほぼ同レベルか，もしくはPCV時のほうが高値となる（図2）．このことにより，酸素化能ならびに人工呼吸器誘発肺障害（ventilator-induced lung injury）予防に関してはPCVが有利である．

図2 肥満患者に対するVCVならびにPCV施行時の気道内圧波形

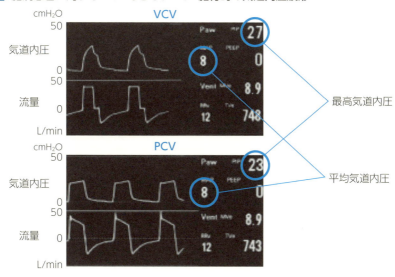

図3 ▶ PSVの圧量曲線
（サポート圧 5cmH₂O，PEEP 0cmH₂O）

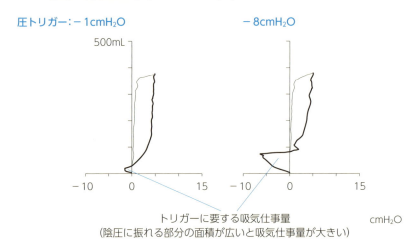

Q PSVのトリガーとサポート圧の設定，呼気終了の認識方法は？

- トリガー感度が鈍いとトリガーに必要とする呼吸仕事量が増加し（図3），感度が鋭敏すぎると患者の吸気努力がない場合でも強制換気が行われ，ファイティングを起こす。通常，圧トリガーは－1～－2cmH₂O，フロートリガーは2～3L/分に設定する。サポート圧は一回換気量を測定しながら調節する。一回換気量が8mL/kg前後となるサポート圧が望ましい。
- 呼気終了の認識方法については，最大吸気流量に対する低下率で吸気を中止する方式が多く用いられている。通常，最大吸気流量の20～30％に低下すると，終末吸気流量と見なし送気が終了する。

Q NPPVとNHFの適応とNHFの呼吸生理学的な効果は？

- NPPVの適応は，①慢性閉塞性肺疾患の急性増悪，②慢性閉塞性肺疾患のウィーニング，③急性心原性肺水腫，④免疫不全などがある。
- NHFの適応は明確でないが，NPPVより簡単に導入できるので，通常の酸素療法とNPPVの間の呼吸管理に使用されると考えられる。
- NHFの利点として次のようなことがあげられる。

①高濃度の酸素を供給できる。
②高流量ガスにより死腔換気が改善し，ガス交換が良好になる。
③高流量ガスにより気道抵抗が低下し，呼吸仕事量が軽減する。
④PEEP効果が期待できる。

Q DCVはどの人工呼吸器に装備されている？ 具体的な効果は？

- DCVの具体的な名称は各種人工呼吸器で異なる。表2にそれぞれの名称ならびに方式を示す。
- DCVの具体的な効果として，VCVに対するAutoFlowの効果を図4に示す。

Q BIPAPとAPRVそれぞれの利点は何か？

- BIPAPはCPAPと同様にどの時相でも自発呼吸が可能であるため，ファイティングが少ない。CPAPと異なるのは，低圧相と高圧相の圧差が強制換気を生み出し換気量を補助できる点である。
- APRVは，CPAPレベルを周期的に短時間だけ低いPEEPレベル（開放圧）へ低下させる換気モードである。両換気モードとも自発呼吸下で2つのPEEPレベルを交互に施行するので，両者の気道内圧波形は類似している（図1）。APRVでは低いPEEPレベルの持続時間が通常1～1.5秒と短い。

表2 DCVのモードと人工呼吸器

DCVのモード	人工呼吸器	備考
VAPS	Bear1000	調節換気
pressure augmentation	Bird 8400，T-Bird	調節換気
AutoFlow	Evita 4，XLなど	調節換気
PRVC	Servo-300，Servo-i	調節換気
APC	Hamilton	調節換気
VS	Servo-300，Servo-i	補助換気 Servo-iではオプション
MMV	Hamilton	補助換気

図4 ▶ VCVにおけるAutoFlowの効果

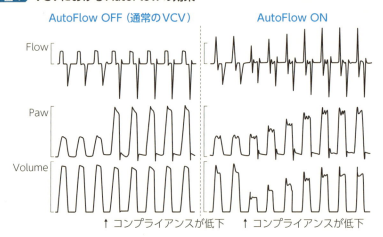

コンプライアンスが低下すると通常のVCVでは気道内圧が急に上昇する

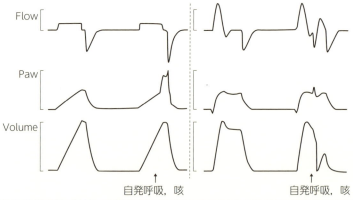

自発呼吸が出現すると通常のVCVでは急激に気道内圧が上昇している（ファイティング）が，AutoFlowでは気道内圧の上昇しないように流量を適切に調節し，同調性のよい強制換気となる

表3 ▶ ウィーニング失敗を示唆する臨床症状の基準

- 精神状態のレベル（混迷，昏睡，不安，興奮）
- 不快
- 発汗
- 呼吸仕事量増大の徴候（呼吸補助筋の使用，奇異呼吸）

文献4）より改変

Q ウィーニング失敗/中止の臨床所見は？

- ウィーニング失敗の基準は，定量的項目（表1）に加えて，精神状態，不安，不快，発汗などの臨床所見が指標に含まれている（表3）。

ちょっとDEEPなTIPS
人工呼吸管理におけるコツとワザ

Q 気管支喘息重積発作の呼吸管理は？

- 気管支喘息重積発作の人工呼吸管理では，気道内圧の上昇ならびにair trappingによるauto-PEEP（内因性PEEP）の発生により，肺の圧損傷の危険性がある。したがって，本症の人工呼吸管理では，一回換気量を少なく（4〜6mL/kg）し，呼気時間を長く設定することによりauto-PEEPの発生を防止する。また，調節換気を施行する際には，VCVよりも低い最高気道内圧で同等の換気量が得られるPCVを選択する。

Q ウィーニングに失敗したらどうするか？

① 再挿管する。
② 抜管失敗の要因は，上気道閉塞，気道保護ならびに分泌物排出能力の喪失などである。
③ 抜管の際には気道開通性の保持や気道保護の能力を評価する。
④ SBTに失敗した場合には，安定した疲労のない快適な補助換気を行い，原因を検索し排除する。SBT失敗後24時間は，鎮静薬を使用し呼吸筋を休息させ，合併症の回避を優先させる。

文献 >>>
1) 杉田慎二，他：救急・集中治療，26(9・10)：1185-1192, 2014.
2) 桑迫勇登：ICUエキスパートノート・人工呼吸器. p.1-24, 中外医学社, 2008.
3) 中川元文，他：人工呼吸器と集中治療Q＆A. 第2版（岡本和文編），p.40-44, 総合医学社, 2014.
4) MacIntyre NR, et al: Chest, 120(6): 375-395, 2001.
5) 3学会合同呼吸療法認定士認定委員会編：新呼吸療法テキスト. p.222-225, アトムス, 2014.

5 血液浄化法

廣瀬 知人　長浜 正彦

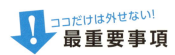
最重要事項

1 急性腎障害（AKI：Acute Kidney Injury）に対する急性血液浄化法の開始基準，透析効率，間欠的・持続的などの具体的な透析方法に関する明確な規準・指針は存在しない。これは，現時点でこれらの選択による予後の違いが認められていないからである。

2 血液浄化法で血行動態に影響する因子は血液流量（Qb）でなく，時間除水量である。したがって，間欠的血液透析（IHD）と持続的血液濾過透析（CRRT）の選択は除水量によって決定されるべきである。除水しないのに「循環動態が不安定だから」という理由でCRRTを選択するのは正しくない。また，CRRTは時間当たりの溶質除去効率が悪いので，溶質除去が必要な場合はIHDを選択すべきである。

3 急性腎障害に対する血液浄化法の離脱に関しても明確な規準は存在しない。実臨床では尿量や蓄尿によるCCr＋CureaなどでGFR評価を行ったり，血液浄化法を一時休止して腎機能および電解質の推移を経過観察して判断する。

4 急性腎障害に対する血液浄化法以外に，敗血症に対するサイトカイン除去やエンドトキシン吸着を目的として血液浄化法が行われる場合を「non-renal indication」と呼び，日本ではこの目的で血液浄化が行われる施設もある。しかし，現時点で「non-renal indication」による血液浄化の有効性を支持するエビデンスは低い。

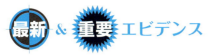 最新 & 重要 エビデンス

❶ 2016年になり急性腎障害に対する急性血液浄化法の早期導入を評価したRCTが，2つのmajor journalからほぼ同時に発表された。

❷ AKIKI trial[1]ではKDIGO stage 3の急性腎不全（AKI）患者620例を，割付後6時間以内に透析開始する早期導入群と，基準（無〜乏尿が72時間以上，BUN≧112mg/dL，K≧6mEq/Lないし治療してもK≧5.5mEq/L，pH＜7.15，利尿剤使用にもかかわらずSpO_2≧95％保つのにO_2≧5LないしFiO_2≧50％必要な肺水腫）を1つでも満たした場合に透析開始する晩期導入群に分けて60日死亡率を比較したところ，60日死亡率に有意差を認めず（HR 1.03，95％CI 0.82-1.29），晩期導入群でその半数が血液浄化法を必要としなかった（図1）。

図1 ▶ AKIKI trial

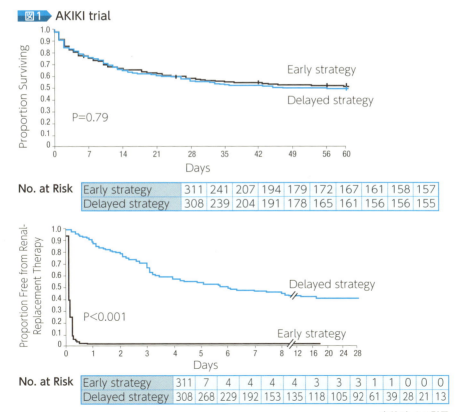

文献1）より引用

図2 ELAIN trial

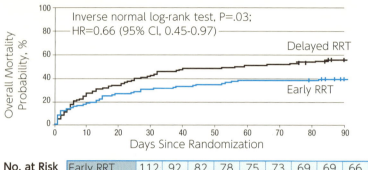

❸ ELAIN trial[2]ではKDIGO stage 2以上かつNGAL≧150ng/mLを満たすAKI患者231例を，stage 2で透析開始する早期導入群とstage 3で透析開始する晩期群に分けて90日死亡率を比較したところ，早期導入群で有意に死亡率が低かった（HR 0.66, 95% CI 0.45-0.97）（図2）。

❹ この2つのRCTでは急性腎障害に対する透析早期導入に対して異なる結果となったが，これらの研究では導入基準にも患者背景にも違いがあるので単純には比較できない。背景疾患はAKIKIでは約8割が敗血症に対して，ELAINでは半数が心疾患であり敗血症はかなり少なく，またそれぞれの重症度も違いがあった。また，ELAINの導入基準はAKIKIに比較してより早期導入となるため，ELAINの晩期群はAKIKIの早期群に近い。さらに，ELAINの導入基準にはNGALというバイオマーカーが使用されて早期導入を支持する結果となったため，ELAINはNGALの有用性を示した報告と解釈することもできる。

❺ 現時点で早期導入を支持するエビデンスは低いといわざるをえない。臨床的にはAKIKI trial晩期導入群，ないしそれよりもさらに晩期での導入との比較も興味深い。現在，多施設RCTであるSTARRT-AKI studyや，敗血症性AKIに対する多施設RCTであるIDEAL-ICU studyが行われており，その結果が待たれる。

王道的実臨床

Q 急性腎障害に対する血液浄化法の適応はどのようなものがあるか?

- 血液浄化法の適応は,一般的に「あいうえお」(AIUEO:Acidosis, Intoxication, Uremia, Electrolytes, Overload)などの語呂によって表現され,急性腎障害に対する血液浄化法は実際に,重度代謝性アシドーシス,尿毒症性合併症,高K血症,高Ca血症,高Mg血症,肺水腫に対して施行される。しかし,数値などの明確な定義が存在せず,施設や医師により施行のタイミングが異なる。
- 実臨床で経験する適応のほとんどは,肺水腫か高K血症である。

Q 急性腎障害に合併したうっ血,肺水腫における血液浄化法開始の目安はどのようなものがあるか?

- うっ血に対する限外濾過(ECUM:Extraorporeal ultrafiltration method, 海外ではUF:Ultra Filtrationと呼ばれる)の報告としてUNROAD TrialやCARRESS-HF trialなどいくつかあるが,利尿剤と比較して予後などに有意差は認めておらず,現時点で自尿が得られる場合に,限外濾過を行う強い根拠はない。
- また,限外濾過施行のためのカテーテル挿入に伴う合併症で副作用頻度が増加することが指摘されている。海外の研究において使用されている限外濾過の機器は末梢静脈を利用して少ない血液流量で施行可能なものである(図3)。日本で限外濾過を施行する場合には内頸静脈などの中心静脈カテーテル留置が必要となることを考えると,報告よ

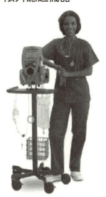

図3 少ない血液流量で施行可能な限外濾過機器

Aquadex FlexFlow™(Gambro社)
http://www.gambro.com/en/global/Products/Acute-Care/Acute-Monitors/Aquadex-FlexFlow/

りもカテーテル関連のトラブルはさらに増えると予想される。自尿が得られる場合はうっ血に対する治療の第一選択は利尿薬である。
- 一方で，利尿薬による利尿と限外濾過による除水で同量の体液減少をきたした場合，後者のほうがNa除去量は多い。したがって，限外濾過のほうがNa除去という点で利尿薬よりも有効である可能性はある。
- 血液浄化法導入時の体液過剰と死亡リスク増加に関してはいくつかの観察研究の報告があるが，介入により予後が改善するかどうかは不明であり，現状では利尿薬抵抗性のうっ血に対して現場の状況に応じて導入されることが多い。AKIの体液管理に関しては，循環血液量減少に伴う腎還流量低下もうっ血に伴う腎静脈圧上昇も腎機能障害を起こしうるため，利尿薬により管理ができないうっ血と判断されれば限外濾過により除水を行うことは理にかなっていると考える。
- 明らかなうっ血をきたしていない場合でも，虚血性急性尿細管壊死などで長期間にわたる無尿が予測される場合には，集中治療を継続するうえで必要となる栄養や輸血など薬剤投与のための輸液スペースの確保としての意味合いで，その除水が必要となることもある。

Q 急性腎障害に合併した高K血症における血液浄化法開始の目安はどのようなものがあるか？

- 一般的な高K血症の治療基準としてK≧5.5mEq/Lないし≧6mEq/Lが用いられるが，その安全基準に関しては明確なデータは存在しない。
- K排泄能に関しては血液浄化法よりも利尿のほうが圧倒的に優れている。また，緊急であっても血液浄化法導入までは時間を要することが多く，高K血症では尿量確保が最優先課題である。血液浄化法が検討されるのは，無尿～乏尿のため利尿剤で管理ができない高K血症，ないしは組織崩壊などによる急激なK放出による高K血症である。
- 高K血症に対する血液浄化は迅速に血清K値を是正する必要があるため，CRRTではなくIHDが選択されるが，IHD終了後に細胞外シフトが起こりリバウンドが起こることも忘れてはならない。また，並行してGI療法などを行っている場合には血清K値の一時的な低下により透析効率も低下し，加えてリバウンドがより大きくなる点に注意が必要である。

Q 急性腎障害に合併した高Ca血症における血液浄化法開始の目安はどのようなものがあるか？

- 高Ca血症に対する血液浄化法も同様に明確な導入基準は存在しないが，その速度と

尿排泄能に影響する。
- 高Ca血症ではAKIを合併していることが多く，高Ca血症による多尿，血管内脱水，腎前性AKIを呈するため大量補液での治療が基本となる。しかし，心機能低下を合併している場合や乏尿性AKIとなっている場合では大量補液によりうっ血が進行してしまい，双方のコントロールがつかずに血液浄化法が必要となることがある。
- また，高度高Ca血症においてビスフォスフォネートなどの通常治療で反応が乏しく管理困難な場合にも血液浄化法によるCa除去が必要となることがある。
- 高Ca血症に対する血液浄化法の際には著しい血圧低下を伴うことが多いため，血液浄化法の効率には注意が必要である。血圧低下を避けるためには，血液流量（Qb）を減らしてIHDを施行するか，場合により透析液Ca濃度を増やして緩徐に血清Ca値を下げる方法をとることも検討する。

Q 急性腎障害に合併した高Mg血症における血液浄化法開始の目安はどのようなものがあるか？

- 重度高Mg血症において，意識障害，麻痺などの症状や徐脈，低血圧，心電図異常などを呈した際には，速やかなMg排泄を目的として血液浄化法が用いられる。このとき，血液浄化法施行までは準備に時間がかかるため，無尿でなければフロセミド投与などによるMg排泄とともにMg拮抗作用を期待してCa投与を行う。

Q 急性腎障害に合併した代謝性アシドーシスにおける血液浄化法開始の目安はどのようなものがあるか？

- 代謝性アシドーシスに対して，原疾患の治療に加えてその補正を行うこと自体に関しては意見が分かれるところである。アシドーシスの身体への悪影響は，心収縮力低下，不整脈惹起，末梢血管抵抗低下，カテコラミン反応性の低下などがいわれているが，根拠となる研究の大部分は動物実験や少数の重度アシドーシス患者を対象としたものしかない。一方で，アシドーシスは低酸素や低エネルギーに対する細胞保護作用があり心筋・脳・肝臓・肺の障害範囲を減らすともいわれ，悪影響はむしろアシドーシスを引き起こしている原疾患によるとも考えられており，一概に有害とは言い切れない。
- また，アシドーシスに対しての重炭酸ナトリウム投与による補正に関しても，重炭酸ナトリウムがCO_2に代謝されることによる呼吸への負荷，細胞内アシドーシスの悪化，高用量のNa負荷，低K血症，低Ca血症などの弊害が懸念されており，通常はpH＜7.10

〜7.15となるまで重炭酸ナトリウム投与はされず，またpH＜7.10〜7.15でも明確な根拠はなく，通常使用することはない。

Q 急性腎障害に合併した尿毒症性合併症における血液浄化法開始の目安はどのようなものがあるか？

- 尿毒症に対する血液浄化は出血傾向や脳症（意識障害，けいれんなど），尿毒症性心膜炎などの際に考慮されるが，これも明確な基準はなく，総合的に判断される。
- 尿毒症を推定するうえでBUNが参考にされる場面を見かけるが，尿毒素物質の貯留をBUNのみから推し量るのはかなり難しく，限定的と考えるべきである。血液浄化法に関してBUNのカットオフ値と予後に関しての報告は昔から散見され，最近のものではBUN 60〜80mg/dLをカットオフとした報告が多いが，PICARD studyやBEST Kidney studyのサブ解析ではそれぞれ死亡率に有意差あり/有意差なしと対照的で結論はでていない。さらに，いずれも観察研究で両群の中央値をカットオフとして述べられ，果たしてそのカットオフ値が有用なのかすらも疑問である。また，その他にもいくつか報告はあるものの，いずれも規模や研究デザインの問題があり，現在までに明らかに有効とされるBUNのカットオフ値はない。
- 救急・集中治療領域でよく遭遇するAKIにおける高BUN血症で尿毒症を強く疑うかどうかは，明確な客観的指標が存在しないので主観的判断とならざるをえないが，筆者は「稀である」と考えている。しかし実際には，「意識障害の原因として尿毒症が否定できない」という理由のもと血液浄化法が導入されるケースが散見される。この際に，血液浄化法により意識状態の改善を認める場合はやはり少なく，故にBUNのみでの早期血液浄化法開始は少なくとも推奨されないと考える。

Q 急性腎障害に合併した血液浄化法の終了の目安はあるか？

- 終了基準に関しては導入よりもさらに報告が少ないが，実臨床ではとくに無尿・乏尿性の急性腎障害において尿量の回復が何よりの指標となりうる。しかし，いったん無尿となった後に自尿が回復してくる過程では，最初は溶質排泄能を十分に伴わない自尿が出ることが多く，尿が出始めた＝血液浄化法の離脱，とも言い切れない。
- わが国の報告としては内野らが報告したBEST Kidney studyのサブ解析であり，尿量のカットオフ値として利尿剤投与時には2,330mL/日（約100mL/時），非利尿剤投与時には436mL/日（約20mL/時）が，血液浄化法離脱の予測因子として最も有用だっ

たと報告されている。

- 実臨床では，血液浄化法継続中の血清Cr値の突然の低下傾向であるspontaneous fallや，24時間（ないしはより短時間での）蓄尿によるクレアチニンクリアランス（CCr）などを参考にするか，血液浄化法をいったん休止して経過観察し血清Cr値や血清K値などの推移を見守り，上昇傾向があれば断続的に血液浄化法を再開する方法などがとられる。
- AKIにおけるGFR評価は難しく，CCrを計算する際に代入する血清Cr値はその蓄尿前後2点での平均値を用いるが，その間の傾きが一定とは必ずしもいえず，過大・過小評価の原因となる。
- またGFRが著しく低下した状態では，尿細管からのCr分泌によりCCrではGFRを過大評価してしまう点にも注意が必要である。尿細管からのCr分泌はGFRが正常ならCr分泌全体の16％程度だが，GFRが重度低下した状態ではその割合は増えGFRは約2倍に評価されてしまう。そのため尿素クリアランス（Curea）を同時に測定し，GFRをCCrとCureaの平均値で推算する方法がとられる。尿素はCrとは反対に尿細管から一部再吸収されるため，その平均をとることで真のGFRを推算できると報告されているためである（図4，表1）[8) 9)]。

図4 ▶ CCr+CureaとGFRの比較

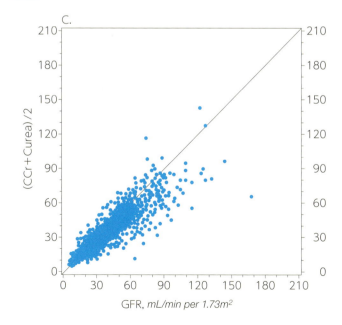

文献8）より引用

表1 腎障害に伴う糸球体および尿細管のCr分泌割合の変化

イヌリンクリアランス(Cin) mL/min/1.73m²	GFR	CCr	尿細管Cr分泌量	GFRに対する尿細管Cr分泌量の割合
	mL/min/1.73m²			
Cin＞80	113±5	134±7	21±7	0.16
Cin 40〜80	60±1[a]	94±4[a]	34±4[c]	0.57
Cin＜40	22±1[ab]	42±2[ab]	20±2[b]	0.92

[a] $P<0.01$ vs. Cin＞80.
[b] $P<0.01$ vs. Cin40 to 80.
[c] $P<0.05$ vs. Cin＞80.

文献9）より引用

Q 急性腎障害に対する血液浄化法として優れた方法はなにか？

- 救急・集中治療領域における間欠的血液透析（IHD）および持続的血液濾過透析（CRRT）の選択に関しては，日本より高用量のCRRTが施行されている海外のデータをみても死亡率に有意差は認められない。「循環動態が不安定だからIHDではなくCRRTが望ましい」と考えられていることが多いが，正しくない。血液浄化法で血行動態に影響する因子は血液流量（Qb）でなく，時間除水量であるからだ。したがって，間欠的血液透析（IHD）と持続的血液濾過透析（CRRT）の選択は除水量によって決定されるべきである。

- また，救急・集中治療領域では低血圧が問題となりやすい。AKIに対する血液浄化法での低血圧はメタ解析においてIHDとCRRTで有意差はないとされているが，BEST Kidney studyのサブ解析では，低血圧をIHD群では27.9％，CRRT群では18.8％に認めたと報告されている。IHD群で低血圧が多かった理由として考えられるのは，IHDは通常3〜4時間で施行されるためCRRTと比較すると除水速度が速くなることがあげられる。

- 救急・集中治療領域では，顕著な低Alb血症などによる血管透過性が亢進した症例や，敗血症などによる末梢血管が拡張した症例，またそれらにより胸水貯留を認めるが血管内脱水も伴うような症例が多く，このように除水が難しい症例においてはCRRTでの緩徐な除水が適当である。この場合，その程度によってはIHDを4時間ではなく延長して6〜8時間施行する持続的低効率血液透析（SLED）や緩徐持続的限外濾過（SCUF）を行うのも選択肢の1つである。

- 除水を行わない場合でも，IHDによる短時間での溶質除去により低血圧を惹起するという考え方もある．これは，溶質除去により細胞内外での溶質濃度勾配が生じ，体液の細胞内シフトが起こることによって血管内容量低下が起こるという理屈である．しかし，細胞内シフトを起こしうる有効浸透圧物質の変化は「高Na血症の改善」ないしは「超高度UN血症の急速な改善」くらいであると考えられ，通常はIHDによる溶質除去によって低血圧にはならないと考えられる．
- また，CRRTはIHDと比べてデメリットも多い．CRRTでは透析効率が悪く，抗凝固薬も持続的に投与され出血のリスクは高くなり，その他にも頻回のダイアライザー内凝固による血液の喪失，抗菌薬などの血中濃度の不安定化，膜反応によるアレルギー・炎症惹起の発症率増加，栄養の喪失が起こりうる．また，患者の行動制限や医療従事者の仕事量増加，施設によっては24時間体制での臨床工学士などの確保とその人件費など社会的な問題点も多い．
- IHDとCRRTの予後を比較した研究ではCRRT群で死亡率が高いと報告されているものも散見されるが，いずれも重症例でCRRTが選択されている可能性があり，また多変量解析などを行うと有意差はなくなる．他の報告ではメタ解析で院内死亡率やICU死亡率，さらには低血圧発生率にもIHDとCRRTで有意差はなかった．現状では予後に与える影響にはIHDとCRRTで有意差はないと解釈されている．
- ちなみにAKIに対するCRRTの効率に関しては，KDIGOガイドラインでも推奨されている諸外国で主に使用される20～25mL/kg/時の浄化量は日本の保険適用外となってしまう．観察研究ではあるものの，内野らは日本の保険適用内である10～15mL/kg/時の浄化量（中央値は14.3mL/kg/時，800mL/時）においても，その予後は20～25mL/kg/時の浄化量と変わらないことを報告している．
- また，CRRTの浄化量に関しては同ガイドラインなどにおいて「effluent volume」が用いられている．effluent volumeは，サブラッド®などの濾過型人工腎臓用補充液の使用量（すなわち，透析液流量＋置換液流量）と同等であると混同されることが多いが，実際は「effluent volume＝濾過型人工腎臓用補充液使用量＋除水量」である．とはいえ，除水量にもよるが，誤差は1日当たり数L程度でしかない．
- 何を目的として血液浄化法を施行するかによって透析の方法を選択すべきである．

Q 急性腎障害以外に血液浄化法がどのような場合に検討されるか？

- 血液浄化法の適応の「あいうえお」にも該当するIntoxication，すなわち薬物中毒の際

に薬物除去目的に血液透析ないし血液吸着が施行されることがある。薬物除去目的での血液浄化法での注意点は3つあり，分子量，体内分布容積，蛋白結合率である。

● 薬物の体内分布容積は組織の親和性を反映し，大きくなればなるほど血管内に残存する薬物量が少ないことを表しているためダイアライザーに接触する量は少なくなり，除去能が低下する。通常血管内容積は体重の12分の1程度といわれていることから，それと該当薬物の体内分布容積を比較し除去効率を推測する。

● 蛋白結合に関しては，通常薬物が薬理作用を発揮する際には蛋白に結合していない遊離状態を呈しており，この状態ならばその分子量に応じて血液浄化法により除去することが可能であるが，一方で薬物はある一定の割合で蛋白と結合して安定した形で体内に存在しているため，その結合能も除去効率に関与する。

● 仮に体内分布容積が小さく，蛋白結合率が70％程度の場合，血液浄化法における除去能は大きいが，反対に蛋白結合率が10％の薬物でも体内分布容積が大きければ血液浄化法における除去能は小さくなる。すなわちこの3つの要素のなかでは，体内分布容積が除去能に最も大きく影響を与える因子であり，次いで蛋白結合率，最後に分子量となる。

● 血液浄化法による薬物除去に関しては「CATMEAL」の語呂で覚えるとよい。最初の3文字CATは血液吸着を行う薬物の頭文字で，Carbamazepine（カルバマゼピン），Caffeine（カフェイン），Anticonvulsants（抗けいれん薬：フェニトイン，フェノバルビタールなど），Theophylline（テオフィリン）を指す。後ろ4文字MEALは血液透析を行う薬物の頭文字で，Methanol（メタノール），Ethyleneglycol（エチレングリコール），Aspirin（アスピリン），Lithium（リチウム）であり，血液透析での除去を期待できる薬物は蛋白結合率が著しく低い。蛋白結合率が高い薬剤では血液吸着を選択し，活性炭による直接血液灌流法を施行する。また，これらの薬物はいずれも体内分布容積は低めであるが，薬物過量服薬の代表格であるベンゾジアゼピン系は蛋白結合率もそのほとんどが＞90％と高いうえに体内分布容積も概して高いため，血液浄化法による除去は期待できない。

● また，低体温において体温を早期に回復させる手段としてCRRTが用いられることがある。濾過液ないし透析液の温度により復温させるためこれらの流量が効率に関与する。

● 集中治療領域では，抗体や血漿除去を目的に血漿交換療法が行われることもある。血漿交換の適応は，自己免疫疾患（SLE，悪性関節リウマチ，天疱瘡など），神経疾患（重症筋無力症，ギラン・バレー症候群，多発性硬化症など），腎疾患（抗GBM抗体腎炎，溶血性尿毒症症候群，血栓性血小板減少性紫斑病など），急性肝不全（国際的には血

漿交換の適応とならない）などがある。この際，抗体除去のみが目的であれば置換液はアルブミン製剤でよく，置換による凝固因子欠乏による出血傾向に注意が必要であり，置換液の一部を適宜，新鮮凍結血漿（FFP）にすることで補う。一方で，除去以外の目的として欠損している抗体の補充などもある場合には置換液はFFPを選択するが，FFPのほうが高価でありアレルギーを起こしやすいことから，事前に抗ヒスタミン薬やステロイドなどの投与準備を検討する。またクエン酸負荷による低Ca血症のリスクにもなり，適宜Ca補充も検討する。
- 敗血症に対するCRRTは集中治療領域における血液浄化法の「non-renal indication」の代表格であり，後述する。

ちょっとDEEPなTIPS
敗血症における血液浄化法の現状

Q エンドトキシン吸着における現状は？

- 敗血症に対してわが国発のエンドトキシン吸着カラムであるPMX-DHPが適応となっている。エンドトキシンでありグラム陰性桿菌による敗血症，とくに腹部外科手術が必要な腹腔内感染症を対象とした研究が報告されている。
- EUPHASにおいては，二次エンドポイントで28日死亡率が比較され有意に死亡率を減らすと報告されたが，64例の時点で死亡率が有意にPMX-DHP群で低いとの判断で試験が早期終了となっており，臨床試験の効果が誇張されている可能性が指摘されている。またABDOMIXにおいては有意ではないもののむしろ死亡率の増加を認めており，現時点ではPMX-DHPの予後改善効果は明らかではないと認識されており，血圧上昇効果についても明確なものはない。現在進行しているEUPHRATESの結果が待たれる状態である。
- しかし，そもそもエンドトキシン吸着が果たして敗血症治療に有効であるのか自体に，検討の余地があると思われる。最近ではエンドトキシンなどの炎症を惹起する外因性の物質を総称してPAMPs（Pathogen Associated Molecular Patterns）と呼び，加えて炎症につながる内因性物質も併せた，各種炎症に関連する物質の総称をDAMPs（damage-associated molecular patterns）と呼んでいるが，エンドトキシンはDAMPsの構成要素の1つでしかなく，エンドトキシンを対象とした治療が敗血症診療において本当に有効なのかどうか，疑問がもたれるところである。

Q サイトカイン除去における現状は？

- 浄化量を増やすことによって中分子であるサイトカイン除去を多くし，敗血症の予後改善が期待できるのではないかという認識のもと，多くの臨床研究が組まれてきたが，サイトカイン除去の有効性は現時点では明らかではない。また浄化量に関しても諸外国での処方量で検討されているが，日本では濾過液の1日あたりの制限量が諸外国に比べてかなり少ないため，その土俵に登ることすら難しい。
- サイトカインの除去の原理として，中分子であるサイトカインに対して拡散はあまり期待できなく，濾過による除去と吸着による除去の効果が考えられている。
- AN69ST膜からなる持続緩徐式血液濾過器（セプザイリス®）は，重症敗血症および敗血症性ショックを対象としてわが国で2014年に保険収載された。AN69ST膜は膜吸着能が高いと考えられ，in vitroでは炎症性メディエーターであるHMGB-1やIL-8など陽性荷電を有する物質の吸着特性が高いといわれている。これらの吸着能の高さから，サイトカイン除去を介した敗血症治療における予後改善に期待が持たれている。
- しかし，そもそもサイトカイン除去により敗血症診療における予後が改善するかどうかも，現時点では不明である。そのため，AN69ST膜によりサイトカインがより多く除去できたとしても，敗血症の予後が改善するかどうかは判断できないと考える。
- 加えて，半減期が5～10分といわれるサイトカインは敗血症において常に産生と除去が繰り返されており，仮にCRRTである一定量のサイトカインを除去したとしても，産生量に比べて相応な量の除去ができなければ体内のサイトカイン量を有意に変えることはできず，そもそもサイトカインに由来した敗血症の予後改善は期待できない。サイトカイン血中濃度を測定した報告においても減少傾向を報告するものもあるが，確固たるエビデンスはなく，現時点では有意に減少させるとはいえない。

文献 >>>
1) Gaudry S, et al: N Engl J Med, 375(2): 122-133, 2016.
2) Alexander Z, et al: JAMA, 315(20): 2190-2199, 2016.
3) Bagshaw SM, et al: J Crit Care, 24(1): 129-140, 2009.
4) Rabindranath K, et al: Cochrane Database Syst Rev, 18(3): CD003773, 2007.
5) Cruz DN, et al: JAMA, 301(23): 2445-2452, 2009.
6) Payen DM, et al: Intensive Care Med, 41(6): 975-984, 2015.
7) Kidney Int Suppl (2011). 2(1): 89-115, 2011.
8) Levey AS, et al: Ann Intern Med, 130(6): 461-470, 1999.
9) Shemesh O, et al: Kidney Int, 28(5): 830-838, 1985.

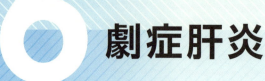

劇症肝炎

松田 兼一　森口 武史

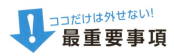

1　急性肝不全の診断基準と急性肝不全成因分類が新たに作成された。その結果，劇症肝炎（FH：fluminant hepatitis）は昏睡型急性肝不全に分類されることとなった。肝性脳症の昏睡度判定に関しては，成人は従来どおり犬山分類を用い，小児では「第5回小児肝臓ワークショップ（1988年）による小児肝性昏睡の分類」を用いることとなった。

2　急性型FHにおいても亜急性型FHにおいてもウイルスによるFHの発生比率がわが国では低下しており，内科的治療による治療成績は向上の兆しが認められない。

3　肝不全のメカニズムと脳症のメカニズムはいまだ不明確であるが，血液浄化量を増加させた血液濾過透析（HDF：Hemodiafiltration）の脳症に対する有用性が認められているところから，HDFで除去可能な小・中分子量物質が関与していると考えられる。

4　FHに対する内科的治療はいまだ確立されたものがない。

5　FHに対する肝補助療法としての血液浄化療法の第一選択は血漿交換（PE：plasma exchange）からHDF，とくにOn-line HDFへと移行しつつある。

6　2009年に脳死臓器移植法案が改正され（家族の同意で臓器提供が可能），脳死肝移植数は増加した。また，2010年に新しい肝移植適応ガイドラインが作製された（2010年）。しかし，FHに対する肝移植症例数はあまり増えていない。

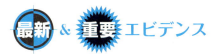 最新 & 重要エビデンス

- 急性肝不全の新たな診断基準が作成された（2011年作成，2015年改訂，表1）[1)2)]。新たな診断基準はプロトロンビン時間またはINR値を用いて診断する。さらに，急性肝不全成因分類も新たに作成された（2014年作成，2015年改訂，表2）[2)]。その結果，FHは本診断基準においては昏睡型急性肝不全に分類された[3)]。
- 肝性脳症の昏睡度判定に関しては，成人は従来どおり犬山分類（1972年）を用い，小児では「第5回小児肝臓ワークショップ（1988年）による小児肝性昏睡の分類」を用いる（表3）[1)]。
- 急性型FHにおけるウイルス性症例の比率が2010年以前と比較すると67.4％から42.5％に低下し，亜急性型FHでも30.9％から12.8％へと急激に低下しており，薬剤性症例と成因不明例が増加している。急性型FHにおける内科的治療による救命率は

表1 急性肝不全の診断基準
（厚生労働省「難治性の肝疾患に関する研究」班：2011年〈2015年改訂〉）

正常肝ないし肝予備能が正常と考えられる肝に肝障害が生じ，初発症状出現から8週以内に高度の肝機能障害に基づいてプロトロンビン時間が40％以下ないしはINR値1.5以上を示すものを「急性肝不全」と診断する。急性肝不全は肝性脳症が認められない，ないしは昏睡度がⅠ度までの「非昏睡型」と，昏睡Ⅱ度以上の肝性脳症を呈する「昏睡型」に分類する。また，「昏睡型急性肝不全」は初発症状出現から昏睡Ⅱ度以上の肝性脳症が出現するまでの期間が10日以内の「急性型」と，11日以降56日以内の「亜急性型」に分類する。

（注1）B型肝炎ウイルスの無症候性キャリアからの急性増悪例は「急性肝不全」に含める。また，自己免疫性で先行する慢性肝疾患の有無不明の症例は，肝機能障害を発症する前の肝機能に明らかな低下が認められない場合は「急性肝不全」に含めて扱う。
（注2）アルコール性肝炎は原則的に慢性肝疾患を基盤として発症する病態であり，「急性肝不全」から除外する。但し，先行する慢性肝疾患が肥満ないしアルコールによる脂肪肝の症例は，肝機能障害の原因がアルコール摂取ではなく，その発症前の肝予備能に明らかな低下が認められない場合は「急性肝不全」として扱う。
（注3）薬物中毒，循環不全，妊娠脂肪肝，代謝異常など肝臓の炎症を伴わない肝不全も「急性肝不全」に含める。ウイルス性，自己免疫性，薬物アレルギーなど肝臓に炎症を伴う肝不全は「劇症肝炎」として扱う。
（注4）肝性脳症の昏睡度分類は犬山分類（1972年）に基づく。但し，小児では「第5回小児肝臓ワークショップ（1988年）による小児肝性昏睡の分類」を用いる。
（注5）成因分類は「難治性の肝疾患に関する研究班」の指針を改変した新指針に基づく。
（注6）プロトロンビン時間が40％以下ないしはINR値1.5以上で，初発症状ないし肝障害が出現してから8週以降24週以内に昏睡Ⅱ度以上の脳症を発現する症例は「遅発性肝不全」と診断し，「急性肝不全」の類縁疾患として扱う。

文献2）より引用

表2 急性肝不全の成因分類
（厚生労働省「難治性の肝疾患に関する研究」班：2013年〈2015年改訂〉）

Ⅰ．ウイルス性：以下のウイルス検査等の基準を満たし，臨床経過から当該ウイルスが肝障害の原因と考えられる症例
  Ⅰ-1 A型：IgM-HAV抗体陽性
  Ⅰ-2 B型：HBs抗原またはIgM-HBc抗体が陽性，HBV-DNAのみが陽性の場合もある*
    Ⅰ-2-1．急性感染例：以下の3項目のうち，いずれかに該当する症例
      ・発症前にHBs抗原が陰性で1年以内に免疫抑制・化学療法の未実施例
      ・IgM-HBc抗体が高力価の症例
      ・HBc抗体が低力価の症例
    Ⅰ-2-2．キャリア例：以下の4項目のうち，いずれかに該当する症例
      ・発症前にHBs抗原が陽性の症例（A）
      ・IgM-HBc抗体が低力価の症例（B）
      ・HBc抗体が高力価の症例（C）
      ・発症前にHBs抗原陰性，HBc抗体ないしHBs抗体が陽性（D）
    Ⅰ-2-2-ⅰ．HBs抗原陽性の無症候性キャリア（誘因なし）
      上記A，B，Cの何れかに該当し，1年以内に免疫抑制・化学療法が未実施の症例
    Ⅰ-2-2-ⅱ．HBs抗原陽性の無症候性キャリア（誘因あり：再活性化例）
      上記A，B，Cの何れかに該当し，1年以内に免疫抑制・化学療法の実施した症例
    Ⅰ-2-2-ⅲ．HBs抗原陰性の既往感染例（誘因なし）
      上記Dに該当し，1年以内に免疫抑制・化学療法が未実施の症例
    Ⅰ-2-2-ⅳ．HBs抗原陰性の既往感染例（誘因あり：de novo B型肝炎）
      上記Dに該当し，1年以内に免疫抑制・化学療法の実施した症例
    Ⅰ-2-3．分類不能例：上記の何れにも該当しない症例
  *肝炎発症時には原則的にHBV-DNA量が高値であることを考慮して診断する
  Ⅰ-3 C型：HCV抗体ないしHCV-RNAが陽性の症例
  Ⅰ-4 E型：IgA-HEV抗体ないしHEV-RNAが陽性の症例
  Ⅰ-5 その他のウイルス：EBV，CMVなどの急性感染，再活性化を抗体ないし遺伝子検査で証明した症例
Ⅱ．自己免疫性：国際診断基準を満たす症例，または抗核抗体陽性ないし血清IgG濃度が正常上限の1.1倍以上の症例**
  **上記基準を満たさない成因不明例ないし薬物性症例にも自己免疫性肝炎が含まれている可能性を念頭において治療を開始する
Ⅲ．薬物性：臨床経過から内服している薬物が肝障害の原因と考えられる症例
    Ⅲ-1 アレルギー性（肝炎症例）***
    Ⅲ-2 中毒性（肝炎以外の症例）***
  ***アレルギー性と中毒性は，肝生検未施行例では薬物の種類，量および臨床経過によって分類する
Ⅳ．その他の肝炎以外の症例：臨床経過に基づいて以下の成因に分類する
    ⅳ-1 循環障害****
    ⅳ-2 代謝性：Wilson病，神経性食欲不振症，急性妊娠脂肪肝，Reye症候群など
    ⅳ-3 悪性腫瘍の肝浸潤
    ⅳ-4 肝切除後ないし肝移植後肝不全
    ⅳ-5 その他
  ****肝切除後ないし肝移植後以外の術後肝不全，感染症ないしDICに伴う肝不全，熱中症などは循環障害の病態を呈する場合が多いことを考慮して分類する
Ⅴ．成因不明：十分な検査を実施したにも拘らず上記の何れにも分類されない症例
Ⅵ．評価不能：十分な検査を実施されていないため，上記の何れにも分類されない症例

文献2）より引用

表3 肝性脳症の昏睡度分類

昏睡度	A. 成人肝性脳症の昏睡度分類（犬山シンポジウム，1982年）	B. 小児肝性昏睡の分類（第5回小児肝臓ワークショップ：1988年）	
	精神症状	年長児	乳児
I	・睡眠・覚醒リズムの逆転 ・多幸気分，時に抑うつ状態 ・だらしなく，気にとめない状態 （retrospectiveにしか判定できない場合も多い）	・いつもより元気がない	・声を出して笑わない
II	・指南力（時・場所）障害，物をとり違える（confusion） ・異状行動（例：お金をまく，化粧品をゴミ箱にすてるなど） ・時に傾眠傾向（普通の呼びかけで開眼し，会話ができる） ・無礼な言動があったりするが，医師の指示には従う態度をみせる （興奮状態がない，尿・便失禁がない，羽ばたき振戦あり）	・傾眠傾向でおとなしい ・見当識障害がある	・あやしても笑わない ・母親と視線が合わない （生後3カ月以降）
III	・しばしば興奮状態，せん妄状態を伴い，反抗的態度をみせる ・嗜眠傾向（ほとんど眠っている） ・外的刺激で開眼しうるが，医師の指示には従わない，または従えない（簡単な命令には応じる） （羽ばたき振戦あり，指南力障害は高度）	・大声で呼ぶとかろうじて開眼する	
IV	・昏睡（完全な意識の消失） ・痛み刺激には反応する （刺激に対して，払いのける動作，顔をしかめる）	・痛み刺激でも覚醒しないが，払いのけようとしたりする	
V	・深昏睡 ・痛み刺激に応じない	・痛み刺激に全く反応しない	

文献1）より引用

図1 劇症肝炎（FH）に対する各種治療薬剤使用率の変遷

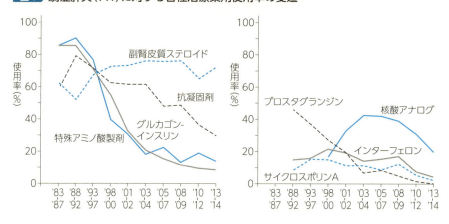

表4 劇症肝炎（FH）に対する血液浄化療法の種類と施行目的

血液浄化療法	施行目的
血漿交換（PE）	・ビリルビンをはじめとする中分子量物質の除去 ・肝の合成能低下により不足する凝固因子やオプソニン蛋白等の補充 ・蛋白スペースの確保
血液濾過透析（HDF）， 持続的血液濾過透析（CHDF）， 高流量持続的血液濾過透析 （high-flow CHDF，On-line HDF）	・肝性昏睡起因物質をはじめとする小分子量物質の除去 ・厳密な水分電解質管理および酸塩基平衡の補正 ・臓器不全の原因となる humoral mediator の除去
血漿吸着（PA）	・ビリルビンの除去
Plasma filtration with dialysis（PDF）	・PEとHDFの施行目的を同時に達成することが可能

48.7％から43.8％へ，亜急性型FHでは24.4％から28.0％であり，救命率が向上する兆しがみえない状況である[4]。
- FHに対する内科的治療は**図1**のように変遷しているものの，いまだ確立されていないのが現状である[5]。
- FHに対する人工肝補助療法としての血液浄化療法の種類と施行目的を**表4**に示す。PEとHDFの実施率は**図2**の左に示すように変遷があり，最近ではHDF，とくにOn-line HDFがFHに対する血液浄化療法の第一選択となりつつある[6]。

図2 ▶ 劇症肝炎（FH）に対する血液浄化療法および肝移植実施率の変遷

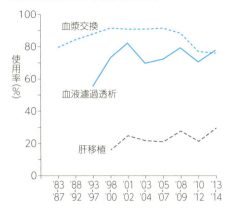

血液浄化療法および肝移植実施率

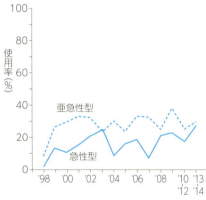

臨床病型別肝移植実施率

- FHに対する肝移植は1998年ころから本格的に実施されるようになった。さらに，2009年に脳死臓器移植法案が改正され（家族の同意で臓器提供が可能），脳死肝移植症例数は増加した[7]。また2010年に新しい肝移植適応ガイドラインが作成された（2010年）[8]。しかし，FHに対する肝移植は30％程度に留まっており増加していない（図2左）。また，肝移植実施率年次推移を病型別に検討すると（図2右），亜急性型のみならず急性型においても30％程度に留まっている。

王道的実臨床

Q 劇症肝炎はどうして肝不全になる？

- FHはどのようなメカニズムで肝不全に陥るのであろうか。ウイルス性FHにおいては広範囲肝壊死がきわめて急速に進展し，肝再生能を凌駕して肝不全に至ることからウイルス側および宿主側の要因がまず存在し，結果としてhumoral mediatorの過剰産生や微小循環障害が発現すると考えられている[9]。
- ウイルス側の要因としては，たとえばB型肝炎ウイルスは肝細胞に対する直接障害性はなく，ウイルス関連ペプチドを認識した細胞障害性Tリンパ球（CTL）や活性化されたマクロファージが肝細胞障害を引き起こすとされている[3]。一方，CTLや活性化

されたマクロファージの免疫応答の過剰性は宿主側の要因が大きいとされている。また，活性化されたマクロファージやCTLによる微小循環障害が肝細胞障害の主たる要因との考え方もある[9]。
- FHの肝不全に至るメカニズムはいまだ十分解明されていないが，FHの治療として，抗ウイルス薬投与とともにステロイド等の抗炎症薬，微小循環不全に対する抗凝固剤の投与等，肝不全のメカニズムを考慮に入れた治療が行われている[5]。

Q 劇症肝炎ではどうして脳症が発生する？

- FHにおける脳症発現のメカニズムはいまだハッキリとは解明されていない。
- しかし，FHにおいて脳症が重症化するほど脳圧が亢進しており，脳症発現のメカニズムに脳圧亢進が大きく関与していると考えられる。脳圧亢進にはアミノ酸のインバランスや高アンモニア血症が原因とされ，最近では過剰なグルタミン酸が関与していると考えられているが詳細はいまだ不明である[3]。しかし，大分子量の除去が可能な血漿交換だけではなく，血液浄化量を増加させた血液濾過透析（HDF）の脳症に対する有用性が認められており[6]，HDFで除去可能な小・中分子量物質が関与していると考えられる。

Q 劇症肝炎に対してどんな薬物療法が実施されている？

- 図1に厚生労働省研究班によって経年的に調査されているFHに対する薬物療法施行状況について示す[4]。
- 図1左に示すように，副腎皮質ステロイドは70％前後で使用されており，その使用頻度は最近20年間ほぼ不変である。一方，抗凝固剤，グルカゴン・インスリンと特殊アミノ酸製剤は1992年まではFH症例の約80％の症例に対して使用されていたが，使用率は徐々に低下し，グルカゴン・インスリンと特殊アミノ酸製剤に至っては最近の使用率は20％以下まで減少している。
- また図1右に示す免疫抑制剤のサイクロスポリンAは一時期20％程度使用されていたが，その評価が一定しないため，最近ではその使用率は10％以下まで低下している。肝保護作用，肝細胞再生促進作用があると期待されたプロスタグランジン製剤も現在はほとんど使用されていない。一時期注目を浴びたインターフェロンや核酸アナログも最近の使用頻度は低下している。しかし，日本肝臓学会から2016年に上梓されたB型肝炎治療ガイドラインではB型肝炎が疑われた場合には可及的速やかに核酸アナ

ログを投与し，インターフェロンの併用も可能とされている[5]。

Q 劇症肝炎に対してどんな血液浄化療法が施行されている？

- FHに対する血液浄化療法の施行実態はどうであろうか。そこで，わが国におけるFHに対する血液浄化療法実施率の変遷について図2左に示す[4)10)11]。代表的な血液浄化療法であるPEは，以前は実に90％近い症例に対して実施されていたが，最近では80％前後に低下している。PEの施行目的はビリルビンをはじめとする中分子量物質の除去と，肝の合成能低下により不足する凝固因子やオプソニン蛋白等の補充，蛋白スペースの確保である（表4）。
- 一方，血液濾過透析（HDF）の施行目的は肝性昏睡起因物質をはじめとする小分子量物質の除去，水分・電解質管理および酸塩基平衡の補正，臓器不全の原因となるhumoral mediatorの除去と考えられている（表4）。最近，透析液流量を大幅に増加させたhigh-flow CHDF（HFCHDF）[10]や透析液を清浄化して補充液として用いるOn-line HDFの強力な覚醒能力が注目されている[6]。これまでのHDF施行例の覚醒率は全体で53％であり，これはHFCHDFやOn-line HDFを用いた報告の70～90％と比較すると低率であり，より強力な覚醒能力を有するHFCHDFやOn-line HDFの標準化が急務である[6]。ただし，現時点では水質清浄化管理の問題，肝不全用透析液の開発の必要性，適切・安全な施行条件の決定等の問題があり，これらを同時に解決しなければならない。

Q 劇症肝炎に対する肝移植はどうなっている？

- FHに対する肝移植は1998年頃から本格的に実施されるようになり，症例数は年々増加したものの，最近では30％程度に留まっている（図2左）。肝移植実施率年次推移を病型別に検討すると（図2右），亜急性型のみならず急性型においても30％程度に留まっている。肝移植を施行するための肝移植適応決定においては，1996年に日本急性肝不全研究会によって策定された劇症肝炎における肝移植適応ガイドラインが頻用されてきた（表5上）。しかし，FHに対する肝移植症例が増加するにつれ，80％以上とされてきた本ガイドラインの正診率は徐々に低下し，2002年の全国調査では，亜急性型FHでの正診率は80％であったものの，急性型FHでは65％にすぎなかった。また，本ガイドラインは内科的集中治療の効果判定を行うために5日後の再判定を必要としているが，急性型FHにおいては5日後の再判定前に重症化し，本ガイドライ

表5 劇症肝炎（FH）に対する肝移植適応基準

A. 肝移植適応ガイドライン（旧）（日本急性肝不全研究会，1996年）

1）脳症発現時に次の5項目のうち2項目を満たす場合には死亡と予測して肝移植の登録を行う
　1. 年齢：≧45歳
　2. 初発症状から脳症発現までの日数：≧11日
　3. プロトロンビン時間：＜10％
　4. 血清総ビリルビン：≧18.0mg/dL
　5. 直接／総ビリルビン比：≦0.67
2）治療開始（脳症発現）から5日後における予後の再評価
　1. 脳症がⅠ度以内に覚醒，あるいは昏睡度でⅡ度以上の改善
　2. プロトロンビン時間が50％以上に改善
　以上の2項目をともに認める場合，生存と再予測し肝移植登録を取り消す。0または1項目を認める場合，死亡と予測し肝移植の登録を継続する

B. 肝移植適応ガイドライン（新）
　（厚生労働省「難治性の肝・胆道疾患に関する研究」班：2009年）

スコア	0	1	2
発症～昏睡（日）	0～5	6～10	11≦
PT (%)	20＜	5＜≦20	≦5
T-Bil (mg/dL)	＜10	10≦＜15	15≦
D-Bil/T-Bil	0.7≦	0.5≦＜0.7	＜0.5
血小板	10＜	5＜≦10	≦5
肝萎縮	なし	あり	

昏睡Ⅱ度出現時に計5点以上の場合を死亡と予測する

文献8）より引用

ンに忠実に従うと，肝移植の機会を逸してしまう症例が存在した。2002年の全国調査では，肝移植実施例のなかでFH発症から肝移植までの期間が4日以内であった症例は47％も存在していた。そこで，臨床病型や成因をも考慮に入れた，正診率の高い新たな肝移植適応基準が検討され提唱された（**表5下**）[8]。この新しい肝移植適応ガイドラインは1998～2003年の556症例に基づいて作成され，その際の正診率は78％（急性型75％，亜急性型87％）であった。さらに2004～2007年の111症例において検証され，正診率は74％（急性型72％，亜急性型78％）となり，新しい肝移植適応ガイドラインが有用であることが検証された[12]。

ちょっとDEEPなTIPS 劇症肝炎における診療のコツとワザ

Q 劇症肝炎に対する血液浄化療法は何をどのように選択すればよい？

- FHに対する血液浄化療法はPE, PAや（持続的）血液濾過透析（C）HDFなどがあり，表4に血液浄化療法の種類と施行目的をまとめた。FH対する血液浄化療法はその特徴を理解したうえで選択すべきと考える。

- 最近，plasma filtration with dialysis（PDF）なる新しい血液浄化療法が注目を集めている。PDFとはエバキュアー®EC-2Aという膜型血漿分離器を用いてPEを行いながら，その中空糸外側に透析液を流すアフェレシス療法である[13]。この膜は通常の血漿分離器のpore sizeが0.2〜0.4μmに対して0.008〜0.03μmと小さくなっているため，アルブミン篩係数0.3，フィブリノゲン篩係数0という特徴をもっている。そのため，生体に必要なフィブリノゲン，IgM，凝固因子などの大分子を喪失することなく，アルブミン結合物質を除去することができる。また，1回の施行ではFFP20単位（1,800mL）ですむため，従来のPE（40〜50単位使用）より経済的でFFP投与に伴う副作用も軽減できる。FFPの使用量が少なく，HDFも同時に施行することになるため，FFP投与によるクエン酸上昇率はPE+CHDFに比較して低く抑えることもできる。PDFの有用性については今後の検討が期待される。

Q 劇症肝炎に対する血液浄化療法の操作条件と治療量は実際どうする？

- FHに対する血液浄化療法において，標準化された操作条件が存在しないのが現状である。そこで，現在私たちが施行しているFHに対する血液浄化療法の施行条件を図3にまとめた[10]。

- FHに対して以前はPEが第一選択であったが，最近はFFPの大量投与とhigh-flow CHDF（HFCHDF）をまず施行し，FFPの大量投与によってTP値やAlb値が上昇した際に，蛋白スペース確保の目的でPEを施行している。また，PEは通常2時間で施行されるところを6時間以上かけて緩徐に施行するslow PE（SPE）とし，PE施行時の副作用として生じる高Na血症，代謝性アルカローシス，血漿膠質浸透圧（COP：colloid osmotic pressure）の急激な変化などを予防している。また，SPEにHFCHDFを併用

図3 劇症肝炎（FH）に対する血液浄化療法の実際

SlowPE（SPE）

施行基準
　治療開始3日間は連続で施行
　4日目以降はTP＞8g/dLまたはCOP＞28mmHg
　となった時点で施行

施行方法
- Plasmaseparator：ポリエチレン膜separator
- 抗凝固剤：nafamostat mesilate
- 操作条件：血流量　　　　60〜100　mL/min
　　　　　　血漿廃棄流量　500　　　mL/hr
　　　　　　総血漿廃棄量　50〜60　 mL/kg
　　　　　　血漿補充流量　600〜700 mL/hr

COP：colloid osmotic pressure

血液浄化療法開始基準
劇症肝炎（FH）の診断後可及的速やかに

FFPの持続投与
PT＞40％を目標に投与する

HFCHDF

施行基準
　治療開始3日間は施行
　4日目以降は意識覚醒するまで継続
　意識覚醒後CHDFへ移行

施行方法
- Hemofilter：PMMA膜hemofilter（膜面積：1.8m^2）
- 抗凝固剤：nafamostat mesilate
- 操作条件：血流量　　　100〜150 mL/min
　　　　　　濾液流量　　300〜500 mL/hr
　　　　　　補充液流量　300〜500 mL/hr
　　　　　　透析液流量　300〜500 mL/min

PA

施行基準
　T-Bil＞30mg/dLでSPEによってもT-Bil値が減少
　傾向にない症例に対して施行

施行方法
- Plasmaseparator：ポリエチレン膜separator
- Adosorber：ビリルビン吸着カラム
- 抗凝固剤：nafamostat mesilate
- 操作条件：血流量　　　50〜100 mL/min
　　　　　　血漿流量　　10〜30　mL/hr
　　　　　　処理血漿量　60〜300 mL/kg以上

松田兼一, 他：劇症肝炎と急性肝不全. アフェレシスマニュアル改訂第3版（日本アフェレシス学会編）, p.200-208, 学研メディカル秀潤社, 2010より引用改変

し（SPE+HFCHDF），SPE単独では不十分と考えられた，小・中分子量物質の効率的持続的除去と，先に示したPEの副作用を軽減している．さらに，SPE+HFCHDF施行中の血漿廃棄流量と血漿補充流量とは等量交換とせずCOPの推移をみながら血漿廃棄流量よりやや多めにFFPを補充し，同時にHFCHDFで除水を行うことでCOPの低下を防止している．次に，PAは当科ではT-Bil＞30mg/dLでSPEによってもT-Bil値が減少傾向にない症例に対して施行している．PA施行時間は通常2時間とされているが，私たちは吸着カラム出口のビリルビン濃度が入口濃度と等しくならないかぎり，つまり吸着カラムがビリルビンで飽和されるまでは1本の吸着カラムを使用し，PAをときに12時間以上の長時間にわたって施行している．

Q 劇症肝炎に対する血液浄化療法の治療回数と頻度は？

- 治療回数と頻度においても標準化されていない．
- 保険適用としては，FHでは一連につき10回を限度として血液浄化療法を施行できる．さらに，PAはFHに対して一連につき10回を限度として施行できる．CHDFはFHに対して一連につき月10回を限度として3カ月間施行できる．PEにおいては保険上，回数に限りがあるため，血液浄化療法施行最初の3日間はSPE+HFCHDFを連続して施行するが，それ以降はSPEはTPおよびCOPの値によって蛋白スペース確保のために必要に応じて施行する方法もある．
- HFCHDFは意識覚醒するまで継続し，意識覚醒後は意識レベルを確認しながら徐々に通常のCHDFに切り替える．

Q 劇症肝炎に対する血液浄化療法の副作用と問題点は？

- 血液浄化療法を必要とする症例においてはバスキュラーアクセスのみならず，栄養管理のための中心静脈カテーテル，動脈圧モニターのためのカテーテルなどさまざまなカテーテルが挿入され，カテーテル感染の危険性が増加する．また鎮静下での呼吸管理においてはVAP（ventilator associated pneumonia）の危険性が高くなるため，監視培養を常に行い適切な抗生剤の投与による感染予防に努めるべきであろう．
- 2011年に，CHDF施行中の症例に対してhemofilterの代わりに血漿分離器を誤って用いて不幸な転帰をとった事故があった[14]．血液浄化療法は体外循環を伴う治療であり，ひとたび事故を起こすと生命にかかわる重大な事態に陥るため，安全管理には十分に配慮する必要がある．

表6 人工肝補助療法としての血液浄化療法における副作用と問題点

- カテーテル留置による感染の危険を伴う
- 抗凝固剤の長期投与による出血の危険を伴う
- 血液回路や血液浄化器内での血液凝固の危険を伴う
- 糖，アミノ酸などの有用物質を損失する
- 血漿交換においては血液製剤による感染の危険性
- 血漿交換においてはFFPの大量投与による代謝性アルカローシス，膠質浸透圧の低下，高Na血症
- 血液浄化療法施行時の重大事故発生の可能性
- 施行中長期にわたる監視が必要
- 患者の動きを束縛する
- 長時間治療のため医療スタッフの負担が大きい

表7 血液浄化療法における安全管理のポイント

	安全管理のポイント
準備	・急性血液浄化療法専用ベッドサイドコンソールの保守点検 ・十分な感染症対策下のバスキュラーアクセス確保 ・血液回路および血液浄化器の十分なリンシングと確実なプライミング ・無停電電源の使用，ロック付きコンセントの使用
開始時	・患者への血液回路接続者とベッドサイドコンソール操作者の2名体制で行う ・操作条件・警報装置設定の確認 ・血液回路および血液浄化器の状態の確認 ・抗凝固剤注入用注射筒の確実なセッティング
施行中	・操作条件・警報装置設定の確認 ・血液回路および血液透析器の状態の確認 ・患者の状態の厳密な監視
終了時	・患者からの血液回路離脱者とベッドサイドコンソール操作者の2名体制で行う ・返血終了までの監視装置作動 ・生理食塩水を用いた返血
その他	・2種類以上の急性血液浄化法を同時に施行する場合には高流量用三方活栓を用いる ・バスキュラーアクセス抜去部からの空気混入に注意する

- 表6に人工肝補助療法としての血液浄化療法に特有の副作用と問題点を，表7に一般的な血液浄化療法の安全管理のポイントについてまとめた．血液浄化療法は体外循環を伴う治療であり，ひとたび事故を起こすと生命にかかわる重大な事態に陥るため[14]，血液浄化療法の副作用と問題点を十分理解したうえで，施行中はもとより，準備から終了後まで安全管理には十分配慮する必要がある．

Q 劇症肝炎に対する血液浄化療法の医療倫理，血液浄化療法の中止時期は？

- 血液浄化療法を施行しているFH症例において，病態が改善しないまま終末期を迎える不幸な事態にしばしば直面する。その際は肝移植が最終治療手段となるが，ドナー不足により肝移植が実現するまで血液浄化療法を継続することが困難な場合が存在し，治療の中止・終了を検討せざるをえない場合がある。その際には主治医を含む複数の医師とコメディカルでチームを構成し，患者のみならず患者の家族に対しても十分なケアが必要となってくる。
- 2014年に日本救急医学会，日本集中治療医学会，日本循環器学会の3学会合同で救急・集中治療における終末期医療に関するガイドラインが作成され各学会のホームページに記載されている[15]。終末期医療を行うためには，患者やその家族と十分なコミュニケーションをとり信頼関係を築いておくことが重要となる。

文献

1) 持田智, 他：肝臓, 52：393-398, 2011.
2) 持田智：日消誌, 112：813-821, 2015.
3) 松田兼一, 他：救急医学, 40：924-929, 2016.
4) 持田智：わが国における急性肝不全および遅発性肝不全の実態（2014年）．平成27年度全国調査「厚生労働省科学研究費補助金（難治性疾患克服研究事業）」「難治性の肝・胆道疾患に関する調査研究班」平成27年度総括・分担研究報告書」, p.116-135, 2016.
5) 日本肝臓学会肝炎治療診療ガイドライン作製委員会編：B型肝炎治療ガイドライン．2016.
6) 藤原慶一, 他：肝臓, 55：79-81, 2014.
7) 日本肝移植研究会：移植, 51：145-159, 2016.
8) 持田智, 他：①劇症肝炎の診断基準：プロトロンビン時間の扱いに関する検討, ②劇症肝炎, 急性肝不全の概念の改変, ③肝移植適応ガイドラインの改訂．「厚生労働省科学研究費補助金（難治性疾患克服研究事業）」「難治性の肝・胆道疾患に関する調査研究班」平成20年度報告書」, p.16-18, 2009.
9) 名越澄子, 他：日内会誌, 97：43-49, 2008.
10) 松田兼一, 他：劇症肝炎と急性肝不全．アフェレシスマニュアル改訂第3版（日本アフェレシス学会編）, p.200-208, 学研メディカル秀潤社, 2010.
11) 松田兼一, 他：急性肝不全．集中治療専門医テキスト（岡元和史編）, p.440-449, 総合医学社, 2013.
12) 持田智：①劇症肝炎の診断基準：プロトロンビン時間の扱いに関する検討, ②劇症肝炎, 急性肝不全の概念の改変, ③肝移植適応ガイドラインの改訂．「厚生労働省科学研究費補助金（難治性疾患克服研究事業）」「難治性の肝・胆道疾患に関する調査研究班」平成21年度報告書」, p.89-94, 2010.
13) Nakae H, et al: Ther Apher Dial, 15: 406-410, 2011.
14) 塚本達雄, 他：日急性血液浄化会誌, 4：148-153, 2013.
15) 救急・集中治療における終末期医療に関するガイドライン──3学会からの提言．www.jaam.jp/html/info/2014/pdf/info-20141104_02_01.pdf

7 急性膵炎

北村 勝哉

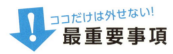
最重要事項

1. わが国における急性膵炎受療者は近年増加傾向にある。

2. アルコール性，胆石性，特発性が急性膵炎の3大成因であり，男性はアルコール性，女性は胆石性が多い。

3. わが国では，厚生労働省「難治性膵疾患に関する調査研究班」による急性膵炎の診断基準が定められている。

4. 厚生労働省急性膵炎重症度判定基準による重症度判定を行い，重症度は，予後因子と造影CT Gradeにより軽症と重症に判定される。

5. 急性膵炎の予後は，臓器不全と膵壊死の合併の有無により決まる。

6. 急性膵炎の重症例の致命率は約10%であり，依然として高い。

7. 2015年に「急性膵炎診療ガイドライン」が改訂された。

8. 救命率の向上には，早期診断と適切な治療の介入が必要である。

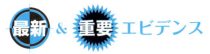

❶ 厚生労働省「難治性膵疾患に関する調査研究班」における2011年の全国調査[1]では，急性膵炎受療者は約63,000人であり，近年増加傾向にある。
❷ 厚生労働省急性膵炎重症度判定基準による重症度判定は，予後因子と造影CT Gradeのどちらかで可能であり，軽症と重症に判定される（表1）[2]。

表1 急性膵炎の重症度判定基準

予後因子（予後因子は各1点とする）

① Base Excess ≦ − 3mEq/L，またはショック（収縮期血圧 ≦ 80mmHg）
② PaO_2 ≦ 60mmHg（room air），または呼吸不全（人工呼吸管理が必要）
③ BUN ≧ 40mg/dL（or Cr ≧ 2.0mg/dL），または乏尿（輸液後も1日尿量が400mL以下）
④ LDH ≧ 基準値上限の2倍
⑤ 血小板数 ≦ 10万/mm^3
⑥ 総Ca ≦ 7.5mg/dL
⑦ CRP ≧ 15mg/dL
⑧ SIRS診断基準*における陽性項目数 ≧ 3
⑨ 年齢 ≧ 70歳

* SIRS診断基準項目：①体温 >38℃または<36℃，②脈拍 >90回/分，③呼吸数 >20回/分または$PaCO_2$ <32torr，④白血球数 >12,000/mm^3か<4,000mm^3または10％幼若球出現

造影CT Grade

① 炎症の膵外進展度
- 前腎傍腔　　　　　　　　　　　　　　　　　0点
- 結腸間膜根部　　　　　　　　　　　　　　　1点
- 腎下極以遠　　　　　　　　　　　　　　　　2点

② 膵の造影不良域：膵を便宜的に3つの区域（膵頭部，膵体部，膵尾部）に分け判定する．
- 各区域に限局している場合，または膵の周辺のみの場合　0点
- 2つの区域にかかる場合　　　　　　　　　　　1点
- 2つの区域全体を占める，またはそれ以上の場合　2点

①＋②　合計スコア
- 1点以下　　　　　　　　　　　　　　　　　Grade 1
- 2点　　　　　　　　　　　　　　　　　　　Grade 2
- 3点以上　　　　　　　　　　　　　　　　　Grade 3

重症の判定

- 予後因子が3点以上，または造影CT Grade 2以上の場合は重症とする．

文献1）より引用改変

❸予後因子9因子中の3因子以上（各因子を1点とし，3点以上），または造影CT Grade 2以上の場合を重症と判定する。

❹2011年の全国調査によると，急性膵炎の致命率は約2％，重症例では約10％であり，重症例の致命率は依然として高い。

❺初期診療のポイントは，十分な輸液をすること，可能な症例に造影CT検査を施行すること，厚生労働省急性膵炎重症度判定基準による重症度判定を繰り返すこと（とくに診断後48時間以内），重症例は対応可能な施設への転送することである。

❻重症例は，臓器不全対策，輸液管理，早期経腸栄養などによる栄養管理，感染予防，ACS（abdominal compartment syndrome＝腹部コンパートメント症候群）対策による集中治療が必要である。

❼2012年に急性膵炎の国際診断基準であるアトランタ分類が改訂され[3]，急性膵炎における膵局所合併症が4つのカテゴリーに分類されている。膵炎発症後の経過（4週以内と4週以降）と膵実質および膵周囲壊死の有無により，APFC（acute peripancreatic fluid collection：発症4週以内，壊死なし），ANC（acute necrotic collection：発症4週以内，壊死あり），pancreatic pseudocyst（発症4週以降，壊死なし），WON（walled-off necrosis：発症4週以降，壊死あり）に分類された（図1）。

❽わが国においては，2015年に「急性膵炎診療ガイドライン」が改訂された（第4版）[4]。改訂ポイントは，重症急性膵炎に対する膵局所動注療法が「推奨度なし」と記載されたこと，アトランタ分類の改訂に基づいた膵局所合併症に対するインターベンション治療が明記されたことである。

図1 ▶ 改訂アトランタ分類における急性膵炎に伴う膵局所合併症

	＜4 weeks after onset of pancreatitis	＞4 weeks after onset of pancreatitis
Necrosis（−）	APFC	pancreatic pseudocyst
Necrosis（＋）	ANC	WON

APFC：acute peripancreatic fluid collection
ANC：acute necrotic collection
WON：walled-off necrosis

文献3）より引用改変

王道的実臨床

Q 急性膵炎の重症度判定と治療法は？

- 厚生労働省急性膵炎重症度判定基準により，重症度判定を行うことが望ましい。重症度は，予後因子または造影CT Gradeにより軽症と重症に判定される（表1）。予後因子3点以上，または造影CT Grade 2以上の場合を重症と判定する。
- 軽症例は輸液などによる保存的治療で改善することが多いが，重症例は，臓器不全対策，輸液管理，早期経腸栄養などによる栄養管理，感染予防，ACS対策による集中治療が必要であり，対応可能な施設への転送を考慮する。

Q 急性膵炎における輸液管理は？

- 急性膵炎の初期輸液として，おもに細胞外液を使用し，十分な輸液（130〜150mL/時）を行うことが重要である。ショックや脱水状態であれば，短時間の急速輸液（150〜600mL/時）を行うことが有用であるが，併存疾患（とくに心不全や腎不全など）を有する患者には過剰輸液にならないような輸液量と輸液速度に調整する。
- また，平均動脈圧65mgHg以上と尿量0.5mL/kg/時以上が確保された場合，輸液速度を下げて維持量に調整する必要がある。

Q 急性膵炎における経腸栄養の適応と時期および投与経路は？

- 2015年に改訂された「急性膵炎診療ガイドライン」では，重症例における経腸栄養は，栄養補給経路としての意味以上に感染予防策としての意義が重要であるとされ，腸管合併症のない重症例に適応があり，実施すべきであると明記されている。
- また経腸栄養は，早期に開始すれば，合併症発生率を低下させ生存率の向上に寄与するので，遅くとも入院後48時間以内に開始することが望ましいとされている。
- さらに近年，重症急性膵炎に対する経胃栄養は，経腸栄養と比較して，同等の安全性で施行可能である[5]と報告されている。
- 当施設での重症急性膵炎に対する経胃栄養の検討では，投与開始時期が入院第5病日，投与期間が5日間（いずれも中央値）であり，経胃栄養による栄養指標は改善した。経胃栄養開始日の検討では，入院第5病日以内に開始した群の経口摂取開始時期，抗

菌薬投与期間，入院期間は，入院第6病日以降に開始した群と比較して，有意に短縮した[6]。

ちょっとDEEPなTIPS
急性膵炎治療の最新情報

Q 急性膵炎に対する膵局所動注療法の意義は？

- Takedaらは，1996年に急性壊死性膵炎に対する蛋白分解酵素阻害薬・抗菌薬の膵局所動注療法の有用性を最初に報告している[7]。ナファモスタットメシル酸とイミペネム併用による膵局所動注群，ナファモスタットメシル酸単独動注群，非動注群を後方視的に比較検討し，併用動注群における死亡率低下と膵壊死感染率低下が認められたと報告している。
- 当施設における重症急性膵炎に対する蛋白分解酵素阻害薬とカルバペネム系抗菌薬による膵局所動注療法を施行した60例の検討では，腹痛消失時期が入院第5病日（中央値），晩期重症感染症合併率が16.1％，致命率が8.3％であった[8]。
- 2010年にPolandのPiaścikらにより，動注療法のRCT（Randomized Controlled Trial）が初めて報告された[9]。膵炎発症72時間以内に入院した重症急性膵炎患者78例を，動注群と非動注群に無作為に分け，動注群にはナファモスタットメシル酸とイミペネムを5日間投与し，非動注群にはイミペネムの静注を施行した。外科的緊急手術は動注群10.3％，非動注群33.3％と動注群で有意に低く，死亡率は動注群5.1％，非動注群23％と動注群で有意に低下し，動注療法の有用性が示されている。
- Hamadaらは，2013年にわが国のDPCデータベースを用いて，急性膵炎における動注群と非動注群をpropensity score解析を用いて各群207例で比較検討している[10]。入院死亡率，感染性合併症に対するインターベンション施行率は，両群間で有意差なく，動注群で入院期間の延長と医療費の増加を認めたと報告している。
- これらの結果からも重症急性膵炎に対する膵局所動注療法の有用性に関しては，一定のコンセンサスがいまだ得られておらず，現在保険収載もされていないことから，2015年に改訂された「急性膵炎診療ガイドライン」では推奨度なしと記載変更されており，十分なインフォームド・コンセントのもと，各施設の判断で施行する必要がある。

Q 膵局所合併症に対するインターベンション治療とは？

- 2012年の改訂アトランタ分類にて急性膵炎の膵局所合併症は4つのカテゴリー（APFC，ANC，pancreatic pseudocyst，WON）に分類された（図1）。アトランタ分類の改訂に伴い，わが国の2015年急性膵炎診療ガイドラインでは，急性膵炎の膵局所合併症に対するインターベンション治療の推奨文を改訂している。感染性膵壊死が最も多いインターベンション治療の適応であり，できれば発症4週以降のWONの時期にインターベンション治療を行うと明記された。また，感染性膵壊死に対するインターベンション治療として，経皮的（後腹膜経路）もしくは内視鏡的経消化管的ドレナージを行い，改善が得られない場合はネクロセクトミーを行う。内視鏡的または，後腹膜的アプローチによるネクロセクトミーが望ましいとされている。

文献 >>>
1）下瀬川徹（厚生労働省科学研究費補助金難治性疾患克服研究事業）：難治性膵疾患に関する調査研究．平成23年度～25年度 総合研究報告書，p.61-73，2014．
2）厚生労働科学研究費補助金難治性疾患克服研究事業：難治性膵疾患に関する調査研究．平成19年度 総括・分担研究報告書，p.29-33，2008．
3）Banks PA, et al: Gut, 62(1): 102-111, 2013.
4）急性膵炎診療ガイドライン2015改訂出版委員会編：急性膵炎診療ガイドライン2015．第4版，金原出版，2015．
5）Petrov MS, et al: JOP, 9(4): 440-448, 2008.
6）北村勝哉，他：消化と吸収，35：188-192，2013．
7）Takeda K, et al: Am J Surg, 171(4): 394-398, 1996.
8）北村勝哉，他：日本腹部救急医学会雑誌，33：1251-1255，2013．
9）Piaścik M, et al: Pancreas, 39(6): 863-867, 2010.
10）Hamada T, et al: Crit Care, 17(5): R214, 2013.

8 急性冠症候群（ACS）

吉澤 城　佐々木 淳一

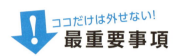
最重要事項

1　急性冠症候群（Acute Coronary Syndrome：ACS）は急性心筋梗塞，不安定狭心症から心臓急死までを包括する広範な疾患概念である．AHA（アメリカ心臓協会），ACC（アメリカ心臓病学会），ESC（ヨーロッパ心臓病学会），日本循環器学会，日本蘇生協議会（JRC）など，多くの学会からACSに関するガイドラインが発表されている．従来，ACSはST Segment Elevation Myocardial Infarction（STEMI），Non-ST-Segment Elevation Myocardial Infarction（NSTEMI），unstable anginaに大別されてきたが，後2者について，病態の連続性が考慮され，近年ではNSTE（non ST elevation：非ST上昇型）-ACSに名称が変更された．

2　救急外来に受診するACS患者の多くは胸痛・胸部不快感を訴えることが多い．胸痛に加え，発汗，嘔気，腹痛，呼吸困難，失神などもACSを疑う主訴として重要であるが，胃の痛み，消化不良のような症状，呼吸困難のみを訴えるなど，症状が非特異的であることもある．このようなことは高齢者，女性，糖尿病患者，慢性腎臓病（Chronic Kidney Disease：CKD）患者，認知症患者で多くみられ，注意を要する．これらの患者に対しては，病歴聴取，一般身体診察，12誘導心電図の記録（到着10分以内），心筋マーカー（心筋トロポニンTまたはI）提出を速やかに行い，ACSと診断した場合にはただちに循環器専門医へコンサルテーションする．

3　NSTE-ACSは診断に苦慮することがある．患者が胸部症状を訴える場合，心電図変化が明らかでなくても，15分後，30分後に再検し，V7-V9誘導も考慮する．それでも診断不明であれば救急外来で一定時間（3～6時間）経過観察し，12誘導心電図，心筋マーカーを再検し，その変化を追跡する．疑わしい場合には経過観察のための入院を考慮する．一般に，胸痛を訴え，ACS以外の原因が不明である場合，ERでACSを完全に除外することは不可能である．

4 STEMIに対する治療は，発症12時間以内かつ病院到着後90分以内のPercutaneous Coronary Intervention（PCI）による再灌流療法が，死亡率改善のために最も重要である。PCIが120分以内に施行不可能な場合には血栓溶解療法の適応である（ACCF/AHAガイドライン）。ステント血栓予防目的に複合抗血小板療法は必須である。その他，STEMIによる合併症の早期発見とその治療，再灌流療法後の薬物療法（β遮断薬，アンジオテンシンⅡ受容体拮抗薬：ARB，スタチンなど）を早期に開始することが重要である。

5 NSTE-ACSは近年増加傾向にある。ガイドラインではリスクの層別化，高感度トロポニン測定の意義，薬物療法（抗血小板薬），再灌流療法の適応・タイミングについて強調されている。冠動脈検査の適応とタイミングは，症状，リスク，心電図変化，心筋マーカー，心エコー所見，患者背景などから総合的に決定されるが，高度な判断を要するため循環器専門医へのコンサルテーションが必須である。

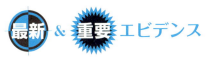
最新 & 重要エビデンス

❶STEMIとDBT，DIDO時間

- 2006年にSTEMI症例で，発症時刻によらずDoor-to-Balloon Time（DBT）が90分以内の症例で生命予後が改善することが報告され，多くのガイドラインで推奨されるようになった[1]。これを達成または短縮するためには，カテーテル治療スタッフを20分以内に招集できる体制が重要であると考えられている。
- DBT90分以内の達成は生命予後を改善すると考えられるが，一方で，それ以上に短縮したとしても，死亡率を改善しないことを示唆する報告がみられる。2005〜2006年のDBTは中央値86分（90分以内が59.7％）であったのに対し，2008〜2009年のDBTは中央値67分（90分以内が83.1％）と有意に短縮・達成されたにもかかわらず，院内死亡率，30日死亡率は改善されていなかった[2]。このことは，DBT90分以内の達成を否定するものではないが，それのみではSTEMI症例の生命予後を改善するには限界があり，DBT短縮は早期再灌流療法達成への指標の1つにすぎないことを示唆している。
- 最近では，DBT以外に病院到着前にかかる時間や，発症からの心筋総虚血時間が注目

表1 ▶ NSTE-ACSにおけるTIMIリスクスコア

以下の項目に当てはまる場合それぞれ1点として合計点数を算出する
- 65歳以上
- 冠危険因子3個以上
- 50％以上の冠動脈狭窄を指摘されたことがある
- ECGでST変化がある
- 24時間以内に2回以上胸痛があった
- 7日以内にアスピリンを使用した
- 心筋マーカーの上昇

TIMI リスクスコア	14日以内の全死亡， AMI，再疎通を要する 心筋虚血の発生率
0〜1	4.7％
2	8.3％
3	13.2％
4	19.9％
5	26.2％
6〜7	40.9％

文献4）より引用

表2 ▶ GRACEリスクスコア

GRACE（0-258）		
年齢（歳）	<40	0
	40-49	18
	50-59	36
	60-69	55
	70-79	73
	≧80	91
心拍数（bpm）	<70	0
	70-89	7
	90-109	13
	110-149	23
	150-199	36
	>200	46
収縮期血圧 （mmHg）	<80	63
	80-99	58
	100-119	47
	120-139	37
	140-159	26
	160-199	11
	>200	0
初期血清 クレアチニン （mg/dL）	0-0.39	2
	0.4-0.79	5
	0.8-1.19	8
	1.2-1.59	11
	1.6-1.99	14
	2-3.99	23
	>4	31
Killip分類	Class I	0
	Class II	21
	Class III	43
	Class IV	64
心停止による入院		43
心筋障害マーカーの上昇		15
ST部分の偏位		30

Fox KA, et al: BMJ, 333(7578): 1091, 2006. より引用

されるようになっている。その指標の1つに，初期対応病院入室からPCI施行可能な施設への転院搬送のために同院を退室するまでの時間（Door-In to Door-Out time：DIDO時間）があり，DIDO時間30分以内のSTEMI患者では院内死亡率が有意に低いと報告されているが，それが達成されているのは，わずか11％であり[3]，病院間の連携が重要と考えられる。

❷NSTE-ACSにおけるリスク評価

- 不安定狭心症のBraunwaldの分類，リスクファクターを複数組み合わせたリスクスコアとして，TIMI（表1），PURSUIT，GRACE（表2）などが予後の予測に用いられている。
- TIMIリスクスコアは14日後の死亡率あるいは

表3 NSTE-ACSの侵襲的治療戦略決定のためのリスク分類

Very-high-risk criteria
• Haemodynamic instability or cardiogenic shock
• Recurrent or ongoing chest pain refractory to medical treatment
• Life-threatening arrhythmias or cardiac arrest
• Mechanical complications of MI
• Acute heart failure
• Recurrent dynamic ST-T wave changes, particularly with intermittent ST-elevation
High-risk criteria
• Rise or fall in cardiac troponin compatible with MI
• Dynamic ST- or T-wave changes(symptomatic or slient)
• GRACE score >140
Intermediate-risk criteria
• Diabetes mellitus
• Renal insuffciency (eGFR <60 mL/min/1.73m^2)
• LVEF <40% or congestive heart failure
• Early post-infarction angina
• Prior PCI
• Prior CABG
• GRACE risk score >109 and <140
Low-risk criteria
• Any Characteristics not mentioned above

文献6）より引用

非致死性心筋梗塞発症率，退院後のイベント発生予測に有用とされている。入院時ならびに1年後の予後判定において感度，特異度とも他の2つのリスクスコアに劣るとされているが，簡便でよく用いられている。
- GRACEリスクスコアはGRACE 2.0 Risk Calculator（iPhone/アンドロイドアプリが無料でダウンロード可能）を用いて自動計算が可能である。これによって算出されるのは，院内，6カ月後，1年後，3年後のそれぞれの死亡率と，1年後の死亡または心筋梗塞発症のリスクである。ACC/AHAガイドライン，ESCガイドラインでは，NSTE-ACSに対する冠動脈造影検査の適応とタイミングをより具体的に示しており，決定する際のリスクの層別化にGRACEリスクスコアを用いている。ESCガイドラインで示されている治療戦略を表3と図1に示した[6]。

図1 NSTE-ACSの治療戦略とタイミング

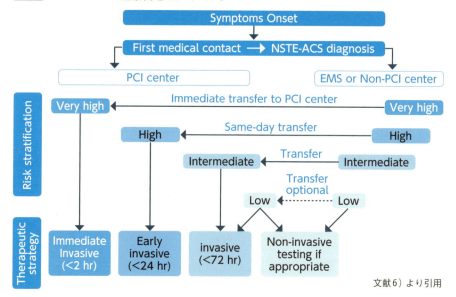

文献6) より引用

王道的実臨床

Q 注意すべき心電図所見は？

- 胸痛を訴えERを受診した患者がACSである場合，なるべく早期に診断することが重要であるため，来院10分以内に記録すべき12誘導心電図で虚血性変化を正確に評価する必要がある。
- ST上昇の定義は「ST上昇が2つ以上の隣接した誘導でみられるもの」とされているが，その他にSTEMIとして扱う心電図には，新規発症の左脚ブロック，純後壁梗塞があげられる。
- 12誘導心電図でST上昇を認めない場合に見逃してはならないのが左回旋枝閉塞による純後壁梗塞である。12誘導心電図では左室後壁に面する誘導がないため後壁梗塞の診断が難しい。12誘導心電図に加え，背側部誘導（V7-9誘導：V7-9誘導はV4誘導と同じ高さで，V7誘導は後腋下線との交点，V8誘導は左肩甲骨中線との交点，V9誘導は脊椎左縁との交点に付ける）を記録することで左室後壁の虚血診断が可能となる（図2）。正常では背側部誘導で1mm以上のST上昇を認めるのは1％以下とされてい

図2 背側胸部誘導（V7-V9誘導）

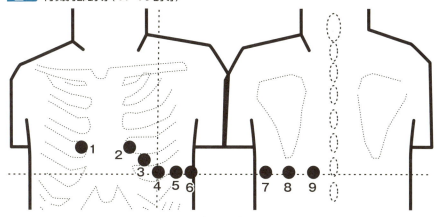

Agarwal JB, et al: Am J Cardiol, 83(3): 323-326, 1999. より引用

る．急性心筋梗塞患者の約3〜4％は背側部誘導でのみST上昇を認めるとされ，背側部誘導のST上昇を認めればST上昇型急性心筋梗塞症として再灌流療法の適応となる．診断，治療を誤らないためにも背側部誘導の記録が推奨される．

- 入院時ST下降は，その程度がたとえ軽度（0.05mV）であっても予後不良の強力な予測因子である．一般に，ST下降は虚血責任冠動脈にかかわらずV4-6誘導を中心に認めるため，ST上昇とは異なりST下降から虚血の部位診断をするのは難しい．しかし，ST下降が高度なほどST下降を認める誘導数が多いほど，高度な虚血を反映し予後は不良である．このようなハイリスク例では早期侵襲的治療を選択することによる予後改善効果が大きいことが示されている．また，症状出現や薬物治療開始後6時間以上経過してもST下降が遷延する例は重症冠動脈病変が高率で，予後不良である．ST下降の有無だけでなく，その程度・範囲・時間的な変化も考慮することで，さらなるリスク評価が可能である．

- 左主幹部や多枝病変の重症冠動脈病変例の診断には，aVR誘導のST上昇が有用で，aVR誘導のST上昇は他の誘導のST下降よりも強力な予後不良の予測因子である．aVR誘導は右肩の方向から左室内腔を覗き込む誘導であり，左室心内膜側の非貫壁性虚血を反映する（図3）．左主幹部や多枝病変例では左室心内膜側に広範に虚血を生じ，これは12誘導心電図では広範なST下降として反映される一方で，aVR誘導では直接ST上昇として反映される（「非ST上昇型急性冠症候群の診療に関するガイドライン（2012年改訂版）」〔http://www.j-circ.or.jp/guideline/pdf/JCS2012_kimura_h.pdf〕p.11図3参照）．

図3 肢誘導と心臓の位置関係

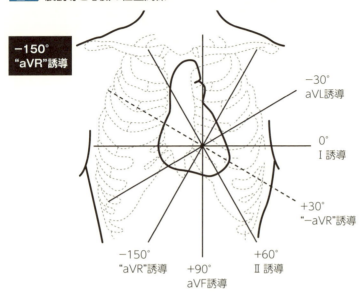

Menown IB, et al: Heart, 83(6): 657-660, 2000. より引用

- 前胸部誘導でST下降を認める場合に，それが対側性変化によるもので実際にはST上昇型急性心筋梗塞のことがあり注意を要する．急性下壁梗塞で肢誘導が低電位な例では，Ⅱ，Ⅲ，aVF誘導のST上昇が軽微で見落とされやすく，むしろ対側性変化としての前胸部誘導でのST下降が目立つことがある．また純後壁梗塞の場合は12誘導心電図ではST上昇を認めず，対側性変化としての前胸部誘導のST下降しか認めない．心内膜下虚血によるST下降は前述のようにV4-6誘導を中心に認めるが，このような対側性変化としてのST下降はV2-3誘導を中心に認めるので，このST下降パターンの違いが両者の鑑別に役立つ．

Q Sgarbossaの基準は？

- 一般に，脚ブロックを起こすとQRSの最後の成分と反対方向にSTが変化するが，それは二次的な変化である（secondary ST change）．左脚ブロックの場合は，V1誘導でST部分は上側に，V6誘導は下側にシフトし，これをdiscordant ST-segment changeという（図4）．虚血が原因でSTが変化するprimary ST changeはQRSと同じ方向に起こり，concordant ST-segment changeという（図5）．つまり，ST変化が

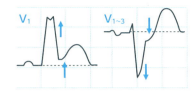

図4 左脚ブロックの場合の2次性ST変化　　**図5** Concordant（QRSの最後の成分と同方向）なST変化

香坂俊：もしも心電図が小学校の必修科目だったら．医学書院，2011．より許諾を得て転載

discordantであれば二次的な変化，concordantであれば虚血性変化である可能性がある．
- 胸痛患者に新規の左脚ブロックを認める場合はSTEMIとして扱うが，もともと左脚ブロックのある患者（または新規発症であるかが不明）ではSgarbossaの基準を用いてST-T変化を評価することができる．
- Sgarbossaの基準は，

Concordant な ST 上昇 ≧ 1 mm（感度73%，特異度92%）	5点
V1，V2，V3 で ST 低下 ≧ 1 mm（感度25%，特異度96%）	4点
Discordant な ST 上昇 ≧ 5 mm（感度31%，特異度92%）	2点

でスコア化し，3点以上であればSTEMIの可能性が高い（特異度96%）．ただし，感度は不十分であるため除外に用いてはならない[7]．

Q 高感度心筋トロポニン測定の意義は？

- ESCガイドライン2015では，高感度心筋トロポニン（hs-cTn）測定の意義が強調された．hs-cTnは，従来の心筋トロポニン測定に比して，陰性的中率が高く，かつ発症早期に末梢血トロポニンが検出可能（通常は1時間以内に上昇する）であることからNSTE-ACSの早期診断に有用である．そのためhs-cTnの測定と結果を30分以内に得ることがclass of recommendation（COR）I，level of evidence（LOE）Aとして推奨されている[6]．
- hs-cTnを用いてNSTE-ACSを早期に診断または除外するために，同ガイドラインでは0 h/3 h rule-out algorithm（図6），0 h/1 h rule-in and rule-out algorithms（図7）が推奨されている（COR I，LOE B）．心筋梗塞（不安定狭心症は含まない）に対する陰

性的中率はどちらも98～100％で除外に有用と考えられ，陽性的中率は，0 h/1 h rule-in and rule-out algorithmsで75～80％である．また，これらの代用として，TIMI risk score, ECG, hs-cTnを組み合わせた2 h rule-out protocolも同様に推奨されている．

● ただし，①これらのalgorithmは，胸痛の特徴とECGについての詳細なアセスメントなど，臨床上の情報がすべて得られている場合にのみ使用されるべきであり，②胸痛

図6 0 h/3 h rule-out algorithm

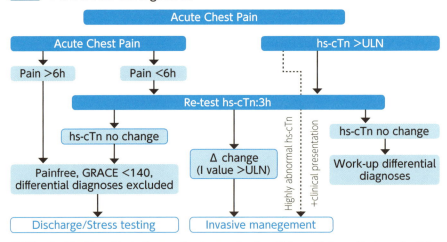

GRACE = Gloal Registry of Acute Coronary Events score; hs-cTn = high sensitivity cardiac troponin; ULN = upper limit of normal, 99th percentile of healthy controls.
Δ change, dependent on assay. Highly abnormal hsTn defines values beyond 5-fold the upper limit of normal.

文献6) より引用

図7 0 h/1 h rule-in and rule-out algorithms

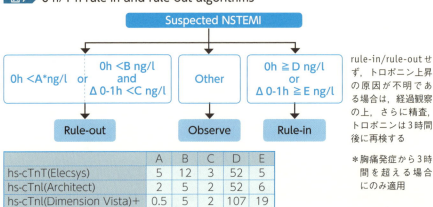

rule-in/rule-outせず，トロポニン上昇の原因が不明である場合は，経過観察の上，さらに精査，トロポニンは3時間後に再検する

＊胸痛発症から3時間を超える場合にのみ適用

文献6) より引用

自覚から1時間以内の発症早期の患者に対しては，3時間後のトロポニンを測定するべきであり，③トロポニンは遅れて上昇することがあるため（＜1％），臨床的に強く疑われるか，患者が繰り返し胸痛を訴える場合は，トロポニン値を追跡するべきである。2015年に発表されたJRC蘇生ガイドラインでは，「ACSの診断を除外するために，来院時と2時間後のhs-cTnT（高感度心筋トロポニンT）とTnI（同I）の測定のみで判断しない」ことを推奨している（強い推奨，非常に低いエビデンス）。

- 結論として，①hs-cTnはNSTE-ACSを早期に診断または除外するために有用である，②ACSを除外するにあたって，hs-cTnだけではなく，臨床症状，12誘導心電図とともに判断すること，一定時間経過観察することが重要である。
- なお，AHA/ACCガイドライン2014ではCK-MB，ミオグロビン測定について，感度・特異度ともにトロポニンに劣り，同時に測定しても診断に有用ではない，と記載されている（COR Ⅲ，LOE A）。

Q NSTE-ACSに対するdual antiplatelet treatment（DAPT）は？

- ESCガイドラインでは，治療戦略によらず，すべてのNSTE-ACS患者に禁忌がなければアスピリン（初回150～300mg，維持量75～100mg/日）内服を推奨している（COR Ⅰ，LOE A）。DAPTはアスピリンにP2Y12阻害薬を加えて抗血小板薬2種類を内服する治療法で，これまでクロピドグレルとの併用が，アスピリン単剤と比較して虚血イベントの再発を減少させることが示されてきた。クロピドグレルは肝のシトクロムP450（CYP2C19）によって活性代謝物となり，P2Y12受容体を阻害する。しかし，クロピドグレルとアスピリン併用の有効性が証明される一方で，10％の患者が，発症から1年で虚血イベントを再発することが報告され，現在ではクロピドグレルに対する反応性に個体差があることがわかっている（CYP2C19の遺伝子多型のためと考えられており，とくに東洋人で多いといわれている）[8]。
- 新規抗血小板薬のticagrelor（わが国未承認）とプラスグレル（エフィエント®）は，ESCガイドラインでDAPTに用いるPSY12阻害薬として，虚血性イベント改善の点から，クロピドグレルよりも推奨されている（COR Ⅰ，LOE B）[6]。
- ACSに対する待機的PCI時の抗血小板療法におけるクロピドグレルとプラスグレルのランダム化比較試験TRITON-TIMI 38において[9]，プラスグレルはステント血栓症を含む虚血性イベントを有意に抑制したが，致死的出血を含む出血性合併症のリスクも増加するため，ESCガイドラインではNSTE-ACSに対して，STEMIのように"pre-loading"

- としてのDAPTは推奨されていない（COR Ⅲ, LOE B）[6]。
- 海外で使用される場合，プラスグレルのloading doseは60mg，維持量10mg/日と設定されているのに対し，TRITON-TIMI 38では体重60kg以下，年齢75歳以下が出血性合併症のリスクであると報告された[9]。日本人は，西洋人に比べて体格が小さく，高齢者が多いため，日本人に対する低用量プラスグレルの検討が行われた（PRASFIT-ACS, PRASFIT-Elective）。この結果から，低容量プラスグレルがクロピドグレルと比べて，虚血性イベントを減少させること，重大な出血リスクについては同程度であることが示され，わが国でも2014年3月に循環器領域でPCIを必要とする虚血性心疾患に対してプラスグレル（初回投与20mg，維持量3.5mg）が承認された。なお，PRASFIT-ACSのサブ解析では，前述のCYP2C19多型による抗血小板薬の効果を比較しているが，プラスグレル服用群は遺伝子多型によらずクロピドグレルに比べて血小板凝集が抑制されることが報告され，個体差が少なく安定した効果が期待される。
- プラスグレルは虚血性合併症低減効果がより高く，とくにクロピドグレルで抗血小板作用が得られにくい症例で有効性が期待される。

ちょっとDEEPなTIPS ACS診療におけるコツとワザ

Q 院外心停止患者に対するCAG/PCIの適応は？

- 院外心停止の原因として最も多いのはACSであり，高いレベルのエビデンスは存在しないが，ROSC（Return Of Spontaneous Circulation：自己心拍再開）後早期にCAG（Coronary AngioGraphy）/PCIを行うことで，予後が改善すると考えられている。
- AHAガイドライン2015[10]では，以下のように推奨されている。
  ①ROSC後ただちに12誘導心電図を記録する。
  ②心原性が疑われ心電図でST上昇を認める院外心停止患者には緊急CAG（24時間以内）を施行する（Class Ⅰ, LOE B-NR）。
  ③ST上昇を伴わないが心原性が疑われる院外心停止後昏睡状態で，とくに電気生理学的に不安定，または血行動態不安定の患者に対して緊急CAGを行うことは合理的である（Class Ⅱa, LOE B-NR）。
  ④心停止後にCAGを施行することは合理的で，適応は昏睡状態にあるか覚醒しているかによらない（Class Ⅱa, LOE B-NR）。
- PCIの目的は心停止再発の予防，梗塞サイズ減少による血行動態改善である。欧州

PCI学会のガイドラインでは，ROSC後の患者に推奨されるCAG/PCIのタイミングが具体的に示されている（図8）[11]。ROSC後に心電図でST上昇を示す患者に対しては，STEMIとして可能なかぎり早期にCAGを施行する。ST上昇を認めない患者に対しては，ERまたはICUで心停止の原因検索（病歴聴取，心臓超音波検査，頭部・胸部CT検査，血液検査）を行い，ACSによる心停止を疑う症例では，発症から2時間以内のCAG施行が推奨されている。CAGの結果から，ACSの責任血管が明らかな場合はただちにPCIを行うが，冠動脈に有意狭窄を認めない場合は心原性以外の原因，または冠攣縮による心停止の可能性を考慮する。ACSの責任病変ではないと考えられるような有意狭窄であっても，心停止の原因となる可能性がある（一過性のアテローム血栓症による心筋虚血で自然に再灌流した場合や，冠動脈攣縮や動脈圧の低下をきたす病態から冠動脈の血流が減少した場合）。患者が意識清明であればPCIを，とくに重症3枝病変

図8 院外心停止蘇生後のCAGの適応とPCIの治療戦略

```
                蘇生後の12誘導心電図
               ／              ＼
           STEMI              No STEMI
             │                   │
     重篤な依存疾患がなく，      ERまたはICU/CICU
       心停止時の状況が           にとどまり，
          好ましい               診断のワークアップ
             │                  追加の病歴聴取
             │                  心臓超音波検査
             │                  頭部CT，胸部CT
             │                    血液検査
      "STEMI fast track"    ACS以外に明らかな
             │              心停止の原因がなく，
             │              重篤な依存疾患がなく，
             │               心停止時の状況が
             │                   好ましい
             └───────┬───────────┘
                   緊急CAG
         ┌──────────┼──────────┐
    明らかな      有意狭窄はあるが    閉塞なし/CADなし
   責任病変あり    責任病変なし
       │              │              │
  責任血管に対して   昏睡         意識あり    心原性以外の
   のみ緊急PCI    血行動態安定なら  PCI/CABGを考慮  原因検索
  血行動態不安定で  緊急で再灌流療法の              冠動脈攣縮による
  あれば，非責任血管  適応なし                    心停止も考慮
   に対してもPCI   血行動態不安定なら
                 緊急で再灌流療法を
                     考慮
```

文献11）より引用，一部改変

であればCoronary Artery Bypass Grafting（CABG）を考慮する。昏睡状態であっても血行動態不安定であれば再灌流療法を考慮するが，血行動態が安定している患者の場合は，再灌流療法を延期し，機能予後を評価してから方針を検討する[11]（実際には，ACSが疑われる心停止蘇生後の昏睡患者に，冠動脈造影で有意狭窄を認めれば，血行動態が安定していても循環器専門医の判断でPCIを行うことはある）。
- ROSCが得られないが，原因としてACSが疑われる院外心停止患者に対する緊急CAG/PCIについては，高いレベルのエビデンスが存在せず，ガイドライン上に記載もない。

Q Extracorporeal CPR（ECPR）は院外心停止患者の神経予後を改善させるか？

- ECPRは，主にわが国で多く行われてきた治療法であり，これまで海外では一般的ではなかった。2015年10月に発表された心肺蘇生の国際コンセンサスであるCoSTR 2015では，通常の心肺蘇生に反応しない一部の院外心肺停止例に対してECPRの導入が推奨されるようになり（weak recommendation, very-low-quality evidence）[12]，わが国発の以下の研究が引用された。
- 2014年に報告されたSAVE-J（Study of Advanced life support for Ventricular fibrillation with Extracorporeal circulation in Japan）では，ECPRを積極的に導入している26施設で治療する患者を介入群，ECPRを導入していない20施設の患者を対象群にあらかじめ割り振り，各施設に搬入された院外心停止患者のアウトカムを比較する非ランダム化多施設外部対照試験が採用された。各施設に緊急搬送された18～75歳の心原性院外心停止患者のうち，初期心電図波形が心室細動または無脈性心室頻拍で，消防覚知または心停止から45分以内に病着し，来院時心停止であった症例454人が登録された。6カ月後の神経予後を比較した結果，intention-to-treat解析およびper protocol解析の両方においてECPR群は良好な神経予後獲得率が高かった（それぞれ11.2％ vs 2.6％，12.4％ vs 3.1％）。24時間以上生存した患者では低体温療法，大動脈バルンパンピングの実施率がECPR群で有意に高いためECPR単独の治療効果とはいえないが（それぞれ91.5％ vs 54.1％，92.7％ vs 62.2％），ECPRと入院後の積極的な治療を組み合わせた蘇生戦略は院外心停止患者の神経予後を改善することが示唆された[13]。
- ACSによる院外心停止を疑うROSC患者に対して，緊急CAG/PCIを行うことは，多くのガイドラインで推奨されているが，このような患者は全体の3割程度でしかない。ROSCが得られない院外心停止患者に対してECPRを導入したうえで緊急CAG/PCIを

行うか否かについては，明確な適応や基準は存在しない。しかし，心原性心停止にECPRを導入したSAVE-Jによると原疾患は急性心筋梗塞が62％と最も多く，ECPRを適用すべき疾患群と考えられている。
- 当施設では病院前情報で，①75歳以下，②心停止の目撃がある，③初期調律がVF/VT，④心停止が持続の患者が，救急外来収容時に①来院時心停止，②覚知から収容まで45分以内を満たす場合にECPRの適応とし，同時にCAG/PCIを行う方針をとっている。

Q STEMIによる虚血再灌流障害と水素吸入は？

- 急性心筋梗塞の短期的または長期的な死亡率は梗塞サイズと直接関連しており，梗塞サイズを縮小させることは，重要な治療目標である。一般に，ある臓器への血流が遮断されると，組織への酸素運搬が滞り，その組織は障害される。遮断されていた血流が再開すると，活性酸素種（ROS：Reactive Oxgen Species）が発生し，hydroxy radical（・OH）など有害なROSによって組織障害が増悪する。この現象を組織再灌流障害といい，脳梗塞，心筋梗塞，心臓大血管手術，臓器移植後の臓器機能回復を規定する因子である。心筋梗塞の最終的な梗塞サイズは，組織再灌流障害によるものが50％にも達すると考えられている。心筋梗塞患者の予後を規定する梗塞サイズは，このように血流の遮断と組織再灌流障害の両者から影響を受けると考えられ，近年，前者に対しては再灌流療法の進歩で予後が大きく改善したが，後者に対して確立された治療法は現時点で存在しない。
- 2007年に日本医科大学の太田らが，水素ガスに活性酸素を特異的に消去する作用があることをNature Medicine誌で報告した。続いて佐野元昭らは，ラットを用いて，心筋梗塞再灌流時の水素ガス吸入による心筋保護について報告した。これによると，2％水素ガスを吸入したラットは，動脈血と非虚血心筋内の水素飽和度が，吸入2分後から上昇し，5分後に最大（それぞれ1.82％，1.73％）に達し，虚血心筋内においても吸入10分後に動脈血・非虚血心筋内水素飽和度の約2/3に達し，冠血流再開直後に同レベルの飽和度に達することを観察している。また，組織再灌流障害による心筋梗塞サイズを縮小し，それにより左室機能の回復を促すことを示した[14]。2012年には，犬を用いて，同様に梗塞サイズを縮小させること，その機序として，ミトコンドリアのATP感受性カリウムチャネルの開放と，それによる膜透過性遷移孔の阻害の関与を報告した。他にも，蘇生開始時からの水素ガス吸入が蘇生後ラットの脳・心臓障害や全身性炎症反応を軽減させること（2012年，JAHA）が報告され，最近では虚

血再灌流障害に対してだけでなく，臓器移植，糖尿病，脂質異常症，動脈硬化，神経変性疾患，緑内障，放射線障害などに対する有効性が期待されている。
- 当施設では，胸痛発症24時間以内に救急外来を受診した20歳以上80歳未満のSTEMI症例，あるいは院外心停止蘇生後に昏睡状態で，発症前の脳機能状態が不良でない症例に対して，水素ガスを吸入させる臨床試験が進行中であり，将来的に水素医療機器の薬事承認を目指し，水素ガス治療開発センターが設立された。

■基礎知識再確認メモ

ACS患者に動脈血ガス分析は必要か？ 静脈路はどこから確保するか？

▶ 著しい低酸素血症がなければ動脈血採血は不要で，静脈路はなるべく左側から確保するべきである。

▶ 心臓カテーテル検査/治療の際，術者は患者の右側に立つため，穿刺部位はほとんどの症例で右側に選択される。また，穿刺部位の第一選択は橈骨動脈である（大腿動脈は第2選択）。このため，右橈骨動脈に近い部位で末梢路を確保しないよう心がける必要があり，やむをえない理由がある場合でも，穿刺部位に干渉しない位置で末梢路を確保するべきである。

▶ 最近のガイドラインでは，低酸素血症のないACS患者に対してはルーチンの酸素投与を推奨していない。したがって，正常酸素飽和度のACS患者に対して動脈血ガス分析を行い，酸素分圧を評価する意義は低く，pCO_2やその他の項目については，静脈血でも評価が可能である。また，ACS患者に対しては強力な抗血小板療法・抗凝固療法を行う（ことが多い）ため，出血・血腫形成のリスクが高く，とくに大腿動脈の場合は致死的な後腹膜出血を起こしうる。大腿動脈以外であっても，CAG/PCIを施行する際のアプローチサイトが減ってしまう。さらに，動脈にシースが留置されれば，その時点で動脈採血が可能である。以上より，低酸素血症のないACS患者に対して，ルーチンに動脈血採血を行うべきではないと考えられる。

■いまさら聞けない解説

急性心筋梗塞の12誘導心電図における経時的変化

① 超急性期（発症直後～数時間）にはT波が先鋭化し，hyper acute T waveといい，ST部には非特異的な上昇が認められるのみで，注意が必要である。続いて急性期に特異的な上方凸のST上昇と，対側誘導でreciprocalのST低下がみられる

② 急性期（数時間～12時間）にはR波が増高し，異常Q波が出現する

③ 亜急性期（24時間～1週間）では，ST上昇が減高しT波が陰転化し，左右対称な冠性T波（coronary T）が出現する。このとき，しばしばQT延長を伴う（図9）

▶なお，後壁梗塞では急性期にV1～V2でST低下，慢性期にT波の増高を認め，それぞれ上記①ST上昇，③冠性T波の鏡面像である．また，慢性期にはV1～V2の異常Q波のかわりに（鏡面像として）R波の増高が認められる（図10）．

図9 ▶ 急性心筋梗塞の経時的変化

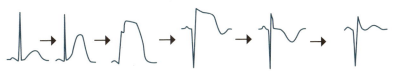

発症前　　発症直後　　ST上昇の出現　　異常Q波の出現　　STは基線に戻る　　Q波のみが残存
　　　　T波増高　　および　　　　および T波終末　　冠性T波の発生
　　　　　　　　R波減高　　　　部陰性化
　　　　(hyperacute T)　　　　　　　　　　　　　　(coronary T)

文献15）より転載

図10 ▶ 後壁梗塞の心電図

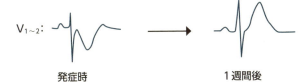

　　　　　発症時　　　　　　　　　　　1週間後
著明なST部分の低下　　　高いR波：R/S比＞1　（異常Q波の鏡面像）
　（ST上昇の鏡面像）　　　異常に高いT波　　　（冠性T波の鏡面像）

文献15）より転載

文献 ≫
1) McNamara RL, et al: J Am Coll Cardiol, 47(11): 2180-2186, 2006.
2) Menees DS, et al: N Engl J Med, 369(10): 901-909, 2013.
3) Wang TY, et al: JAMA, 305(24): 2540-2547, 2011.
4) Amsterdam EA, et al: J Am Coll Cardiol, 64(24): e139-228, 2014.
5) 日本循環器学会：循環器病の診断と治療に関するガイドライン（2011年度合同研究班報告）．非ST上昇型急性冠症候群に関するガイドライン．2012年改訂版，2012.
6) Roffi M, et al: Eur Heart J, 37(3):267-315, 2016.
7) Sgarbossa EB, et al: N Engl J Med, 334(8): 481-487, 1996.
8) Nishio R, et al: Circ J, 76(10): 2348-2355, 2012.
9) Wivicott SD, et al: N Engl J Med, 357(20): 2001-2015, 2007.
10) O'Connor RE, et al: Circulation, 132: S483-500, 2015.
11) Noc M, et al: Eurointervention, 10(1): 31-37, 2014.
12) Sore J, et al: Resuscitation, 95: e71-120, 2015.
13) Sakamoto T, et al: Resuscitation, 85(6): 762-768, 2014.
14) Hayashida K, et al: Biochem Biophys Res Commun, 373(1): 30-35, 2008.
15) 渡辺重行、山口巌編：心電図の読み方パーフェクトマニュアル．羊土社，2006.

9 脳卒中

畝本 恭子

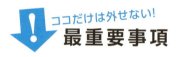
最重要事項

1 病院前～初期診療教育：脳卒中の予後は，治療遅延により悪化する。まさに"Time is Brain"である。一般市民の脳卒中の認識や，脳卒中病院前救護，脳卒中初期診療が適切であれば，より後遺症を軽減できることは，近年の多くの報告が明らかにしている。そのため，専門医の診療以前の市民教育や救急医療サービス（EMS＝わが国では救急救命士）の教育，初療に係る医療者の診療の標準化も非常に大切である。

2 画像診断前の患者管理のポイント：脳卒中は急性疾患であり，しかも神経症状やバイタルサインだけでは病型は必ずしも鑑別できない。出血性病変・虚血性病変の別で，体位，酸素投与，血圧の調節，鎮静など最適な処置は異なる場合もあり，画像診断前の処置についてのエビデンスは必ずしも十分ではない。まずは呼吸・循環の安定により，二次的脳損傷を回避し，病巣の拡大を抑える系統的診療手順に基づく管理を行う。血圧の管理も重要で，高血圧の場合は降圧薬，とくにニカルジピン持続静注の使用に備えて，少なくとも1本の静脈路確保は生理食塩水などpHが7未満の輸液を用いる。

3 画像診断後の血圧管理：CT上，出血の有無で，至適血圧管理は異なる。一般に虚血性脳卒中の場合は高めに，出血性病変では低めに制御するが，脳出血とくも膜下出血では異なる。また，治療の過程で最適な血圧も変わる場合もあるので，病型と経過により降圧（または昇圧）目標をだいたい決めておくとよい（p.93, 表2）。

4 超急性期脳梗塞における血栓溶解療法，血栓回収療法のストラテジー：遺伝子組換え組織プラスミノーゲンアクチベータ（recombinant tissue plasminogen activator：rt-PA）の静脈内投与による血栓溶解療法の治療可能時間は，認可当

時の「発症から3時間以内」から，2012年10月には「4.5時間以内」へ拡大された。また，これだけでは再開通しないことも多く，適切なデバイスによる「経皮経管的脳血栓回収療法」を追加することで，再開通率が上がり転帰も改善することが2015年のMR-CLEAN試験などにより明らかとなった。自施設で血管内治療まで可能ではない場合，rt-PAを点滴しつつ緊急カテーテル検査が可能な病院へ転送する「drip & ship」「drip, ship & retrieve」の連携整備が重要になっている[1]。

5 **脳出血急性期の血圧管理**：最近数年間で変化した。以前は「収縮期血圧180mmHg，または平均血圧130mmHgを超える場合に降圧の対象」とされていたが，後述するATACH試験，INTERACT試験を経て降圧の安全性と機能転帰改善から，「収縮期血圧140mmHg以下の積極的降圧」が推奨されている。なお，汎用されるカルシウム拮抗薬であるニカルジピンについては，脳出血における安全性の確認から，2011年の添付文書の改訂で「頭蓋内出血で止血が完成していないと推定される患者，脳卒中急性期で頭蓋内圧が亢進している患者」が禁忌項目から削除された（慎重投与に変更）。

6 **出血性脳卒中における抗血栓薬（抗凝固薬，抗血小板薬）使用中の患者の対応**：高齢化が進み，心疾患等で抗凝固薬，抗血小板薬を内服している場合も多い。その患者が出血性脳卒中に陥った場合，問題は2つある。血腫増加や再出血を予防するための抑制因子の補充や抗血栓薬の薬効への可及的な拮抗と，その後の再開のタイミングである。

7 **初期診療の質**：出血性脳卒中のうち，くも膜下出血は，とくに初期診療の質が重視される。バイタルサインの安定はもちろんだが，患者の不安，痛み，苦痛などがきっかけで再出血をきたしその予後を悪化させてしまう。最近でこそ，何度も無理やり開瞼してペンライトを長く当てるスタッフは少ないが，細心の注意が必要であることを周囲に，とくに研修医を含む職種の研修生にまで十分に理解してもらうことも必要である。確定診断前から，患者さんの苦痛を軽減する処置を考える。確定診断後は，根治手術まで十分な鎮静，鎮痛，降圧（気管挿管，人工呼吸管理を含む）を行う。

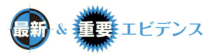

❶病院前救護

- 病院前救護については，トリアージプロトコルとなるスケールが各種ある。その病院前情報によりrt-PAの使用率は増加し，発症から治療までの時間も優位に短縮している。
- 救急隊による巣症状や既往歴などの情報提供は，病院到着後の脳卒中評価の遅延を減らすという報告がある[2]。わが国でも各地域で脳卒中搬送のシステムを構築している。しかしながら，救急隊の処置拡大はハードルが高い。医師現場派遣はくも膜下出血例での鎮静，鎮痛，降圧や，脳梗塞のrt-PA判断の迅速化に有用とされる。

❷脳卒中の酸素投与と気道確保

- 脳卒中の酸素投与の要否について，低酸素血症が明らかではない軽症から中等症では，発症後24時間の酸素投与群と酸素非投与群で1年生存率，機能改善度とも差がなかった。このことから低酸素血症がない軽症，中等症の脳卒中患者に対する酸素投与は『脳卒中治療ガイドライン2015』では「グレードC2：勧められない」（表1）となっている。重症例では酸素投与群がやや高いものの有意差はなかった[3]。
- 米国AHA/ASAの『虚血性脳血管障害のガイドライン』(2014)では「SpO_2 94％以上の維持」を推奨している。頭蓋内圧亢進―脳灌流圧低下や，誤嚥・肺水腫などで酸素化が悪化する重症例については，酸素投与が必要である。

❸気道確保・人工呼吸管理について

- 意識障害の1つが呼吸障害によると考えられる場合や，意識障害が進行して呼吸障害がある場合は気道確保や人工呼吸管理を行うよう強く勧められる。
- くも膜下出血が疑われる場合は，再出血予防のために，十分な鎮痛，鎮静，降圧が必要であるため気管挿管・人工呼吸管理が必要な場合もあるが，侵襲的処置はとくに注意して実施する。

表1 脳卒中治療ガイドライン2015（GL 2015）の推奨グレード表

グレードA	行うよう強く勧められる
グレードB	行うよう勧められる
グレードC1	行うことを考慮しておよいが，十分な科学的根拠がない
グレードC2	科学的根拠がないので，勧められない
グレードD	行わないように勧められる

❹脳梗塞の超急性期血栓溶解療法
- rt-PA（アルテプラーゼ）による静注療法の治療可能時間は2012年より3時間から4.5時間に拡大され，エビデンスレベル2，推奨グレードはAと最も高い[4]。しかし，3〜4.5時間まで待ってよいわけではなく1分でも早い投与が重要である。

❺脳梗塞の急性期血栓回収療法
- 脳主幹動脈閉塞に対する血栓回収デバイスは続々開発されており，とくにステント型デバイスの安全性・有効性が2014〜2015年の多施設前向き無作為化比較試験（MR CLEAN試験[5]，ESCAPE試験[6]）で証明された。ただし，いずれの方法も，rt-PAによる内科的治療が優先されるが，それぞれ，TICI grade2b〜3の再開通率は59％，72％であり，転帰良好（modified Rankin Scale※：0〜2）も血管内治療追加群のほうが約2倍となっている。

> ※modified Rankin Scale（mRS：修正ランキンスケール）
> 国際的に用いられている患者の身体状況を示す指標。0は「症状なし」，1は「生活レベルに支障のない身体症状あり」，2は「軽度ハンディキャップあり：生活レベルに幾分支障があるが自分の身の回りのことは不自由ない」——というレベル。評価は7段階で，6が「死亡」となる。

❻血栓療法（抗血小板薬，抗凝固薬）中の出血性脳卒中の診療
- 再出血・血腫時増大が予測され，救急医にとっては治療戦略に苦慮する病態の1つである。エビデンスは十分とはいえないが，抗血小板薬の場合は血小板の補充，抗凝固薬に対しては凝固因子補充や拮抗薬の投与が中心である。ワーファリンについては凝固抑制の指標としてPT-INRの迅速検査が可能なので，これを1.35以下にすることが推奨される。そのために，ビタミンKの投与はGL2015でグレードBとなっている。
- さらに迅速に正常化させるためには，従来は新鮮凍結血漿（FFP）が投与されてきたが推奨されず，保険適用外使用であるが濃縮プロトロンビン複合体の投与が勧められる。
- 遺伝子組換え第Ⅶ因子も保険適用外であるが有用とされる。最近の使用頻度が上昇しているDirect Oral AntiCoagulant（DOAC）またはNon-VKA Oral AntiCoagulant（NOAC）は，半減期も短く，ワルファリンより安全とされているが，指標となる迅速検査がないため，実臨床では迷うことも多い。それぞれの拮抗薬の開発が行われており，投与のプロトコールの確立が期待される。抗血小板薬の影響は血小板機能検査に現れるが，これもわが国では迅速検査がない。

王道的実臨床

- 脳卒中診療のタイムラインには，いくつかの主要ポイントがある。病院前診療はここでは割愛するが，初療の病型診断までの管理は専門医に引き継ぐまでの初診医の判断によるところが大きい。呼吸・循環等の生理学的側面を安定させ，安全に画像検査が施行されることが，病型に沿った治療の出発点となる。
- 病型別では，脳梗塞の場合は，急性期再開通療法から脳保護療法，脳動脈閉塞の病因診断に基づく二次予防，また，脳出血の場合の血圧管理，手術適応，頭蓋内圧管理，くも膜下出血の術前管理などが重要である。それらの治療戦略には未だ議論のあるところである。確かに，脳卒中急性期の診療に関しては，日本脳卒中学会が作成した『脳卒中治療ガイドライン2015』や，rt-PA（アルテプラーゼ）静注療法適正治療指針など，脳卒中専門医のみならず初期診療医の拠り所となる指針が整備されている。とはいえ，診療機器の進歩・変遷が早く，最良の治療は数年で入れ替わることも少なくない。一方で，基本的な管理については前向きの介入研究が行いにくいこともあり，エビデンスに欠ける面もある。

Q 脳卒中が疑われる患者の画像診断前の全身管理は標準化できるか？

- **初期診療における病型確定**：「Time is brain」という標語の意義は，rt-PAによる血栓溶解療法のためだけではない。病院前から来院後の急性期の治療の迅速性が転帰を左右する。病院前情報の発症様式や，既往歴，初療時の意識レベル，呼吸，血圧・脈拍，可及的にとりうる神経所見（瞳孔，眼位，運動麻痺等，NIHSSなどのスコア）などが，初期診療の重要な根拠となる。しかし，重症度判断はできても，出血性か虚血性かの病型確定はできず，CT検査前の管理は常に悩ましい。いくつかの報告や，臨床経験をもとに管理を考えたい。
- **体位**：頭蓋内圧亢進の可能性（血圧上昇─徐脈，瞳孔不動など）がある場合や，水平仰臥位では末梢酸素飽和度が低下する場合には，25〜30°のセミファウラー体位とする。しかし，それ以外では頭位挙上の意義は疑問である。虚血性脳卒中の中大脳動脈の平均血流速度は，水平臥床時には30°挙上と比較し20％（平均）の増加がみられる[7]。とくに，虚血側の半球でその傾向は強く，ペナンブラの血流を考えるとむやみに頭位挙上することは慎むべきということになる。嘔吐がみられる場合には，ゆっく

りと上体を30°程度挙上するか，非麻痺側を下にした半側臥位で誤嚥を防ぐ。このとき，気道を狭窄させ頸静脈還流を妨げるような頭位にならないよう注意が必要である。

- **気道・呼吸管理**：重度の意識障害，誤嚥等で気道・呼吸の障害が考えられる場合には，気管挿管による確実な気道確保を行う。くも膜下出血が疑われる発症様式であれば，とくに刺激を避け，十分な鎮静・鎮痛処置を行う。酸素投与については，前述のように，軽症・中等症の場合，低酸素状態や呼吸障害がない場合の意義はないと考えられている。しかし，厳重な末梢血管酸素飽和度の監視を行い，SpO_2 94％以下の場合は，すぐに酸素投与できるように準備する。また，動脈血ガス分析では酸素化だけでなく，二酸化炭素分圧をチェックし，至適範囲を逸脱していれば，人工呼吸の必要性を判断する。指標として，呼気二酸化炭素モニターも有用である。とくに，肺気腫など慢性的に高炭酸ガス血症の患者でなければ，$PaCO_2$ の高値は脳血管床を増大するため，脳浮腫・脳腫脹が強い患者では頭蓋内圧亢進を助長する危険がある。また，$PaCO_2$ が30mmHgを切るような過換気では，血管床が減少し，脳虚血を助長する可能性がある。
- **血圧**：来院時の収縮期血圧が220mmHg，または，拡張期圧120mmHgを超える場合には，虚血性・出血性にかかわらずいったん降圧療法を行う。くも膜下出血を疑う場合には120mmHg程度に低下させる。ショック徴候がある場合は輸液と昇圧薬で正常範囲まで回復させる。重症症例では，観血的動脈圧モニターが望ましい。収縮期，拡張期圧の数値だけではなく，波形の観察により，心機能や血管内水分量の多寡も推測することができる。呼吸管理上も重要である。
- **血液検査**：呼吸・酸素化・循環の安定が確認できたら，同時に，意識障害の原因となる血糖異常，腎・肝機能障害，内分泌疾患，アルコール関連・薬物などの情報を得るため血液検査を行い，順次得られた結果をチェックする。とくに，低血糖は脳エネルギー代謝を障害し，長時間にわたると不可逆的脳損傷につながる。また，片麻痺などの局在症状を示すこともあり，鑑別が必要なので，早めにチェックする。
- **神経学的所見のチェックを迅速に行う**：National Institute of Health Stroke Scale（NIHSS）は，脳梗塞のrt-PA静注による血栓溶解療法の投与判断にもかかわり，神経症状の悪化や治療の効果判定のうえで重要であるため，マスターしておきたい。救急外来には検査表を備えておく（p.94，表3参照）。
- **頭蓋内圧亢進所見がある場合**：一側の瞳孔散大を主とする瞳孔不動など，脳ヘルニア徴候，または，高血圧と徐脈（Cushing現象）など頭蓋内圧亢進所見がある場合，頭蓋内圧を下げる処置を行う。もっとも迅速にできるのは，上体を30°上げるセミファウラー体位をとることであるが，血圧モニターしつつ低血圧にならないように注意する。また，高炭酸ガス血症を避けるためには補助換気が必要となる。CTの結果，脳

出血だった場合，浸透圧利尿薬のうち，グリセオールは脳出血でも禁忌要件となっていないが，即効性に欠ける。マンニトールは「出血源を処理しないかぎり使用は禁忌」と添付文書に明記されているが，ガイドライン上は容認されている。緊急回避的な投与となるが，マンニトールが長期予後を改善したという報告はない。出血を助長させる危険があることも事実で，手術を前提とした処置である。

- **体温のチェック**：脳卒中の急性期は，とくに高体温による脳の不可逆的ダメージが生じやすい。38℃以上の高熱がみられた場合は，体温コントロールの準備をする。ただし，ジクロフェナクやインドメタシン坐薬などを使うと，低血圧になる場合もあるので，まず，脱水の有無を判断してある程度輸液蘇生をする。とくに，くも膜下出血の術前は，いきみを誘発する可能性があり坐薬は使用しない。

Q 超急性期脳梗塞の初療から血栓溶解療法まで，限られた時間で行うべき診療手順は？

- **情報収集**：診療しながら病院前情報を得ることも大切である。頭痛，胸痛などの動脈解離痛の有無も聞いておく。発作性心房細動の既往，糖尿病などの基礎疾患も可能なかぎり把握し，発症様式から血栓性，塞栓性を推測しておく。
- **体位**：頭位は，低くすることにより，経頭蓋ドップラー検査上，中大脳動脈の平均血流速度が血管抵抗を変えることなく20％程度増加するとされている。頭蓋内圧上昇が疑われる場合や誤嚥のリスクが高い場合以外は，頭部挙上はルーチンではない。
- **血圧**：来院時の収縮期血圧が220mmHg，または，拡張期圧120mmHgを超え，大動脈解離，急性心筋梗塞，重症左心不全を合併する場合には，降圧療法を行う。脱水が見込まれる場合は輸液，その他の著しい低血圧では昇圧薬で正常範囲まで回復させる。rt-PAによる血栓溶解療法を行う患者では，収縮期血圧185mmHg以上または拡張期血圧110mmHg以上で降圧を開始する[8]（表2）。重症症例では，観血的動脈圧モニターが望ましい。収縮期，拡張期圧の数値だけではなく，波形の観察により，心機能や血管内水分量の多寡も推測することができる。呼吸管理上も有用である。
- **EICをみつける**：頭部CTで出血性脳卒中が否定された場合，early ischemic change（EIC）をみつける必要がある。hyperdense MCA signは中大脳動脈が血栓により高吸収になる所見で，主幹動脈閉塞を示唆する（図1）。また，近年では中大脳動脈領域脳梗塞のCT判定基準として，Alberta Stroke Program Early CT Score（ASPECTS）を用いることが一般的となっている。CTの場合10カ所チェックし早期変化部位の数を減点法で診断する（MRIでは1カ所増えて11カ所）。8点以上は予後良好とされ，7点以下は

表2 ▶ 脳卒中急性期の血圧コントロール目標

	脳卒中ガイドライン2015 降圧基準	高血圧ガイドライン2014 降圧基準	高血圧ガイドライン2014 降圧目標	実臨床
脳卒中全般または病型診断前	脳梗塞に関しての記載	―		くも膜下出血,高血圧性脳出血が強く疑われる場合以外は脳梗塞に準じる
脳梗塞	SBP220以上mmHg,DBP120mmHg以上または大動脈解離,急性心筋梗塞,心不全,腎不全合併例	SBP＞220mmHg,またはDBP＞120mmHg	前値の85〜90％	ガイドラインに準ずる
脳梗塞(血栓溶解療法を行う場合)	SBP185mmHg以上,DBP110mmHg以上(グレードB)	SBP＞185mmHg,またはDBP＞110mmHg	rt-PA投与中〜24時間＜180/105mmHg	ガイドラインに準ずる
脳出血	SBP140mmHg以上(グレードC1)	SBP＞180mmHgまたはMBP＞130mmHg	前値の80％	SBP120〜140mmHg程度
		SBP＞180mmHg	SBP140mmHg程度	
くも膜下出血	明確な基準は確立されていない	SBP＞160mmHg	前値の80％	SBP100〜120mmHg

SBP:収縮期血圧,DBP:拡張期血圧,MBP:平均血圧
血腫,脳浮腫などで頭蓋内圧亢進例は,過度の降圧に注意する(実臨床ではそれぞれ＋20mmHg程度:ただし十分なエビデンスはない)
頭痛などの痛み,嘔吐,膀胱緊満などがある場合はこれを軽減することで改善することもある

図1 ▶ 左中大脳動脈起始部の閉塞の急性期CT画像

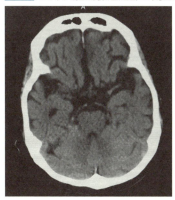

hyperdense MCAが認められる

rt-PA後の出血リスクが高いとされる（ただし「ASPECTSと3カ月後転帰には相関はない」という研究結果もある）。
- **MRI検査**：緊急MRIの体制が整えられており，rt-PA静注療法における4.5時間の治療可能時間内に余裕があれば，MRI検査を行う。必須ではないが，血管の閉塞の状況やdiffusion-perfusion mismatchの判断のために有用である。MRI検査を待って，血栓溶解治療の開始が遅れることは避ける。
- **rt-PA静注療法**：発症時間が明らかで，（最後に無症状だった時間を起点として）4.5時間以内に治療可能な急性期脳梗塞であり，禁忌要件に抵触しない場合はrt-PA静注療法をできるだけ早く行う。禁忌となる胸部大動脈解離は，病歴，身体所見（上肢の血圧の左右差など）や胸部単純撮影の上縦郭拡大で判断するが，できれば，頭部CTに続いて，単純CTだけでも頸部〜上胸部の検索をしておくのが望ましい。凝固線溶

表3 ▶ NIH Stroke Scale 1994（NIHSS 1994）の評価表

1a）意識水準
0　完全覚醒，的確に反応
1　簡単な刺激で覚醒し反応する
2　反復刺激や強い刺激で覚醒
3　（反射的運動や自律的反応以外）無反応
1b）意識レベル　質問（検査日の月名と年齢）
0　2問とも正答
1　1問に正答
2　2問とも誤答
1c）意識レベル　従命（開閉眼，および，離握手を指示）
0　両方の指示動作とも正確に行える
1　片方の指示動作のみ正確に行える
2　両方とも不可能
2）注視　左右への水平眼球運動（追視）を指示する
0　正常
1　注視が一側または両側で異常
2　完全注視麻痺
3）視野　対座法で指の動きや数の認識，視覚的脅迫に対する瞬目で判断
0　視野欠損なし
1　部分的半盲
2　完全半盲
3　両側性半盲（皮質盲を含む全盲）
4）顔面麻痺　歯を見せる，笑う，目の開閉，刺激に対する顔のゆがみなど
0　正常
1　軽度の麻痺（鼻唇溝の平坦化など）
2　部分的麻痺（顔の下半分の完全麻痺）
3　顔面半分の上下の完全麻痺

5）運動麻痺・上肢
　　左 0　90度（または仰臥位の際45度）を10秒間挙上不能
　　　 1　90度（または45度）を保持できるが，10秒以内に下垂
　　　 2　90度（または45度）の挙上ができない
　　　 3　重力に抗せない
　　　 4　まったく動きがない
　　右 0　90度（または仰臥位の際45度）を11秒間挙上不能
　　　 1　90度（または45度）を保持できるが，11秒以内に下垂
　　　 2　90度（または45度）の挙上ができない
　　　 3　重力に抗せない
　　　 4　まったく動きがない

6）運動麻痺・下肢
　　左 0　30度を5秒間保持可能
　　　 1　30度を保持可能だが5秒以内に下垂
　　　 2　重力に抗して動きがみられるが落下する
　　　 3　重力に抗して動けない
　　　 4　まったく動きがない
　　右 0　30度を5秒間保持可能
　　　 1　30度を保持可能だが5秒以内に下垂
　　　 2　重力に抗して動きがみられるが落下する
　　　 3　重力に抗して動けない
　　　 4　まったく動きがない

7）運動失調（指 - 鼻 - 指試験，踵 - 膝試験：両側）（筋力低下は可能な限り除外）
　　0　なし
　　1　1肢
　　2　2肢

8）感覚（前腕，下肢，体幹，顔などにピンを押しあてて感じる痛みをみる）
　　0　障害なし
　　1　軽度から中等度　触られているのはわかる
　　2　重度から完全　触られていることもわからない

9）言語（最良）　絵カード，呼称カード，文章カード，これまでの指示への応答
　　0　正常
　　1　軽度から中等度　表出した思考に重大な制限なし
　　2　重度　言語コミュニケーションは断片的で困難
　　3　発語，聴覚理解なし，（無言，全失語）

10）構音障害（9の評価を参考）
　　0　正常
　　1　軽度から中等度　構音が異常だが理解可能
　　2　重度　失語がないが理解不能か無言

11）消去法と無視（注視障害）
　　0　正常
　　1　視覚・触覚・聴覚・視空間，自己身体に対する不注意あるいは2つ同時刺激に対する消去現象
　　2　重度の半側不注意

Lyden P, et al: Stroke, 25: 2220-2226, 1994. より翻訳・抜粋
詳細は「アルテプラーゼ静注療法適正治療指針」（日本脳卒中学会編）等に掲載

系検査も来院時に緊急検査する。

- **rt-PA慎重投与の要件**：rt-PAの慎重投与の要件に入る場合，たとえば年齢81歳以上，NIHSS26以上の重症例（表3），抗凝固薬内服中，頭蓋内の腫瘍や血管性病変，他臓器の出血性病変のリスクなどがある場合は，本人あるいは代諾者に，とくに十分にリスクと効果を説明し，承諾を得る必要がある。また，症状が改善しつつある症例や，軽症例については，リスクが転帰改善より優る可能性は少ない。ただ，症状の急速改善例でも，3分の1例は転帰不良であり，rt-PA投与が望ましいとする報告もある（BalucaniらAHA meeting reportより）。

- **rt-PA静脈内投与の効果**：国内での市販後臨床試験（J-ACT Ⅱ）では，中大脳動脈閉塞における再開通率は52％（6時間後），69％（24時間後），市販後全国調査（J-MARS）でのmodified Rankin Scale 0または1に改善したのは33.1％，出血合併症は3.6％であった。

- **局所的血栓溶解療法**：rt-PA静脈投与が優先ではあるが，中大脳動脈の塞栓性閉塞については，CT上の梗塞巣が認められず（または軽微），発症後6時間に治療開始できれば，局所的血栓溶解療法が有効である（グレードB）。米国では遺伝子組み換えprourokinaseで，わが国ではウロキナーゼでの効果が報告されている[9]。中大脳動脈以外の脳動脈塞栓については，エビデンスは十分ではない。

- **経皮経管的脳血栓回収機器による血栓除去法**：これもrt-PA静脈内投与が優先だが，再開通が得られない場合や，rt-PAの適応外の症例で，発症後6時間以内の血栓回収療法の有用性が認められている。先端にループ状の形状記憶部があるワイヤーでからめとるMerci retriever（わが国では2010年4月に薬事承認），吸引で取り除くPenumbra system（2011年6月に薬事承認）を経て，最近ではSolitaire（2013年12月）とtrevo（2014年3月）の2種類のステント型血栓回収機器に加え，2016年1月にはReviveというバスケット型デバイスが承認されている。2015年のMulticenter Randomized CLinical trial of Endovascular treatment for Acute ischemic stroke in the Netherland（MR CLEAN）において，再開通率，90日後の転帰ともに血栓回収を追加した群が有意に良好であった。経験を要する専門的治療のため，転送が必要になる場合もある。

Q 「drip and ship / drip, ship and retrieve」とは？その意義は？

- 急性期脳梗塞では，限られた治療適応時間のなかで再開通を得られるかどうかが回復のカギになる。rt-PA静脈内投与と，その適応外，または非開通例に対するステント

型血栓回収療法は，転帰改善の有効性が示されている．それだけに，脳卒中専門医や血管内治療専門医の配置の地域差はできるだけ埋める必要がある．
- そこで，医療圏内での当番制や，遠隔地との連携の構築が必要である．rt-PAを投与（drip）開始し（発症後4.5時間以内だが，できるだけ早く），6時間以内に血栓回収療法が開始できる脳卒中施設に安全に搬送する一連の方法を，「drip and ship」または「drip, ship, and retrieve」法という．

Q 救急医も知っておきたい。脳梗塞の二次予防はいつから，何を開始する？

- **治療選択**：いったん脳梗塞に陥った後には，病巣の拡大と再発のほか，出血性梗塞の発生が懸念される．できるだけ早期に抗凝固療法，抗血小板療法が必要となるが，非細菌性心原性脳塞栓症をはじめとして出血性脳梗塞のリスクは高い．病型とリスクベネフィットを考慮した治療選択が必要である．急性期抗血小板，抗凝固療法について述べる．
- **急性期抗血小板療法**：非心原性脳梗塞の場合，発症後48時間以内のアスピリン160～300mg/日（エビデンスレベル1），または，シロスタゾール（エビデンスレベル2）の単剤投与開始はグレードAで推奨される．また，同じく発症早期の軽症例または，一過性脳虚血発作のアスピリン（初回75～300mg，維持75mg/日）とクロピドグレル（初回300mg，維持75mg/日）などの2剤併用療法は，単剤よりも再発率が低い．ただし，投与開始後3週間前後で，頭蓋内出血発生の頻度が上昇するので，このころ単剤（アスピリン75～150mg，またはクロピドグレル75mg，またはシロスタゾール200mg）に切り替える必要がある．オザグレルナトリウムの急性期投与も推奨度グレードBである．
- **急性期抗凝固療法①**：非心原性脳梗塞の場合の発症後48時間以内の抗凝固療法としては，①アルガトロバン（選択的トロンビン阻害薬）（推奨度グレードB）（ラクナを除く），②ヘパリン（グレードC1）があげられる．心原性脳梗塞に関しては，早期抗凝固療法による再発，死亡，重症化は軽減されず，頭蓋内出血が増加するため，推奨されない．
- **急性期抗凝固療法②**：ワルファリンやDOACをいつから開始するか．ワルファリンに比べ，DOACは内服後速やかに効果を発現する．わが国のSAMURAI-NVAF試験サブ解析で，軽症例や一過性脳虚血発作では，発症前からの服薬例を含め，発症日に未分化ヘパリンを使用し，次いでワルファリン（投与開始の中央値は発症翌日），または

DOAC（中央値は発症の2日後）を投与しており，DOACの場合は，投与後速やかにヘパリンを中止していた。一方，出血性梗塞のリスクが高い心原性脳塞栓症については，急性期の再発予防のための抗凝固療法の開始時期，薬剤についての科学的根拠はいまだ得られていない。

Q 高血圧性脳出血の急性期血圧管理のポイントは？

- 高血圧性脳出血の診断がついた場合，24時間以内の厳重な降圧は患者の転帰を改善するのだろうか。脳出血急性期には，血圧上昇により血腫が増大し，転帰を悪化させる懸念がある一方，積極的降圧についても安全性が問われる。高血圧症の患者の脳血流自動調節能は，血圧正常者に比べると高い血圧の範囲にシフトしているためである。
  ① 『ISLSガイドブック2013』では，「SBP/DBPが180/105以上が20分以上継続で降圧を開始し，SBP180mmHg未満，またはMBP130mmHg未満を維持する，血腫増大時にはSBP120～140mmHgとする」としている。
  ② 『高血圧治療ガイドライン2014』では，「発症24時間以内の超急性期，急性期ではSBP180mmHgまたはMBP130mmHgを超える場合に降圧し，前値の80％を目安とする」としている。
  ③ 『脳卒中治療ガイドライン2015』では，「できるだけ早期にSBP140mmHg未満に降下させ，7日間維持することを考慮してもよい（グレードC1）」としている（p.93，表2）。
- この議論については，さまざまな大規模試験が行われ，これらの推奨は，それに基づいている。主だったものを解説する
  ① INTERACT試験，INTERACT2試験：脳出血急性期の血圧管理は，『脳卒中治療ガイドライン2009』においては，それ以前の観察研究や小規模試験に基づくものでエビデンスに乏しかった。この2件の無作為オープン試験のうち，2008年のINTERACT（intensive blood pressure reduction in acute cerebral hemorrhage）試験では，404例の対象者を，収縮期血圧140mmHg以下の積極的降圧群と，当時のガイドライン推奨に基づく標準的血圧管理（180mmHg未満）の2群間で比較し，積極的降圧群のほうが血腫増大は少ないことを示した。2013年のINTERACT2試験は，さらに2,839人を対象とし，積極的降圧治療の有効性（重大な機能障害の発生率）と安全性（90日後死亡）について検討した。この結果，死亡率については標準的血圧管理に対して非劣性，神経機能評価では有意に良好であった[10]。サブ解析で，降圧までの時間を検討したところ，発症から血圧目標の割り付けが短いほど血腫

の増大は少なく，また，治療開始後の血圧の変動が少ないほど予後不良が少なかった。

②ATACH試験（2010年）：ニカルジピン注射液は，現存の静脈内持続投与可能な薬剤だが，以前は，急性期脳出血の止血未完成例には禁忌だったが，このATACH試験はニカルジピンによる3段階の血圧コントロールの安全性を示した。110〜140mmHgのもっとも低い群がやや神経学的予後が不良であった[11]。

③SAMURAI-ICH（the Stroke Acute Management with Urgent Risk factor Assessment and Improvement-Intracerebral Hemorrhage study）：わが国における血圧180mmHg以上の脳出血の観察研究（2012年）で，急性期の降圧の安全性を示している[12]。降圧目標は120〜160mmHgで，このサブ解析では，より低い血圧コントロール症例が転帰良好であった。

- これらの結果から，高血圧性脳出血における，初期診療からの積極的血圧コントロールが望ましいと考えられる。ニカルジピンの微量点滴静注による積極的降圧療法は，ATACH試験，SAMURAI-ICH試験でも安全性が示されたが，ニカルジピンは塩酸塩でpHが低く，多くの輸液で析出することがある。生理食塩水またはpHの低い輸液での静脈路確保が必要である。

Q 抗血栓療法（抗血小板療法，抗凝固療法）中の脳出血への対応は？

- 2008年にわが国で報告されたBleeding with Antithrombotic Therapy (BAT) studyによれば，抗血栓療法中の頭蓋内出血率は，抗血小板薬単独より抗血小板薬併用，抗凝固薬単独より抗凝固薬と抗血小板薬併用がそれぞれ2倍となる（長期の併用はできるだけ避ける）。

●脳出血と抗血小板療法の場合

①アスピリン，クロピドグレル，チクロピジンによる抗血小板療法中の頭蓋内出血は年間0.2〜0.3％とワルファリンに比べて多くはない。出血後の血腫増大や再出血に関する影響も議論のあるところである。しかし，虚血性脳卒中に対する抗血小板薬2剤の長期併用の場合は，クロピドグレル単剤に比べて1.48倍出血率が上昇する。ワルファリンと抗血小板薬の併用は，ワルファリン単独に比べて2.6〜3倍高い。また，抗血小板薬投与中の影響の問題は，緊急血液検査で評価できない点である。血小板のライフスパンは8〜20日と長いため，抗血小板薬も半減期が長い。

②抗血小板治療中の脳実質出血手術例に対する6または12単位の血小板輸血の研究

では，脳実質内の再出血，術後出血，死亡率とも輸血群のほうが有意に良好であったとしているが，中国の報告であり，人種差の要素もある。北米などの大規模試験では有意差は出ておらず，また，血小板輸血による血栓形成，輸血後肺障害等の副作用も懸念される。

③尿崩症の治療で使用されるDDAVP（デスモプレシン）は血管内皮でのvon Willebrand因子放出を促進し，血小板凝集能を改善するという研究結果がある。ただこれらは，抗血小板薬内服症例に関する知見ではない。米国のNeurocritical care societyでは，抗血小板療法中の脳出血について，まず，当該薬剤の中止，可能であれば血小板機能検査の実施，血小板輸血（予防的＝弱い推奨，機能検査値で異常例＝強い推奨），DDAVPの単回投与（弱い推奨）などをあげている[13]。とはいえ，エビデンスは弱いため，施設ごとに十分にインフォームドコンセントのうえ使用すべきである。

● **脳出血と抗凝固療法の場合**
①ワルファリン，DOACともに，脳出血を起こした場合はすぐに中止する。
②血圧を厳重にコントロールする（収縮期血圧140mmHg以上に上げない）降圧薬として，『脳卒中治療ガイドライン2015』ではCa拮抗薬ニカルジピンをあげている。
③抗凝固療法薬に対する凝固因子補充，拮抗または中和薬の投与
　(i)ワルファリンは，ビタミンK依存因子であるⅡ，Ⅶ，Ⅸ，Ⅹ因子の阻害薬であり，作用抑制の手段としては，ビタミンK，新鮮凍結血漿（FFP），濃縮プロトロンビン複合体（PCC）製剤，Ⅷ・Ⅸ因子複合体，遺伝子組み換え第Ⅶa因子製剤がある。ビタミンK，FFPも入手しやすく有効ではあるが，ビタミンKの効果発現は8時間前後，FFPは13〜48時間で，前者はアナフィラキシー，後者は輸液過多などの問題がある。米国では，2013年に抗凝固療法中の大量出血時のリバースのための製剤として4因子含有PCC（4FPPC）が認可されている。わが国で，迅速にリバースするとすれば，Ⅷ・Ⅸ複合体かrⅦa因子の適応外使用であるが，高額のために使用できる施設は限られているのが現状である。
　(ii)DOACのリバースのためには，第Ⅸ因子複合体，rⅦ因子製剤は有効かもしれないが，FFPは無効である。国内で製造販売承認（2016年9月）を受けた中和薬は，現時点ではトロンビンインヒビターであるダビガトランに対するイダルシズマブのみである。

Q くも膜下出血―再出血を回避するための初期診療は？

- 迅速で的確な診断が再出血の防止につながる。くも膜下出血を疑う常識的キーワードと異常所見について述べる。
  ① 典型的症状：突然の頭痛（雷鳴痛），嘔吐，意識消失，頸部痛，項部硬直，羞明，年齢50〜60代。
  ② くも膜下出血と疑われにくい症状：一側の頭痛（30％の患者は左右差あり），片麻痺（脳内血腫を伴う場合），痙攣（14人に1人），不穏・不随意運動（それぞれ前頭葉・辺縁系や錐体外路系への影響），若年者の激しい頭痛（20％は20〜45歳）。
  ③ 有名だがなくてもよい症状：項部硬直（出血直後にはみられない。3〜12時間後に出現），高血圧（意識障害，血圧低めでもくも膜下出血は否定できない）。
  ④ 周囲から聞き取りたいsentinel headache（minor leak, warning leakまたはsign）：15〜60％にあるとされ，発症前の2週間以内に多い。動脈瘤側の頭部・顔面・目の奥などの痛み（これらがない患者に比べ，再出血を起こしやすいとされる）。

  すなわち，典型的な症状でなくても，それまでとくに異常なく過ごしていた人が，突然の異常行動や，不穏，痙攣などで救急要請した場合，くも膜下出血を鑑別診断にあげる必要がある。

- くも膜下出血を疑ったら超急性期管理を始める。
  ① くも膜下出血の典型的症状で来院した場合，画像診断前でもこの疾患を想定して処置にあたる。移動はきわめて愛護的に。心電図モニター，持続血圧モニター，SpO₂センサーを装着する。
  ② 軽度の意識障害でも，理解不良，不安，不穏，血圧上昇が強ければ，早めに鎮静薬，鎮痛薬，降圧薬の使用を考慮する。
  ③ 気道，呼吸，血圧に問題がなく，意識障害がjapan coma scale 10，悪くても20，Emergency coma scale（ECS）で20程度であれば，気管挿管なしでも，細心の注意をはらい急変に備えつつ，CTスキャンまでは行うことは可能である（施設によっては，それさえも再破裂を懸念し，深い鎮静下に気管挿管，人工呼吸で検査を行うところもある）。
  ④ 診断後は速やかに，十分な鎮静/鎮痛と降圧を行う。気管挿管・人工呼吸を行わない場合は，鎮静にはプロポフォール，デクスメデトミジンなどが多く，必ず鎮痛薬として，ペンタゾシンなども持続または間欠投与する。
  ⑤ 意識障害，呼吸・血圧の不安定，不穏などの場合は，気管挿管を行うが，その際は，血圧をモニターしながら，十分鎮静・鎮痛・非動化のうえ，咽頭喉頭，気管など

の刺激による嘔吐反射，咳嗽反射等を抑制して施行する．この場合は，プロポフォール，ミダゾラムなどの持続投与が鎮静に適し，フェンタニルの持続投与で鎮痛を行う．

⑥ American Heart Association（AHA）のガイドラインによれば，再出血予防のための血圧の目標は，収縮期圧160mmHg未満が適当とされているが，120mmHgでも約7％再出血するという報告もある[14]．筆者らは，頭蓋内圧亢進がない症例では100〜120mmHg，気管挿管直前は80mmHg台で管理している．脳動脈瘤の根治術が終了した後は，脳血管攣縮時期を見越して，収縮期血圧120mmHgは切らないようにする．

ちょっとDEEPなTIPS
脳卒中診療におけるコツとワザ

Q 超急性期脳梗塞が疑われる．すぐに専門医が来られないとき，どう読影する？

- CTのearly ischemic signの読影はWeb上で練習することができる．Melt Japan（http://melt.umin.ac.jp/MELT_WEB_SWFObj_Final/index.html）とASIST-Japan（http://asist.umin.jp/training/index.html）が提供するトレーニングは参考になる．
- 神経脱落症状の左右差が明らかな場合は，左右の皮質と髄質の境界，基底核と内包の境界をよく比べてみると異常に気づく．広範囲で虚血変化が進んでいなければ，専門医にそのように伝える．
- 欧米の専門医不在地域では，遠隔画像診断（Teleradiology）の試みもなされている．

Q 脳梗塞もどき「Stroke mimics」とは？　もし，結果的に脳梗塞ではない疾患に，rt-PAを投与してしまったら？

- Stroke mimicsは急性期脳梗塞の診断中1.8〜2.8％程度にみられ，非痙攣性てんかん重積状態（non convulsive status epilepticus：NCSE）や，偏頭痛，低血糖，解離性障害などである（表4）．頻度は少ないものの，超急性期脳梗塞（CT所見陰性）との判別がつきにくいこともある．これらにrt-PA投与を行うことは避けたいが，治療適応時間に限りがあるため，やむをえないところはある．合併症としての頭蓋内出血はな

表4 ▶ Stroke mimics

- てんかん
- 片頭痛
- 低血糖
- 脊髄硬膜外占拠性病変
- 熱中症
- 失神
- 脳腫瘍
- 慢性硬膜下血腫
- 髄膜炎
- 解離性障害

かったとする報告[15]や，脳梗塞症例の1/5程度とする報告もある。

Q 脳卒中患者の症候性てんかんの予防は必要？

- 高血圧性脳出血では16％で痙攣発作がみられ，皮質下出血に多いが，予防的投与はむしろ脳機能抑制をもたらし，推奨されない。くも膜下出血では20％程度に起こり，発症時に多い。再発作抑制のための抗てんかん薬投与は短期間で一度やめることが推奨される。また，従来のジフェニルヒダントインより，ラモトリギン，レベチラセタムのほうがよいという報告がある。
- 画像の所見から予測されるよりも意識障害が遷延する場合は，非痙攣性てんかん重積状態（non-convulsive status of epilepticus）の場合もあるので，脳波検査を行い鑑別する必要がある。

Q 脳保護の観点から，低体温療法は有効なのではないか？

- さまざまなチャレンジにもかかわらず，脳卒中における低体温療法の有効性を示すエビデンスはいまだない。『脳卒中治療ガイドライン2015』では，「脳梗塞急性期の低体温療法は考慮してもよい」（グレードC1），「解熱薬を用いた平温療法も考慮してもよい」（グレードC1）としているほか，「脳出血急性期の8〜10日間の35℃の低体温療法が脳浮腫を軽減する」という報告（グレードC1）を掲載している。一方，くも膜下出血については，血管内冷却カテーテル法が，発熱負荷を軽減する（体温管理療法）機器としての薬事承認を受けている。高熱は，脳損傷，脳浮腫を招来するため，脳卒中，とくに重症例（広範囲病変，重度意識障害など）においては，積極的平温療法あるいは体温管理療法は考慮されるべきである。

文 献 >>> 1) Pfefferkorn T, et al: Stroke, 41(4): 722-726 ,2010.
2) Patel, MD et al: Stroke, 42(8): 2263-2268, 2011.
3) Rønning OM, et al: Stroke, 30(10): 2033-2037, 1999.
4) The National Institute of Neurological Disorders and Stroke rt-PA Stroke Study Group: N Engl J Med, 333(24): 1581-1587, 1995.
5) Berkhemer OA, et al: N Engl J Med, 372(1): 11-20, 2015.
6) Goyal M, et al: N Engl J Med, 372(11): 1019-1030, 2015.
7) Wojner-Alexander AW, et al: Neurology, 64(8): 1354-1357, 2005.
8) Brott T, et al: Stroke, 29(8): 1504-1509, 1998.
9) Ogawa A, et al: Stroke, 38(10): 2633-2639, 2007.
10) Anderson CS, et al: N Engl J Med, 368(25): 2355-2365, 2013.
11) Antihypertensive Treatment of Acute Cerebral Hemorrhage(ATACH) investigators: Crit Care Med, 38(2): 637-648, 2010.
12) Koga M, et al: J Hypertens, 30(12): 2357-2364, 2012.
13) Frontera JA, et al: Neurocrit Care, 24(1): 6-46, 2016.
14) Naidech AM, et al: Arch Neurol, 62(3): 410-416, 2005.
15) Tsivgoulis G, et al: Stroke, 42(6): 1771-1774, 2011.

10 敗血症（sepsis）

小倉 裕司　梅村 穣　松嶋 麻子

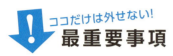
最重要事項

1 sepsis疫学研究は，sepsis診療の現状を正確に把握し，それに応じた効果的な予防策や適切な治療法を見極めるうえで重要である。Sepsis疫学研究のデータはその背景因子などを多角的に把握し，そこから正しいメッセージを読み解く必要がある。

2 敗血症の初期蘇生では，EGDT（Early Goal Directed Therapy）の早期治療・早期輸液の概念は変わることはないが，過剰輸液を防ぐために，より正確で低侵襲かつ簡便に血管内容量と酸素受給を測定する方法の開発が望まれている。

3 毎年9月13日の「世界敗血症day」には"Stop sepsis, Save lives！"を掲げ，敗血症の予防，早期発見を一般市民に広く伝える啓発イベントが日本を含む世界45か国以上で行われている。

4 敗血症に対する抗凝固療法は，重症度が高く，かつDIC（Disseminated Intravascular Coagulation）を合併した症例に有効性を示すことが示唆されており，対象患者を十分に吟味して臨床研究を行うことが重要である。

5 Septic shockは心血管系～組織代謝の複数の要素が複合した病態であり，種々の炎症性mediatorが関与している。mediatorの制御によるSeptic shockの治療戦略に注目が集まる。

6 新しい敗血症の定義Sepsis-3には現時点で多くの検討課題があり，臨床における十分な検証とその結果を反映した適切な改善が今後求められる。

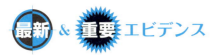

- 近年の医療水準の向上にもかかわらず，全世界では年間約2,700万人が敗血症を発症し，800万人が死亡するといわれている。経済的喪失も大きく，2011年の米国の敗血症治療に費やした医療費は200億ドルを超えており，すべての疾患のなかで最多であった。患者の社会生活の破綻，家族の生活様式の変更，介護の必要性，長期間の療養，リハビリテーションなど，敗血症に関連した総費用を考慮した場合の経済的喪失はさらに巨額に及ぶ。
- そんななか，Surviving Sepsis Campaign Guideline (SSCG) の世界的な普及などに伴い，各国でsepsis患者の登録・解析が進められてきた。海外からはsepsis患者の経年的な推移や退院後の長期予後に関する調査など，興味深い報告が続いているが，わが国における疫学研究は十分に行われておらず，最近までその実態は不明であった。
- sepsis registryからの情報をメッセージとしてどう読み，いかに臨床に生かすか，4つのポイントに焦点を当ててエビデンスを確認する。

❶経年的変化

- 1979年から2000年まで，米国の国家規模のデータベースを用いたsepsis（国際疾病分類ICD9）10,319,418症例の後ろ向き検討[1]では，sepsisの発生率は22年間に人口100,000人当たり82.7症例から240.4症例に劇的に増加し，臓器障害の合併で示される重症度も増加していた（臓器障害合併率；19.1％→30.2％）。その一方で病院死亡率は徐々に低下していた（27.8％→17.9％）。
- 同様にKumarらは，2000年から2007年までのsevere sepsis（重症敗血症：2003年に米国胸部医学会と米国集中医療学会によって提唱された臓器障害を伴ったsepsis）患者の入院患者数は，2000年の100,000人当たり143人から2007年の343人へ実に年間16.5％ずつも上昇し，興味深いことに年齢層別の上昇度合いは65歳以上の高齢者で顕著であった[2]。severe sepsisの院内死亡率は，39.6％（2000年）から27.3％（2007年）へと直線的に低下したが[3]，完全自立して自宅退院できた症例率はほとんど変化なく（20.7％→20.2％），SNF（skilled nursing facility：高度看護施設）に収容される症例の割合が有意に増加した（27.5％→35.3％）。これらのデータは，sepsis患者の高齢化が進み，退院後のケアまで十分に考慮すべき時代を迎えていることを物語る。
- 一方，Rheeらは，ICD分類において2003年から2011年にかけてsepsisの原因となる各感染症（肺炎，腹腔内感染，尿路感染）は増えていないにもかかわらず，sepsis症例だけが急増していることを指摘し，ICDコードを利用した後ろ向き集計に疑問を投

げかけている[4]。これはわが国におけるDPC（診断群分類）研究の危うさも暗示する。エントリー基準を明確に定めた前向き疫学研究が，sepsis患者の経年的変化を正確にとらえるうえでも重要と考えられる。

❷長期予後

- Wintersらは，3カ月以上にわたり生命予後，機能予後を観察したsepsis研究30論文のsystematic reviewを行い，観察期間に応じて死亡率が漸増し，1年後には28日生存sepsis患者の11〜43％が，3〜5年後には21〜54％が死亡することを示した[5]。また，sepsis生存者においてもQOLの低下が長期間続くことが明らかとなった。

- 近年の報告においても，急性感染症と慢性疾患との関連性はbidirectional（両方向性）と考えられ，たとえば高齢のsevere sepsis生存例では，他の高齢者に比べ，3倍近く進行性かつ難治性の認知障害，機能障害に陥りやすいことが報告されている[6]。

- Battleらは，severe sepsis/septic shock患者と臓器障害を伴わないsepsis患者，SIRS（全身性炎症反応症候群）患者の退院6カ月から2年後のQOLをShort Form-12アンケートで初めて比較検討し，severe sepsis/septic shock患者では他の患者群に比べ，有意にQOL（特に身体機能や全体的健康感，社会生活機能など）が落ちることを近年報告した[7]。

- Cuthbertsonらは，スコットランドの26ICUにおけるsevere sepsis患者439人を前向きに5年間follow upし，長期予後を評価した[8]。また，生存例においてはShort Form 36によりQOLを調査した。その結果，全体の死亡率は，病院死亡率43％に比べ，3.5年後58％，5年後61％と上昇した。一方，大変興味深いことに，5年後生存例においては精神面の機能障害は明らかでなく，80％が現状のQOLにほぼ満足していると答えた。さらに，すべての生存患者が「重症化した場合にはもう一度ICUで治療を受けたい」と希望しており，私たち救急医療のスタッフにとって心強いメッセージを発している。

❸国別較差

- severe sepsis患者の予後に関する大規模なPROGRESS研究（2002年12月から2005年12月まで）の解析結果では，37カ国276ICUにおけるsevere sepsis患者12,881名の平均ICU死亡率は39.2％，病院死亡率は49.6％と高値であり，患者数上位8カ国におけるICU死亡率は22.0％から56.8％，病院死亡率も32.6％から67.4％と各国間で大きな較差が見られた[9]。

- 表1は，2001年以降に行われたsevere sepsis患者を対象とした多施設前向き疫学研究の結果をまとめたものである[10]。これらの報告におけるsevere sepsis患者の病院死亡率は，28.0％から55.2％とやはり大きな国別較差が見られた。このように，世

表1 severe sepsis症例を対象とした多施設前向き疫学研究（2001年以降）

文献	研究期間	地域	患者数	年齢（歳）	APACHE Ⅱ スコア	SOFAスコア	病院死亡率（％）
Brun-Buisson, 2004	2001	フランス	546	65[a]	ND	9 (range 1-24)[a]	41.9 （2カ月）
Engel, 2007	2003	ドイツ	415	67[a]	19 (IQR 13-24)[a]	8 (IQR 5-11)[a]	55.2
Cheng, 2007	2004-2005	中国	318	64[a]	19 (IQR 14-25)[a]	8 (IQR 6-12)[a]	48.7
Karlsson, 2007	2004-2005	フィンランド	470	59.6[b]	24.1 (±9.1)[b]	ND	28.3
Blanco, 2008	2002	スペイン	311	68[a]	25.5 (±7.1)[b]	9.6 (±3.7)[b]	54.3
Beale, 2009	2002-2005	37カ国	12,881	60.4[b]	23.3 (±8.3)[b]	9.3 (±3.9)[b]	49.6
Park, 2012	2005-2009	韓国	1,192	65.0[b]	18.8 (±7.3)[b]	7.5 (±3.9)[b]	28.0
Zhou, 2014	2009	中国	484	66[a]	21 (IQR 16-27)[a]	7.5 (IQR 5-10)[a]	33.5
Ogura*, 2014	2010-2011	日本	624	69.0[b]	23.4 (±8.3)[b]	8.6 (±4.0)[b]	29.5

ND, no data：IQR, 第1四分位数 - 第3四分位数：range, 最小値 - 最大値：APACHE Ⅱ, Acute Physiology and Chronic Health Evaluation Ⅱ：SOFA, Sequential Organ Failure Assessment.
a：中央値
b：平均値（±標準偏差）
＊日本救急医学会sepsis registry特別委員会

文献10）より改変

界におけるsepsis疫学研究の結果から，グローバルな治療成績の較差が明らかになってきた．したがって，各研究におけるsepsis患者の重症度や年齢分布，医療システムや社会情勢などの背景を十分に考慮して，研究結果を読み解く必要がある．

- 2005年から2010年にかけて米国とヨーロッパのICUに収容され，SSCデータベースに登録された25,375人のsevere sepsis患者において，病院死亡率は米国よりもヨーロッパで高く（28.3％ vs 41.1％），ICU滞在日数，病院滞在日数ともに米国よりヨーロッパで有意に長かった（病院滞在日数中央値10.5日 vs 22.8日）[11]．しかしながら，患者背景・重症度などを調整すると，米国とヨーロッパの病院死亡率の差は消失することがわかり，データの本質を十分にとらえることが重要と考えられる．

❹ SSCG遵守とsepsis治療成績の関連

- Levyらは，ヨーロッパ，北米，南米165施設15,022人に及ぶsevere sepsis患者登録データ（2005年1月から2008年3月まで）を分析した結果，resuscitation bundle（SSCG2008の6時間以内バンドル）の遵守率は当初10.9％から2年後には31.3％へ，management bundle（SSCG2008の24時間以内バンドル）の遵守率は当初18.4％から2年後には36.1％へ増加したことを示した[12]。同期間に，院内死亡率は37.0％から30.8％に低下し，SSCGの遵守が重症敗血症患者の予後の改善につながる可能性を裏づける。

- その後，さらに観察期間と症例数を重ね，2012年までに集計した218施設29,470人のsevere sepsis患者登録データにおいて，resuscitation bundle遵守率が高い（15％以上）施設では，遵守率が低い（15％未満）施設に比べ，院内死亡率が有意に低い（29.0％ vs 38.6％）ことを報告した[13]。また，resuscitation bundle遵守率が10％上がるごとに病院滞在日数，ICU滞在日数ともに4％ずつ短縮した。全体としては，SSCG参加に伴い，3カ月毎に0.7％ずつ病院死亡率が改善がみとめられ（図1），バンドル遵守へ

図1 バンドル遵守率と院内死亡率の経年的変化

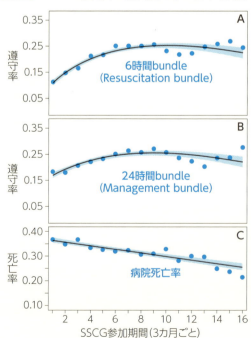

SSCG参加に伴い，3カ月ごとに0.7％ずつ病院死亡率の改善がみとめられ，バンドル遵守への取り組みは約25％の死亡率低下をもたらした可能性がある（logistic regression model, shadow: 95％CIs）

文献13）より改変

の取り組みは約25％の死亡率低下をもたらした可能性を指摘している。
- また，バンドル達成と予後との関連を検討した21論文23,438症例のメタ解析においても，両バンドルの達成は死亡率の減少と関連したと報告している[14]。しかしながら，バンドル達成困難症例は積極的な循環管理を行っても目標値を達成できない重症例を含んでおり，結果として達成例より予後不良となる可能性も十分に考えられる。また，SSCG2012では，2008年のバンドルが大きく見直され，バンドル自体が時代とともに変遷している。したがって，バンドル達成の有用性の評価は，このようなバイアスを十分に考慮して読み解く必要がある。

王道的実臨床

Q 敗血症の初期蘇生の概念とは？

- 2001年にRiversらは，重症敗血症，敗血症性ショックに対するEarly Goal Directed Therapy（EGDT）のRandomized Control Trial（RCT）を行い，EGDTによる28日および60日死亡率の有意な改善を示した（28日死亡率：EGDT群33.3％ vs 非EGDT群49.2％，60日死亡率：EGDT群44.3％ vs 非EGDT群56.9％）[15]。彼らは敗血症を「全身組織の低酸素状態から生じる多臓器不全」ととらえ，「golden hours内に適切な治療を行うことが患者の転帰を改善する」と仮定した。そのうえで「このgolden hoursは救急外来や集中治療室でいつのまにか経過してしまう時間である」と述べ，敗血症性ショックと診断したらただちに行う治療をプロトコル化し，これをEGDTと名づけた。そして，救急外来を受診した患者を対象に，敗血症性ショックと認識した後，ただちにプロトコル化した治療を行う群（EGDT群）とプロトコルに関係なく担当医の裁量で治療を行う群（非EGDT群）に分けて予後を比較し，前述のような死亡率の改善を示した。
- この影響は大きく，敗血症の治療に「時間」の概念が広まり，「初期蘇生」「EGDT」という言葉が使われるようになった。

Q EGDTはどのように検証されてきたか？

- 2004年のSSCG（Surviving Sepsis Campaign Guidelines）では敗血症の初期診療にEGDTが導入され，最初の6時間以内に行う治療がバンドルとして示された[16]。これ

によりEGDTは世界中に広まり，各国でEGDTの追試も行われ有効性が支持されてきた。一方で，EGDTに必要とされたCVP（central venous pressure）や中心静脈血酸素飽和度（$ScvO_2$）の測定意義については疑問も出された。EGDTのなかで，CVPは血管内容量の指標として測定することが定められているが，CVPを指標にしたseptic shockの循環管理では過剰輸液により死亡率が増加することが報告された[17]。2013年に発表されたメタアナリシスでは，sepsisを含む集中治療室の重症患者において輸液反応性の指標として，CVPとCVP以外のPPV（Pulse Pressure Variation）やSVV（Stroke Volume Variation）などを比較した結果，CVPの優位性は認められなかったと報告されている[18]。2014年，ESICM（European Society of Intensive Care Medicine）から発表されたショックの対応とモニタリングに関するコンセンサスのなかでは，CVPなどの静的指標よりPPVやSVVの動的指標が前負荷のモニタリング，輸液反応性の指標としては適しているものの，単独のモニタリングはいずれも限界があり，静的・動的指標を組み合わせ，経時的に評価することが推奨されている[19]。

- また，Riversらは全身の組織の低酸素血症を評価する指標として$ScvO_2$を用いたが，2010年，Jonesらにより$ScvO_2$に代わり血中乳酸値を用いても評価結果は同等であることが報告された[20]。さらにJansenらは集中治療室に入室した重症患者において，輸液の指標に血中乳酸値を使用した群では使用しなかった対照群より院内死亡率が低下したことを報告している[21]。これら血中乳酸値の有用性に関する報告と中心静脈カテーテル挿入に伴う侵襲や合併症を考慮して，血中乳酸値を用いたELGT（Early Lactate Guided Therapy）も提案されている。

- このような状況のなかで，2008年以降，RiversらのEGDTを追試，検証する大規模研究が行われた。米国の31施設で行われたProCESS研究（2014年），オーストラリアとニュージーランドの51施設で行われたARISE研究（2014年），英国の56施設で行われたProMISe研究（2015年）である[22][23][24]。いずれも多施設かつ大規模にRiversらと同じプロトコルでRCTが行われたが，これら3つの研究ではEGDT群と非EGDT群の間に死亡率の差は認められなかった。この理由は，Riversらの研究と他の3つの研究では患者登録時期に10年以上の開きがあり，この10年間に敗血症診療，集中治療が進歩した結果，全体の死亡率が低下し，EGDT群と非EGDT群で差が出にくくなったとする見方がある（表2）。とくにSSCG 2004以降，EGDTの概念が欧米において広く普及した結果，基準となる非EGDT群でもEGDTに準じた治療が行われ死亡率が低下したことが大きな理由と考えられている。

- では，EGDTの何が死亡率の改善に寄与していたのか。4つのRCTでは患者の登録基準，除外基準はほぼ同じである（表3）。登録年齢については18歳以上を対象としており，

表2 各研究の背景

	患者登録期間	研究施設
Rivers, et al	1997年3月〜2000年3月	米国単施設
ProCESS	2008年3月〜2013年5月	米国31施設
ARISE	2008年10月〜2014年4月	オーストラリア，ニュージーランド51施設
ProMISe	2011年2月〜2014年7月	英国56施設

表3 各研究の患者背景

		患者数	年齢	APACHE Ⅱ score	Lactate (mmol/L)	28または30日死亡率(%)	60日死亡率(%)
Rivers, et al	非EGDT群	133	64±17.1	20.4±7.4	6.9±4.5	49.2	56.9
	EGDT群	130	67.1±17.4	21.4±6.9	7.7±4.7	33.3	44.3
ProCESS	非EGDT群	456	62±16.0	20.7±7.5	4.9±3.1	18.6	18.9
	EGDT群	439	60±16.4	20.8±8.1	4.8±3.1	20.7	21.0
ARISE	非EGDT群	708	63.1±16.5	15.8±6.5	6.6±2.8	15.9	17.5
	EGDT群	793	62.7±16.4	15.4±6.5	6.7±3.3	14.8	16.7
ProMISe	非EGDT群	626	64.3±15.5	18.0±7.1	6.8±3.2	24.5	28.4
	EGDT群	625	66.4±14.6	18.7±7.1	7.0±3.5	24.8	28.2

（平均±標準偏差）

上限設定はない。先進各国での高齢化が伝わるなか，この年代の異なる4つのRCTにおいては平均年齢および年齢の分布に違いはなかった。患者の登録時の重症度については，ProCESS研究でLactateが他の3研究よりも低く，APACHE Ⅱ scoreはARISEでやや低いものの，それぞれの研究においてEGDT群と非EGDT群に差はない。敗血症の原疾患も肺炎，尿路感染，その他と続き，その割合は4つの研究でほぼ同等である。

- 輸液量についてみると，2001年のRiverらの研究では，治療プロトコル開始から72時間の総輸液量はEGDT群と非EGDT群で差はない（EGDT群13443±6390mL vs 非EGDT群13358±7729mL）。しかし，最初の6時間に投与された輸液量はEGDT群が非EGDT群より有意に多く（EGDT群4981±2984mL vs 非EGDT群3499±2438mL），逆に6時間から72時間の輸液量は非EGDT群のほうが有意に多かった（EGDT群8625±5162mL vs 非EGDT群10602±6216mL）（表4）。このことがEGDT群と非EGDT群の死亡率の違いに大きく影響したとRiversらは述べている。そして，ICUに入室した

表4 各研究における輸液量の違い

		救急外来到着から患者登録までの時間(分)	患者登録前に投与された輸液量(mL)	プロトコル開始から6時間まで		プロトコル開始から6時間以降72時間まで	
				総輸液量(mL)	血管収縮薬投与率(%)	総輸液量(mL)	血管収縮薬投与率(%)
Rivers, et al (2001年)	非EGDT群	50.5	記載なし	3499±2438	30.3	10602±6216	42.9
	EGDT群	59.0	記載なし	4981±2984	27.4	8625±5162	29.1
ProCESS (2014年)	非EGDT群	181±97	2083±1405	2279±1881	44.1	4354±3882	43.2
	EGDT群	197±116	2254±1472	2805±1957	54.9	4458±3878	47.6
ARISE (2014年)	非EGDT群	162 (120-234)	2600±1300	1713±1401	57.8	4382±3136	51.5
	EGDT群	168 (126-234)	記載なし	1964±1415	66.6	4274±3071	58.8
ProMISe (2015年)	非EGDT群	150 (108-210)	1965±1149	2022±1271	46.6	4366±3114	52.6
	EGDT群	150 (108-210)	1890±1105	2226±1443	53.3	4215±3068	57.9

(平均±標準偏差)または中央値(IQR)

後に積極的な大量輸液を行った症例の死亡率は通常の輸液を行った場合に比べて高くなることを示したHayesらの結果を引用し，ICUに入室した後から初期蘇生輸液を開始するのでは遅く，救急外来において敗血症を診断した直後から十分な初期蘇生輸液を開始することの重要性を強調している[25]。

- 輸液量に注目して4つのRCTを比較すると，最初の6時間で投与された輸液量は，Riversらの研究が他の3つの研究より1000mL以上も多い。しかし，Riversらの研究では患者の救急外来到着から患者登録（無作為割り付け）までに50〜60分であるのに対し，他の3つのRCTでは約3時間が経過しており，この間に2000mL程度の輸液が行われている。これらを鑑みると，4つの研究における治療開始から6時間までの輸液量には大差はないともいえる。一方，治療開始7時間後から72時間後までの輸液量を比較すると，3つのRCTで投与された輸液量はRiversらの研究の約半分であることがわかる。輸液量とは逆に血管収縮薬の使用率はRiversらの研究でEGDT群

表5 ImPreSS studyのまとめ

	アジア	オセアニア	西ヨーロッパ	東ヨーロッパ	北アメリカ	中央・南アメリカ	アフリカ・中東
登録症例数	344	14	623	100	501	147	65
APACHE Ⅱ score	22.2 ± 8.5	23.5 ± 9.7	21.5 ± 8.2	22.5 ± 9.7	22.5 ± 9.1	19.8 ± 8.2	24.1 ± 8.8
3時間バンドル順守率(%)	14.5	7.1	17.3	14.0	29.1	9.5	10.8
6時間バンドル順守率(%)	36.6	50.0	40.9	28.0	32.5	27.9	26.2
院内死亡率(%)	30.8	14.3	25.7	44.0	24.2	36.7	35.4
院内死亡率(%)（6時間バンドル順守）	27.0	14.3	20.4	46.4	17.8	26.8	17.6
院内死亡率(%)（6時間バンドル非順守）	33.0	14.3	29.3	43.1	27.2	40.6	41.7

文献26）より改変

29.1％，非EGDT群42.9％だったのに対し，後の3つのRCTでは両群とも約50％の患者に血管収縮薬が投与されている．各RCTのプロトコルは初期蘇生最初の6時間に限られ，それ以降は各施設の方針に従って治療が行われているため，これらの輸液量の違いは，10年間に敗血症に対する輸液療法の考え方が，輸液中心から血管収縮薬を使用して過剰輸液を避ける方向へ変化していることを示唆している．

Q 敗血症診療に世界的な地域差はあるか？

- 2015年，SSCGの初期蘇生バンドルを世界的な観察研究で検証した報告が出された．The International Multicentre Prevalence Study on Sepsis（the IMPreSS study）と名づけられたこの観察研究では，EGDTの概念に基づいたSSCG 2012の初期蘇生バンドルの各国への普及状況とバンドルの転帰に及ぼす影響を検証することを目的としている[26]．2013年11月7日の0時から24時の24時間に救急外来または集中治療室で治療された重症敗血症および敗血症性ショックの患者を対象にしており，SSCG 2012で推奨された初期蘇生バンドル（3時間および6時間）の順守率と転帰を調査している．ヨーロッパの集中治療医学会（ESICM：the European Society of Intensive Care Medicine）が中心となり，各国の集中治療医学会を通じて参加を呼びかけられ，筆者の松嶋も現日本集中治療医学会理事長の西村氏とともに，日本のNational Coordinatorとして参

加した．結果は，世界62カ国，1,927人の患者データが登録され，アジア，オセアニア，西ヨーロッパ，東ヨーロッパ，北米，中南米，アフリカ・中東の7地域に分けて解析が行われた．その結果，初期蘇生バンドルの順守率はSSCGが比較的普及している北米地域で3時間バンドル29.1％，6時間バンドル32.5％，西ヨーロッパ地域でも3時間バンドル17.3％，6時間バンドル40.9％に留まった（表5）．初期蘇生バンドル順守の有無で30日死亡率を比較すると，いずれの地域においても，3時間，6時間バンドルを完全に順守した患者群において低い死亡率となっていた．観察研究とRCTの違い，入院中発症の敗血症を含むなど，EGDTを検証した4つのRCTとは背景が異なるものの，このIMPreSS研究の結果は，敗血症においてSSCGの初期蘇生バンドルに沿った治療を行うことが，地域によってはより死亡率の改善を促すと解釈されている．一方で，欧米においては初期蘇生バンドルを順守していない患者群でも30日死亡率が30％未満に留まっていることはProCESS，ARISE，ProMISe研究の結果とも合致しており，EGDTの内容について，見直しの時期が来ていることを示している．
- 現在，敗血症の初期蘇生においてはRiversらの提唱したEGDTの早期治療・早期輸液の概念はそのままに，過剰輸液は避けるというのが主流である．このために，より正確で低侵襲かつ簡便に血管内容量および酸素受給を測定する方法，デバイスの開発が進められている．ProCESS，ARISE，ProMISeらの大規模RCTの結果を受けて，EGDTは不要という議論もあるが，これらの研究を見直すなかでEGDTの概念は普遍的であり，その方法は医療技術の発展とともに変わりつつあるものと考える．

Q 敗血症の早期発見・早期治療の取り組み（世界敗血症day）とは？

- SSC（Surviving Sepsis Campaign）から派生したもう一つの試みWSD（world sepsis day）について述べる．2002年から始まったSSCはSSCGを通して敗血症の概念，治療を世界に広めた．前述のようにSSCGやEGDTの普及により地域差はあるものの，敗血症の死亡率はこの10年で低下しているが，重症化した敗血症ではいまだ救命が困難な状況が続いている．死亡率について，ProCESS研究とARISE研究ではAPACHE Ⅱ scoreによる層別解析の結果が示されている．これによると，ProCESS研究ではAPACHE Ⅱ score 24以上の60日死亡率はEGDT群38.8％，非EGDT群34.3％，ARISE研究ではAPACHE Ⅱ score 25以上の90日死亡率はEGDT群45.8％，非EGDT群46.2％と依然，高い死亡率であることがわかる．SSCGの普及により敗血症の治療は進歩したものの，さらなる死亡率の改善には敗血症が重症化する前に治療を開始することが重要と考えられ，早期発見・早期治療の概念を一般市民にまで普及させる活動が始まった．

- 2010年,「GSA：Global Sepsis Alliance（世界敗血症連盟）」が結成され,"Stop sepsis, Save lives !"のスローガンのもとに,2020年までの5つの目標「①敗血症の罹患率を20％下げる」「②敗血症の救命率を10％上げる」「③敗血症のリハビリテーションを世界中で普及させる」「④医療従事者,一般市民の敗血症の理解と認知度を高める」「⑤敗血症の予防と治療の効果を正確に評価する」が掲げられた[27]。SSCGが敗血症に陥った後の診療を対象とするのに対し,GSAでは敗血症の予防,早期発見から治療までを一般市民や集中治療室以外の医療スタッフにもわかりやすく伝えることを目標としている。このため,GSAは9月13日を「世界敗血症day」と定め,2012年より,この日に世界中で敗血症に関するイベントを開催している。2015年には世界45カ国以上がこのイベントに参加しており,加えてWHOやCDCも世界敗血症dayを認め,ますます世界的な敗血症の啓発活動に発展している。日本では日本集中治療医学会のGSA委員会が中心となり,9月13日には市民向けイベントを,年間を通して医療従事者向けの敗血症セミナーを開催している。2016年は9月3日に医療従事者向け「敗血症セミナー in 東京 2016」を「敗血症とrapid response system」をテーマに開催し,その後,東京,名古屋,大阪の新幹線駅でデジタルポスターによる世界敗血症dayの広報活動を行った。

Q 敗血症性DICに対する抗凝固療法の有効性は？

- 敗血症患者は,しばしば全身炎症反応と凝固線溶障害の相乗効果によって生理的な制御範囲を逸脱した著しい凝固線溶障害であるDICを併発する。敗血症にDICを合併した症例の死亡率は40〜45％ときわめて高く[28],死亡率の改善につながる有効な治療戦略の確立が求められている。
- 敗血症性DICに対する治療戦略は国によって異なっている。わが国のDIC診療指針である「科学的根拠に基づいた感染症に伴うDIC治療のエキスパートコンセンサス」[29]が,原則として抗凝固療法の使用を推奨しているのに対し,諸外国のDIC診療指針の多くは敗血症性DICに対する抗凝固療法の使用を推奨していない[30,31]。
- 諸外国の診療指針において抗凝固療法が推奨されていない背景として,敗血症患者に対する抗凝固療法が転帰を改善することを示した無作為化比較試験（RCT）が,現時点ではほぼ皆無であることがあげられる。過去のRCTが失敗に終わった一因として,患者選定の問題があると考えられ,抗凝固療法が最も高い効果を発揮する患者群を同定するため,以下に一連の研究をまとめる。

図2 ▶ 3種類の敗血症患者群に対して抗凝固薬の有用性を評価したメタ解析結果

	リスク比 【95％信頼区間】	患者数 【研究数】	NNT or NNH* 【95％信頼区間】
敗血症全例			
死亡率	0.97 [0.92, 1.02]	14767 [24稿]	not calculated
出血性合併症	1.33 [1.12, 1.57]	14359 [20稿]	44 [24, 222]
単一の凝固指標異常を伴う敗血症			
死亡率	0.97 [0.88, 1.08]	2629 [5稿]	not calculated
出血性合併症	1.26 [1.06, 1.50]	1854 [2稿]	22 [11, ∞]
敗血症性DIC			
死亡率	0.72 [0.62, 0.85]	1603 [7稿]	13 [8, 27]
出血性合併症	1.26 [0.86, 1.85]	1566 [6稿]	not calculated

＊NNT/NNH：number needed to treat/number needed to harm

文献32）より引用・改編

Q 凝固障害，DICの有無，重症度によって抗凝固療法の有効性は変わる？

- Umemuraらは3種類の敗血症患者群に対して，抗凝固療法の効果を評価したRCT結果を統合したメタ解析を行った（図2）[32]。3種類の患者群とは①敗血症全般，②単一の凝固止血指標の異常を伴う敗血症（敗血症性凝固障害），③DIC診断基準を満たした敗血症（敗血症性DIC）である。その結果，抗凝固療法は敗血症全般，および敗血症性凝固障害においては生存率の改善に寄与しなかったが，敗血症性DICを対象としたときのみ有意な生存率の改善に関連していることが示された（リスク比：0.72，95％信頼区間：0.62～0.85）。

- さらにYoshimuraらは，重症度による抗凝固療法の有効性の差異を検証すべく，3施設162名の敗血症性DIC患者を対象とした後方視的コホート研究を行った[33]。対象患者を重症度（APACHE Ⅱ score）による層別化して，ヒト遺伝子組み換えトロンボモジュリン（rhTM）の有効性を評価した。その結果，中等症以下の患者群（APACHE Ⅱ score < 24）ではrhTMによる死亡率の改善を認めなかったのに対して，重症度の高い患者群（APACHE Ⅱ score：24 to 29）では有意に死亡率の改善を認めた。

- 一連の研究結果から，敗血症患者に対する抗凝固療法は，①敗血症性DIC，②重症度の高い敗血症において有効であり，さらに③重症度の高い敗血症性DICに対してより有効であることが示唆された。

- 以上のエビデンスに基づいて，筆者らの施設では敗血症に対する抗凝固療法の適応として，DICを合併していること（急性期DIC診断基準を満たすこと）に加えて，挿管

管理を要することを1つの目安としている。

Q いずれの抗凝固薬を用いるべきか？

- 現在，わが国ではDICに対して未分画ヘパリン，低分子ヘパリンを初めとして，アンチトロンビン（AT），ヒト遺伝子組換えトロンボモジュリン（rhTM），プロテアーゼインヒビターなど多様な抗凝固薬の使用が可能である。したがって，わが国において敗血症性DICに対する抗凝固療法の有効性を検証する際に「いずれの抗凝固薬が最も有効か？」という臨床疑問を避けて通ることはできない。この臨床疑問に対して日本版DICガイドラインでは明確な回答は言及されておらず，抗凝固薬ごとに独立して推奨度を示しているのみである[29]。
- この臨床疑問に対する筆者らの回答は「現時点では不明」である。なぜならば特定の抗凝固薬と別種の抗凝固薬の有効性を比較検討した質の高い研究は存在せず，またその前提として，そもそも特定の抗凝固薬が敗血症性DIC患者の生存率を改善させることすら，質の高いエビデンスをもって示されていないためである。
- 敗血症性DICは，生体の制御機構を逸脱した著しい全身性炎症反応と凝固カスケードの亢進の相乗効果が引き起こす病態であるため，理想的な抗DIC治療薬とは，抗炎症作用と抗凝固作用を併せもつ必要がある。こういった観点から，レクチン様ドメインを介した抗炎症作用を有するrhTMや，血管内皮細胞からのプロスタサイクリンの産生を促すことによる抗炎症作用を有するATがわが国におけるDIC治療薬として選択とされることは少なくないが[34)35)]，抗凝固薬間で有効性を比較するためには今後さらなる臨床的エビデンスの確立が求められている。現時点では，患者の病態を十分に吟味し理論的な妥当性を考慮したうえで，各施設の方針，主治医の経験，保険診療上の適用などによって抗凝固薬は選択されるべきである。

ちょっとDEEPなTIPS
敗血症診療のコツとワザ

Q Septic shockのメカニズムは？

- Septic shockは，心血管系～組織代謝の複数の要素が複合的に関与して発症する。典型的なSeptic shockは，血管透過性の亢進と末梢血管抵抗の減弱による血液分布異常（distributive shock）をきたすのが特徴である。血管透過性の亢進が持続した場合は，

循環不全に加えて全身の間質浮腫や非心原性肺水腫，急性腎障害，肝機能障害が引き起こされ病勢に強い悪影響を及ぼす。また炎症性サイトカインが過剰に産生され，各種血管拡張性mediatorsの発現が亢進した場合には，治療抵抗性の末梢血管抵抗減弱状態，すなわち血管反応性の低下をきたすとされている[36]。

- 血管透過性亢進と血管反応性低下をきたした場合は代償性に高心拍出量状態（hyperdynamic state）を認めることも多いが，Septic shock患者では逆に心機能低下を伴うことも少なくはなく，深刻な循環不全をきたすため注意が必要である。Septic shockの約60％で心収縮能の低下をきたすことが報告されているが，転帰への影響は明らかではなく，近年の報告ではむしろ拡張能障害が転帰に影響する可能性が示唆されている[37]。
- さらに，近年ではショックによる臓器障害進行のメカニズムの一つとして，細胞内ミトコンドリア機能の障害に起因する細胞レベルでの酸素利用障害（cytopathic hypoxia）の関与が指摘されている。Septic shockの治療戦略を検討するに際，こうした複合的な循環不全と組織酸素化障害のメカニズムに関して理解を深めることが重要である。

Q ショックを引き起こすmediatorは？

- Septic shockの主要なメカニズムである血管透過性亢進，末梢血管拡張，心機能障害，ミトコンドリアの酸素利用障害は，いずれも全身性炎症反応に伴って過剰に産生される炎症性mediatorによって励起され，その詳細も徐々に明らかになってきている。
- 血管透過性亢進の原因となっている生理活性物質はヒスタミン，トロンビン，ブラジキニン，血管内皮細胞増殖因子（VEGF：Vascular Endothelial Growth Factor），血小板活性化因子（platelet-activating factor），angiopoietin-2，TNF，IL-1，LPSなどの多様なmediatorである。これらの物質が全身性炎症反応に伴って過剰に産生されることによって，VE-cadherinやOccludinなどの血管内皮の細胞結合にかかわる因子が障害され，血管漏出の亢進が引き起こされる[38]。また，血管内皮細胞の表面はGlycocalyxと呼ばれる糖蛋白層で覆われており，Glycocalyxは血管内外を隔てるバリアの役割を担っているが，炎症性mediatiorや白血球，酸化ストレスによって傷害され脱落することが示されている[39]。
- 末梢血管拡張は血管平滑筋への一酸化窒素（nitric oxide：NO）や亜硝酸塩の作用が主要な役割を担い，加えてATP/カルシウム依存のカリウムチャネルの過剰な活性化や副腎皮質ステロイドの分泌低下，vasopressinの産生低下，血管平滑筋のα受容体

- の感受性低下，カテコラミン不活性化などが影響して治療抵抗性の血管反応性の低下をきたすと考えられる[40]。
- sepsisにおける心機能抑制とそのメカニズムに関しては多くの報告があるが，主要なメカニズムとして，①過剰な炎症性mediatorによる心筋障害，心筋細胞アポトーシスの誘導，②交感神経β受容体のdown regulationが注目されている[41]。
- ミトコンドリアにおける酸素利用障害は，IL-1β，IL-6，TNFαなどの炎症性mediatorによって，①ミトコンドリア内への糖質，脂質の取り込み障害，②電子伝達系の障害，③ミトコンドリア膜電位の低下と膨潤に伴う外膜の崩壊（ミトコンドリア膜透過性遷移現象）などが起こることに起因する[42]。Singerらは，Septic shockに伴い，ミトコンドリア機能が抑制されて細胞代謝が遮断される"shutdown phase"とミトコンドリア機能が回復し細胞代謝が改善する"recovery phase"を示し，"shutdown phase"では細胞の"hibernation（冬眠）"状態が生じ，むしろ多量の細胞死を免れている，という興味深い説を紹介している[43]。

Q Mediatorの制御をターゲットとした治療の可能性は？

- 従来，Septic shockに対しては輸液と血管収縮薬，強心薬を組み合わせた治療が行われてきた。しかし，こうした対症療法的な循環管理ではなく，ショックの原因となるmediatorを制御して根本的な病態を改善することは可能なのだろうか。代表的な抗mediator治療の概要を表6に示す。
- 血管透過性の亢進に関しては，Darwishらの総説において細胞間接着因子を障害する種々の炎症性mediatorをターゲットとした治療があげられている[44]。また近年，glycocalyxを介した病態の制御が注目を集めており，副腎皮質ステロイドや，アンチトロンビン，抗酸化物質，血糖コントロールなどがglycocalyxの脱落に伴った血管透過性亢進を軽減する可能性が示唆されている[12]。
- 末梢血管拡張と血管反応性の低下に関しては，炎症時の過剰なNO産生にかかわるiNOSを標的とした治療が検証されているが臨床的有効性の証明には至っていない[45]。また，血管反応性が低下した場合にNorepinephrineなどのカテコラミンの治療効果は減弱するため，純粋な血管収縮薬であるVasopressinの有効性が期待されている。2008年のカナダの多施設RCT（VASST研究）では，Septic shockに対するVasopressinはNorepinephrineと比較して死亡率に有意差は認めなかったが，その後のpost hoc解析では炎症性サイトカインの減少率の改善や，Hydrocortisone投与サブグループでの死亡率の有意差など，Vasopressinの有効性を示唆する結果が公表されている[46) 47)]。

表6 Septic shockに対する代表的な抗mediator治療

ターゲット	抗mediator治療	作用機序
血管透過性亢進	副腎皮質ステロイド,AT,抗酸化剤	Glycocalyxの脱落を抑制
	VEGF antagonist	VE-Cadherinの細胞質内への移動を抑制
	S1P agonist	Rhoを介したVE-Cadherinの活性化
	Slit2蛋白	Robo4受容体に結合し,細胞間接着を増強
	骨髄間葉系幹細胞	細胞間接着に関与する因子の発現増強
末梢血管拡張	iNOS inhibitor	iNOSを介したNO過剰産生の抑制
	Vasopressin	Vasopressin産生低下の代償
	副腎皮質ステロイド	Vasopressin産生促進と反応性の増強
心機能障害	Metoprolol,Atenolol	β1受容体刺激による有害事象の抑制
	PMX-DHP	サイトカイン除去による心保護作用
	Levosimendan	β受容体を介さない強心作用
ミトコンドリア機能障害	基質(L-carnitine)	長鎖脂肪酸の取り込み促進
	補酵素(cytochrome c, coenzyme Q)	電子伝達系の修復
	抗酸化剤(MitoQ)	酸化ストレスの抑制
	活性酸素消去剤(Tempol,ethyl pyruvate)	活性酸素,亜硝酸塩の有害作用の軽減
	膜安定化剤(cyclosporin A, melatonin)	ミトコンドリア膜透過性遷移現象の抑制

VEGF:vascular endothelial growth factor, S1P:Sphingosine-1-phosphate

- Septic shock患者の過剰な炎症性サイトカインによる心機能障害に対しては,PMX-DHPによる炎症性サイトカイン除去療法の有効性が主にわが国の臨床研究から発信されてきた。国際的には2009年のCruzら多施設RCT(EUPHAS研究)では生存率の改善を示唆する結果が示されたが,2014年にPayenらが行ったRCT(ABDO-MIX研究)では生存率に有意差はみられず,有効性に関しては結論が出ていない[48]。現在,米国で過去最大規模の多施設RCT(EUPHRATES研究)が進行中である[49]。
- Septic shockにおける過剰なβ1受容体への刺激は,むしろ心機能障害を進行させ,T細胞を炎症誘発性サブタイプへの分化を誘導することで転帰を悪化させる可能性が示唆されてきた。de Montmollinらは総説のなかで,β2刺激とβ1抑制を組み合わ

せることで，サイトカインによる炎症反応を軽減し，心筋の酸素供給を減らすことなく酸素需要を減らして心機能障害を改善する可能性があること言及している。この治療戦略はβ-adrenergic modulationと呼ばれ，β受容体を介さない強心薬であるLevosimendanやβ1選択的阻害薬のmetoprolol, atenololの有効性に注目が集まっている[50) 51)]。

- Dareらの総説では，ミトコンドリア機能障害に対する治療戦略として，①基質投与（L-carnitine, succinate, ATP-MgCl2），②補酵素投与（cytochrome c, coenzyme Qなど），③抗酸化剤（MitoQなど），④活性酸素消去剤（Tempol, ethyl pyruvateなど），⑤膜安定化剤（cyclosporin A, melatoninなど）の有効性に関して言及されている。いずれもsepsisモデルにおいて細胞の酸化ストレスを軽減し，電子伝達系の機能を改善し，ATP産生を増やすこと，臓器障害や生存率の改善をもたらすことを示されている[42)]。

- Mediatorの制御をターゲットとしたショック治療は，いずれも現時点で臨床的な有用性が十分に証明されていない。Septic shockのメカニズムの解明とmediatorをターゲットとした治療の検証が進むことで，今後，革新的な治療戦略の確立が進むことに期待する。

■基礎知識再確認メモ

敗血症の新定義（Sepsis-3）

▶ 2016年2月，第45回米国集中治療医学会において敗血症の新たな定義（Sepsis-3）が発表された[52)]。そのなかで，敗血症は，従来の「感染による全身性炎症反応症候群（SIRS）」(Sepsis-1，2)から「感染に対する生体反応が調節不能な状態となり，重篤な臓器障害が引き起こされた状態」へと定義が変更された。また，新たな診断基準は，「感染の診断または疑い，かつ，total SOFA（Sequential Organ Failure Assessment）スコア2ポイント以上の急性上昇」となった。なお，total SOFAスコア2ポイント以上の急性上昇は，院内死亡率を約10％増加させる，と評価された。

▶ 一方，敗血症性ショックは，著しく死亡率が高い敗血症のサブセットとして「敗血症のなかでも急性循環不全を伴い，細胞障害および代謝異常が重度である状態」と定義された。また，新たな診断基準は，「適切な輸液負荷にもかかわらず，平均血圧65mmHg以上を保つために血管収縮薬を要し，かつ，血中乳酸値2mmol/L以上」となった。なお，以上の項目をいずれも満たす場合の院内死亡率は40％を超える，

と評価された[53]。
- さらに、ICU外の病院前救護、救急外来、一般病棟では、感染症が疑われる患者に対して、「quick SOFA (qSOFA)として、呼吸数22回/分以上、意識状態の変容、収縮期血圧100mmHg以下の3項目を評価し、2項目以上が存在する場合に敗血症を強く疑う。qSOFAは、臓器障害に関する検査を促し、早期治療の開始や集中治療への紹介を考慮するきっかけとして用いる」と新たな敗血症スクリーニングが提示された[54]。
- 今回のSepsis-3改訂のポイントとして、
  ①SIRSクライテリアが外され、qSOFAが新たに考案された
  ②敗血症の診断にSOFAスコアの推移が採用され、重症敗血症の重症度分類がなくなった
  ③敗血症性ショックの診断基準に血中乳酸値が追加され、必須項目となった
  があげられる。いずれも理論的には裏づけするデータをもつが、臨床的には現時点で多くの検討課題があり、十分な検証とその結果を反映した適切な改善が今後求められる。

文献

1) Martin GS, et al: N Engl J Med, 348: 1546-1554, 2003.
2) Kumar G, et al: CHEST, 140: 1223-1231, 2011.
3) Kaukonen KM, et al: JAMA, 311: 1308-1316, 2014.
4) Rhee C, et al: N Engl J Med, 370: 1673-1676. 2014.
5) Winters BD, et al: Crit Care Med, 38: 1276-1283, 2010.
6) Mayr FB, et al: Virulence, 5: 4-11, 2014.
7) Battle CE, et al: PLoS One, 9(12): e116304, 2014.
8) Cuthbertson BH, et al: Crit Care, 17: R70, 2013.
9) Beale R, et al: Infection, 37: 222-232, 2009.
10) Ogura H, et al: J Infect Chemother, 20: 157-162, 2014.
11) Levy MM, et al: Lancet Infect Dis, 12: 919-924, 2012.
12) Levy MM, et al: Crit Care Med, 38: 367-374, 2010.
13) Levy MM, et al: Intensive Care Med, 40: 1623-1633, 2014.
14) Chamberlain DJ, et al: Aust Crit Care, 24: 229-243, 2011.
15) Rivers E, et al: N Engl J Med, 345: 1368-1377, 2001.
16) Dellinger RP, et al: Crit Care Med, 32: 858-873, 2004.
17) Boyd JH, et al: Crit Care Med, 39: 259-265, 2011.
18) Maric PE, et al: Crit Care Med, 41: 1774-1781, 2013.
19) Cecconi M, et al: Intensive Care Med, 40: 1795-1815, 2014.
20) Jones A, et al: JAMA, 303: 739-746, 2010.
21) Jansen TC, et al: Am J Respir Crit Care Med, 182: 752-761, 2010.
22) ProCESS Investigators, Yealy DM, et al: N Engl J Med, 370: 1683-1693, 2014.
23) ARISE Investigators; ANZICS Clinical Trials Group, Peake SL, et al: N Engl J Med, 371: 1496-1506, 2014.

24) Mouncey PR, et al: N Engl J Med, 372: 1301-1311, 2015.
25) Hayes MA, et al: N Engl J Med, 330: 1717-1722, 1994.
26) Rhodes A, et al: Intensive Care Med, 41: 1620-1628, 2015.
27) SEPSIS JAPAN. http://sepsisjapan.com/gsa.html
28) Kaneko T, et al: Clin Exp Hematop, 51(2): 67-76, 2011.
29) 日本血栓止血学会学術標準化委員会DIC部会：科学的根拠に基づいた感染症に伴うDIC治療のエキスパートコンセンサス．血栓止血誌，20：77-113，2009．
30) Levi M, et al: Br J Haematol, 145(1):24-33, 2009.
31) Di Nisio M, et al: Thromb Res, 129(5): e177-184, 2012.
32) Umemura Y, et al: J Thromb Haemost, 16, 2015.
33) Yoshimura J, et al: Crit Care, 19: 78, 2015.
34) Tagami T, et al: J Thromb Haemost, 12(9): 1470-1479, 2014.
35) Tagami T, et al: J Thromb Haemost, 13(1): 31-40, 2015.
36) 鍬方安行，他：ショックの病態生理——ベッドサイドにおける論理的思考．救急医学，39：525-531，2015．
37) Landesberg G, et al: Eur Heart J, 33: 895-903, 2012.
38) Sukriti S, et al: Pulm Circ, 4: 535-551, 2014.
39) Chelazzi C, et al: Crit Care, 19: 26, 2015.
40) Levy B, et al: Intensive Care Med, 36: 2019-2029, 2010.
41) Drosatos K, et al: Curr Heart Fail Rep, 12: 130-140, 2015.
42) Dare AJ, et al: Free Radic Biol Med, 47: 1517-1525, 2009.
43) Singer M: Virulence, 5: 66-72, 2014.
44) Darwish I, et al: Virulence, 4: 572-582, 2013.
45) Su F, et al: Shock, 34(3): 243-249, 2010.
46) Russell JA, et al: N Engl J Med, 358: 877-887, 2008.
47) Russell JA, et al: Crit Care Med, 37: 811-818, 2009.
48) Payen DM, et al: Intensive Care Med, 41: 975-984, 2015.
49) Klein DJ, et al: Trials, 15: 218, 2014.
50) de Montmollin E, et al: Crit Care, 13: 230, 2009.
51) Sato R, et al: J Intensive Care, 3: 48, 2015.
52) Singer M, et al: JAMA, 315: 801-810, 2016.
53) Shankar-Hari M, et al: JAMA, 315: 775-787, 2016.
54) Seymour CW, et al: JAMA, 315(8): 762-774, 2016.

11 新興感染症

大曲 貴夫

ココだけは外せない！
最重要事項

1 「新興感染症」とは，感染症のうち近年になってはじめて認知され，局地的あるいは国際的に公衆衛生をおびやかす問題となっているものをいう．再興感染症とは，すでに認知されていた感染症であるが，過去に問題となるほどの流行はしなかったものや一度落ち着いたようにみえたものが，近年再び猛威を振るい始めたものをいう．

2 渡航歴を聞き出す：マラリア，デング熱などの新興再興感染症の重症例が時折，医療機関で診療される．そのなかには医療機関で渡航歴を聴取されず，それゆえにマラリアやデング熱であることが想起されず，結果として時間がかかり重症化してしまう事例がある．輸入感染症診療においては渡航歴を聞き出すことが重要だが，これが現場では意外と聴取されていない．

3 そもそも自信がないのなら，自分の病歴聴取のルーチンに渡航歴・旅行歴を組み込んでおくのが1つの手である．あるいは診療の過程のなかで感染症を想起したときに聞くことが考えられる．たとえば，「発熱がある」「呼吸器症状がある」「下痢がある」「発疹がある」「採血をしたら肝胆道系酵素の上昇があって肝炎も考えられる」などの場合である．

4 新興再興感染症は一見，「フォーカス不明の発熱」として現象することが多い．したがって，フォーカス不明の発熱を診た場合に聞くというのも1つの手である．主要な新興再興感染症は，発熱だけのことが多く局所所見に乏しい．フォーカスのはっきりしない発熱を診る場合には，常に新興再興感染症を想起することが重要である．

5 このような疾患の例として，マラリア，デング熱，腸チフス等があげられる。また，頻度は下がるがリケッチア症などもある。これらはいずれも臓器局所に関連した症状，身体所見にきわめて乏しい。したがって，フォーカスのはっきりしない発熱を診る場合には，あえて新興再興感染症を意識して渡航歴を聞き出すことが必要である。

6 エボラウイルスは，粘膜や傷のある皮膚から侵入し感染する。潜伏期は2～21日間である。当初は発熱，倦怠感，食欲低下，頭痛等の非特異的症状で発症し，しだいに嘔吐，下痢，腹痛といった消化器症状が出現する。これに伴い脱水，電解質異常，代謝性アシドーシス等が起こる。

7 エボラ出血熱では発症早期に補液，電解質補正，酸素化及，血圧維持，合併する感染症（輸入感染症および医療関連感染症）などの基本的な支持療法が行われた場合には，生存率を著明に改善する可能性があることが示された。

8 エボラウイルスの感染対策は，まずは感染した人の血液・体液に曝露しないことが基本である。さらに「接触感染予防策」「飛沫感染予防策」「空気感染予防策」を講じる。

9 中東呼吸器症候群（MERS）は2012年にサウジアラビアで発見された新興感染症である。潜伏期は2～13日と報告されており，発症から入院までの期間の中央値は4日で，発症から人工呼吸管理が始まるまでの時間が平均で7日間，発生から死亡までの時間は11.5日である。典型的には，発熱，咳，咽頭痛，筋肉痛，関節痛などで発症し，やがて呼吸困難が出現し1週間程度で肺炎に進行する。

10 デング熱はフラビウイルス科に属するデングウイルスによる感染症であり，今後，日本国内でデング熱が流行する可能性は十分に考えられる。まれに重症化することがあり，とくに2回目以降の感染で重症化しやすいとされている。

11 デング熱は多くの場合自然軽快するが，経過中に重症化する場合がある。これはとくに解熱する時期である発症後4～7日目ころに起こるため，この時期には重症化サインの出現がないかどうか頻回にフォローし慎重に経過観察する。

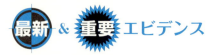

- エボラ出血熱等の感染症では確立した抗ウイルス薬治療がない。一方で，エボラ出血熱の世界的なアウトブレイク時には，新薬や国内未承認薬が治療に使われていると報道されていた。日本ではこのような新しい感染症への治療はどのように行っていくべきなのだろうか。
- エボラ出血熱を含む一類感染症についてはそのほとんどで治療法等が確立されていない。そこで，一類感染症の患者の治療に当たる医師等に対して助言等を行うため，一類感染症の治療に関する専門家による検討会議の第1回会議が平成26年10月24日に開催された[1]。ここでは，国内でエボラ出血熱が発生した際の治療について，安全性および有効性が未確立の治療の提供は，WHOの倫理作業部会の結果もふまえるとわが国においても倫理的に許容されること，未承認薬の使用にあたっては患者または家族の同意を得るとともに治療データを収集し世界と共有すべきであること，血液透析等の侵襲的治療についてはエボラ出血熱の致命率の高さ，患者の容態および医療従事者への感染リスクとの比較考量が十分なされたうえで判断されるべきであることが取り決められた。
- 2015年2月24日には第2回目の会議が行われ[1]，第1回会議での議論の結果およびこれまでに得られた知見をふまえ，
    1）エボラ出血熱の患者に対する基本的な支持療法としては，①補液および電解質補正，②血圧維持，③他に感染症が合併する場合の当該感染症の治療が望ましく，すべてのエボラ出血熱の患者に対して行われるべきものであること
    2）エボラ出血熱の患者に対する追加的な治療としては，未承認薬の投与や血液透析等の侵襲的な治療等があり，状況に応じて実施を検討することが望ましいこと
が取り決められた。

王道的実臨床

Q エボラ出血熱とはどのような疾患？

- エボラウイルスは，粘膜や傷のある皮膚から侵入し，単球，樹状細胞に感染し，その後全身の多様な細胞に感染する。潜伏期は2〜21日間である。当初は発熱，倦怠感，

食欲低下，頭痛等の非特異的症状で発症し，発症後7日前後になるとしだいに嘔吐，下痢，腹痛といった消化器症状が出現する[2]。下痢は1日に8Lを越える例もある[3]。これに伴い，脱水，電解質異常，代謝性アシドーシス等が起こる。回復する事例では発症して6〜11日ころから回復がみられるが[3]，回復のないまま増悪する事例がみられ，この場合は血圧低下，意識障害などの神経学的障害，出血等の所見がみられるようになり死に至る[2]。

- エボラ出血熱では，発症後の病態の進行とともに歯肉などの粘膜からの出血傾向を認める場合がある。従来はその名のとおり出血傾向が主たる臨床上であると考えられてきた。しかし，2014〜2015年の西アフリカのアウトブレイクでは，出血症状が認められた患者は全体の18％に留まり，主たる所見や病態ではないことが判明した。このような状況を受け，現在ではエボラ出血熱はその病態を的確に反映するために「エボラウイルス病」（以下，EVD）と呼ばれるようになってきている。

- 致死率はアウトブレイクの原因となるエボラウイルス亜属によって異なることが示されており，そのなかでもZaire ebolavirusによる感染では最高で90％前後の死亡率が報告されている。2014〜2015年のアウトブレイクでの検討では，死亡率は69.0〜72.3％と推測されている[2]。なかでも，血中ウイルス量が高い群，および年齢が40歳以上の群で致死率が高いことが報告された。しかし，欧米で治療を受けた患者の死亡率はこれより低かった。これにより，EVDでは下痢や嘔吐による脱水・電解質異常によって病態が形成されており，これらに対して早期から支持療法を開始し，必要に応じて人工呼吸や血液浄化療法といった支持療法を行うことによって死亡率の低減が期待できると推測されている。

Q エボラ出血熱患者の集中治療はどのように行うべき？

❶考え方

- エボラ出血熱患者に対する治療については，従来十分なエビデンスの集積がなかった。しかし，2014〜2015年の世界的なエボラ出血熱のアウトブレイクで本感染症の診療経験の蓄積がなされ，発症早期に補液，電解質補正，酸素化及，血圧維持，合併する感染症（輸入感染症および医療関連感染症）などの基本的な支持療法が行われた場合には，生存率を著明に改善する可能性があることが示された。したがって，治療の中心はこの支持療法となる。

❷生態情報のモニタリング

- バイタルサインをはじめとした生態情報を緻密にモニタリングする。医療従事者の感

染リスクを考慮し，病室に入室する頻度が少なくなるよう病室外でもモニタリング可能な体制の構築が望ましい。患者はせん妄など意識の変容をきたすことが多いため，行動を観察できるよう室内にカメラを設置し，外部から観察できることが望ましい。実際の欧米での診療例では，重症例では看護スタッフが常に付き添っていたこともあるようである。バイタルサインや循環動態のモニタリングは，可能なかぎり非侵襲的なモニタリングによる測定を行う。

❸体液管理
- 重症のエボラ出血熱賢者は嘔吐，下痢を起こす頻度が高く，身体からの吐物・排泄物の量の測定が重要である。重症患者では，尿道カテーテル留置による尿量測定を考慮すべきである。一方でこれらの湿性体液物質は感染性が高いので，扱いには感染対策上注意が必要である。尿失禁，便失禁等の症状を有する場合，尿道カテーテル，ときには直腸カテーテル等も使用し，排液量の測定とともに患者環境の汚染を防止する。

❹補液と電解質補正
- 経口補液は飲水可能な軽症患者に適応となる。実際にはエボラ出血熱患者は嘔吐のために飲水ができない場合も多いことに留意する。静脈輸液は乳酸リンゲル液等を選択する。患者の症状，排出体液量・尿量などから推測される体液喪失量，粘膜皮膚所見，心拍数，血圧等の身体診察の所見を参考に決定する。血清電解質をモニタし，適切に補充する。嘔吐・下痢に伴う低カリウム血症および代謝性アシドーシスには注意を要する。
- 電解質のモニタリングのためには血清ナトリウム，カリウム，カルシウム，マグネシウムなどの測定が必要である。加えて体内の代謝の状態の把握のためにはHCO_3^-，クレアチニン，グルコース，乳酸等の測定も必要である。エボラ出血熱患者の血液検査を病院の中央検査室で行うことは現実には困難であり，検査は病原体の封じ込めの観点から病棟内の検査室で行うことが一般的である。したがって，これらの項目を測定可能な検査機器を検査室内もしくは病室内に備えておくことが必要である。

❺循環動態の補助
- 重症のエボラ出血熱患者は敗血症の状態となる。一般には大量の補液が必要となる。大量補液に反応しない低血圧や，大量補液中の患者は，敗血症性ショックのガイドラインに準じた治療が必要である。

❻血液浄化療法
- 血液透析などの血液浄化療法について，透析の方法は患者の容態と施設の状況等に応じて選択する。施行の可否については致命率の高さ，患者の容態および医療従事者への感染リスクとの比較考量が十分なされたうえで判断されるべきである。ただし，

2014～2015年には先進国の集中治療室において感染防止対策に留意しつつ血液浄化療法が行われた例あり，経験がある程度集積しつつある[3]。行うことが世界的なコンセンサスになりつつある。

❼エボラ出血熱患者の治療では支持療法が重要である
- 新興感染症発生時には確立された抗微生物治療法がない。したがって，その時点での科学的知見を広く収集し，まずはどの患者でも施行すべき標準的治療を明らかにして確実に実行することが，患者の予後改善の点からも倫理的な観点からも重要である。アウトブレイクの混乱のなかでは標準的治療の確立は，侵襲的治療や新規治療に関する議論のなかで見過ごされやすい面があるため，注意が必要である。加えて，侵襲性が高くその効果と二次感染発生のリスクとが拮抗する治療や，知見の少ない新規治療法については，恩恵と危険性を考慮しながら，倫理的な観点から慎重に検討していくことが必要である。

Q エボラ出血熱の感染防止対策はどのように行うべき？

- エボラウイルスは感染した人の血液・体液に曝露することで感染する。したがって，まず「標準予防策」が守られていることがポイントとなる。つまり，平時から「他人の血液や吐物や排泄物を直接素手で触らない」「触れるかもしれない場合は手袋等の感染防護具を使う」ことが重要である。さらに「接触感染予防策」「飛沫感染予防策」「空気感染予防策」を講じる。
- EVDを疑う根拠となるのは，「流行地への渡航歴」「現地での曝露機会」である。発熱等で受診した患者に，21日以内の渡航歴，流行地で患者や病人・野生動物との接触があったかどうか評価する。EVDを疑う場合には，保健所に連絡をしてその後の対応を行う。この場合，専門医療機関への移送車を待つ間に，患者の病態に応じた対応を行うことも想定されるため，感染症指定医療機関ではない一般の医療機関でも最低限の2次感染予防の準備は必要である。たとえば嘔吐があった場合には，あわてて対応をせず，まずは他の患者を他の場所に移動させ，立ち入り禁止区域を明確にし，その後の対応の指示を保健所等から受ける等の対応が必要である。
- 感染リスクとPPE（Personal Protective Equipment）の選択：EVDに感染してから約8～10日で発熱などの初期症状が現れる（潜伏期間は2～21日）[1]。この時点で受診があった場合，血液や体液に曝露することがなければ診療をした医療スタッフに感染は広がらない。また，西アフリカでも発熱だけの患者から広く感染拡大した事例は報告されていない。これは医療関係者が過剰な不安をもたないために，重要な情報の1つであ

る。一方，重症例を受け入れ，血液や嘔吐や下痢などの体液曝露が起こりうる状況にも対応をする医療機関では，曝露予防のレベルを最大限まで強化することが基本となる。科学的にどこまで対策が必要であるかはまだ議論のあるところだが，これについてコンセンサスが得られるまでは考えうる最大限の対策を行うことが必要である。なぜならば現場の医療者がPPEを不当に簡易的であると感じてしまえば，医療従事者からの協力は得られないからである。エボラウイルスのように万が一曝露した場合，本人や周囲の不安，社会不安につながる可能性が大きな感染症については，過小になるよりは過剰にするというリスク管理の原則を採用する。これは社会的理解も得られやすい。しかし課題も存在する。PPEには体力消耗，視界不良，コミュニケーションの難しさ，細かい手技での感覚の低下等，安全性が低下するようなリスクも生じる。また，PPEを中心とする医療廃棄物が大量に出るため，廃棄のための費用負担も課題の1つである。したがって，EVD感染が強く疑われる症例では，搬送の時点から回復した後の検査での陰性が確認されて隔離が解除されるまでは全身をくまなくカバーするPPEを使用することになる。

- 参考までに，国立国際医療研究センター（特定感染症病床4床を有する）では厚生労働省の研究班が推奨するPPEを採用し，これを「フルPPE」と呼んでいる。これは，国境なき医師団が採用している「露出部位を完全になくす」考え方に基づいている。当院でのEVDを想定したフルPPEの着脱法解説パワーポイントおよび動画，また元になっている研究班作成の「e-leaning：一類感染症講習会」および「一類感染症診療の手引き」（PDF）もホームページで公開している。

Q 中東呼吸器症候群（MERS）とはどういう疾患？

- 中東呼吸器症候群（MERS）は，2012年にサウジアラビアで発見された新興感染症である。これまで中東を中心に主に院内感染にて拡散する感染症として知られてきたが，2015年5月に韓国にて1例の輸入例を発端に186人もの罹患者を出すアウトブレイクが起こった。
- MERSの原因となるコロナウイルスはベータコロナウイルスに属するエンベロープを有する陽性一本鎖RNAウイルスである。発生国は，中東（ヨルダン，クウェート，オマーン，カタール，サウジアラビア，アラブ首長国連邦，イエメン，イラン，レバノン）ばかりでなく，アフリカ（エジプト，チュニジア，アルジェリア），ヨーロッパ（フランス，ドイツ，ギリシャ，イタリア，イギリス，オランダ，オーストリア，トルコ），アジア（マレーシア，フィリピン，韓国，中国），北アメリカ（米国）である。中東以

外の地域での発生例は，中東地域への渡航歴があるか，MERS患者への接触者である。
- 感染経路としては，ラクダ等の動物との直接的あるいは間接的な接触（ラクダのミルクの喫食や，民間療法としてのラクダの尿の摂取など），院内感染としてのヒト―ヒト感染が報告されている。
- 現在までの研究結果に基づいて求められたMERSの感染効率は高くなく，基本再生産数（Ro）は0.8未満と報告されている[4]。SARSの場合はこれが1を越えていたことが報告されている。しかし，西浦らの報告によれば，MERSの輸入例においてはRoのばらつきが多いことが示されており[5]，これによって韓国において1名の患者から多くの二次感染が起こる事例があったことが説明可能である。
- MERSの潜伏期は2～13日と報告されており，その平均値は5.2日である。これまでの報告では，98％の患者が成人である。ただし，罹患した患者の年利分布は1歳から94歳と幅広い。発症から入院までの期間の中央値は4日で，発症から人工呼吸管理が始まるまでの時間は平均で7日間，発生から死亡までの時間は11.5日である。これまで報告されているMERSの事例では75％程度の患者でなんらかの基礎疾患を有している。このなかには免疫不全，糖尿病，心疾患，呼吸器疾患などが含まれる。MERSは基本的に呼吸器系の症状・所見が前面に出る感染症であるが，1/3程度の事例では下痢などの消化器症状が出る。呼吸器症状は鼻汁や咽頭痛などのウイルス性急性上気道炎様の軽微なものから，咳嗽・呼吸困難までさまざまである。典型的には，発熱，咳，咽頭痛，筋肉痛，関節痛などで発症し，やがて呼吸困難が出現し1週間程度で肺炎に進行する。ただし免疫不全患者の場合は，最初は呼吸器症状が前面に出ず，悪寒と下痢で発症し，やがて肺炎になる例があることが示されている。MERSの症状についての統計を表1に示す。
- MERSではSARSと同様に，インフルエンザウイルス・パラインフルエンザウイルス

表1 MERSの症状

項目	頻度	項目	頻度	項目	頻度
38℃を超える発熱	98%	頭痛	11%	下痢	26%
悪寒戦慄	87%	筋肉痛	32%	咽頭痛	14%
咳	83%	倦怠感	38%	鼻汁	6%
乾性咳嗽	56%	呼吸困難	72%	ALT上昇	11%
湿性咳嗽	44%	嘔気	21%		
血痰	17%	嘔吐	21%		

- などの他の呼吸器感染症ウイルスとの共感染があることが示されている。また，入院した場合にはアシネトバクターなどによる院内肺炎を起こしうることも知られている。
- 血液検査では末梢血のリンパ球数・血小板数の低下，LDHの上昇などがみられる。胸部X線写真ではウイルス性肺炎様の所見もしくはARDSの所見を示すことが多い。

Q 中東呼吸器症候群の院内感染対策はどのように行うべき？

- 国立感染症研究所および国立国際医療研究センターでは，MERS・H7N9の疑似症，患者（確定例）に対して以下の院内感染対策を推奨している[6]。
  ①外来では呼吸器衛生/咳エチケットを含む標準予防策を徹底し，飛沫感染予防策を行うことが最も重要と考えられる。入院患者については，湿性生体物質への曝露があるため，接触感染予防策を追加し，さらにエアロゾル発生の可能性が考えられる場合（患者の気道吸引，気管内挿管の処置等）には，空気感染予防策を追加する。具体的には，手指衛生を確実に行うとともに，N95マスク，手袋，眼の防護具（フェイスシールドやゴーグル），ガウン（適宜エプロン追加）を着用する。
  ②入院に際しては，陰圧管理できる病室もしくは換気の良好な個室を使用する。個室が確保できず複数の患者がいる場合は，同じ病室に集めて管理することを検討する。
  ③患者の移動は医学的に必要な目的に限定し，移動させる場合には可能なかぎり患者にサージカルマスクを装着させる。
  ④目に見える環境汚染に対して清拭・消毒する。手が頻繁に触れる部位については，目に見える汚染がなくても清拭・消毒を行う。使用する消毒剤は，消毒用エタノール，70v/v％イソプロパノール，0.05〜0.5w/v％（500〜5,000ppm），次亜塩素酸ナトリウム等。なお，次亜塩素酸ナトリウムを使用する際は，換気や金属部分の劣化に注意して使用する。
  ⑤衣類やリネンの洗濯は通常の感染性リネンの取り扱いに準ずる。
- MERS・H7N9の疑似症患者または患者（確定例）と必要な感染防護策なしで接触した医療従事者は，健康観察の対象となるため，保健所の調査に協力する。MERSの健康観察期間は最終曝露から14日間，H7N9の健康観察期間は最終曝露から10日間である。なお，H7N9に関しては，必要な感染防護策なく接触した医療従事者には抗インフルエンザ薬の予防投与を考慮し，投与期間は最後の接触機会から10日間とする。

Q デング熱の特徴は?

- デング熱はフラビウイルス科に属するデングウイルスによる感染症であり，ネッタイシマカやヒトスジシマカが媒介する。世界的では熱帯・亜熱帯地域を中心に毎年3億9,000万人がデング熱に感染していると推定されている[7]。
- 国立感染症研究所の発生動向調査によると，わが国における輸入デング熱の患者報告数は2000年以降増加傾向であり，2010年～2013年には平均200例もの報告があった。2014年8月には東京を中心に160例もの国内デング熱症例が報告された[8]。2014年夏の国内デング熱の流行では，代々木公園で感染した患者が大半を占めていた。2014年の流行以前にも，2013年の夏に日本に旅行で訪れたドイツ人女性が帰国後デング熱を発症した症例が報告されている[9]。なお，このドイツ人症例のデングウイルスは2型であることがわかっており，2014年の流行株とは異なる。また，2014年の流行中に熱海市で報告された症例は，流行株と同じ1型デングウイルスであったものの遺伝子配列が異なっており，別のデング熱患者が海外から持ち込んだものと考えられる。
- このように，2013～2014年の2年間に少なくとも3種類のデングウイルスが日本に侵入し感染サイクルを成立させていることから，今後も日本国内でデング熱が流行する可能性は十分に考えられる。デング熱はまれに重症化することがあり，とくに2回目以降の感染で重症化しやすいとされている。2014年の流行では過去にデング熱の既往がありデング出血熱に至った症例も報告されており[8]，今後も重症化する症例の発生が懸念される。

Q デング熱患者ではごくまれに集中治療が必要となるが，それはどのようなとき? また集中治療はどう行うべき?

- デングウイルスに対する有効な抗ウイルス薬はなく，治療の基本はデング出血熱の血管透過性亢進による重症化の予防を目的とした輸液療法である。また，発熱や関節痛などの疼痛に対してアセトアミノフェンなどの投与がなされる。アスピリンは出血傾向やアシドーシスを助長するため使用すべきでなく，イブプロフェンなどの非ステロイド性抗炎症薬も出血を助長することから使用すべきでない。患者が自宅で手持ちの非ステロイド性抗炎症薬などを服用してしまう可能性もあるため，患者に対して使わないよう指導することはきわめて重要である。
- 経口水分補給が可能で尿量が確保されており，重症化サイン(表2)が認められなけ

表2 デング熱の重症化サイン

以下の症状や検査所見を1つでも認めた場合は陽性
1. 腹痛・腹部圧痛
2. 持続的な嘔吐
3. 腹水・胸水
4. 粘膜出血
5. 無気力・不穏
6. 肝腫大（2cm以上）
7. ヘマトクリット値の増加（20％以上，同時に急速な血小板減少を伴う）

れば外来で治療してもよい。ただし，経過中に重症化することがあるため，外来で治療する場合にはとくに解熱する時期である発症後4～7日目ころには，重症化サインの出現がないかどうか外来で頻回にフォローし慎重に経過観察する。原則として経口で水分補給を行うが，飲水できない患者も多く，この場合乳酸リンゲル液等の等張液の輸液を開始する。経口水分補給が可能になったら，輸液量を減じる。小児はとくに脱水になりやすいため十分な観察が必要であり，乳児は入院して治療することが勧められる。重症化のリスクがないことが確認されるまでは，外来で体温，水分の摂取量，尿量，重症化徴候の有無，末梢血白血球数，Hctや血小板数の評価を行う。

- デング熱の重症化サイン（表2）を発する患者は，その後重症化するリスクが高いため，大量の補液による治療を速やかに開始する。
- 患者の循環動態の破綻を把握する指標として脈圧も重要である。デング熱で血管透過性が亢進すると循環血液量が低下する。そうすると生理学的にはこれを代償し血圧を保つために脈圧の低下が起こる（＜20mmHg）。この状態のまま適切な対応がなされないと，やがて血圧の低下が起こる。脈圧の低下傾向についてはこれを速やかに把握し，補液にて対応することが必要である。
- 全身状態が悪い場合，外来では十分に経口摂取ができない場合，そして重症化サインが認められる場合は入院が必要である。
- 重症化サインを認めない場合でも，重症化リスクの高い，乳幼児，高齢者，妊婦，糖尿病患者，腎不全患者または血管透過性亢進に対する輸液療法が必要な患者は入院を勧める。経口水分補給の量に注意し，末梢循環や適切な尿量が保たれるよう乳酸リンゲル液などによる維持輸液を行う。多くの場合，輸液は24～48時間で十分である。一方で，デング熱では過剰輸液となることもあるため，頻回の輸液量の調整が必要である（表3）。
- 代償性ショックを認めない場合でも，乳酸リンゲル液などの等張液輸液を5～7mL/

表3 ▶ デング熱の入院治療：重症化サインがない場合

●発熱そのものによる脱水の患者に対する治療

- 重症化リスクの高い，乳幼児，高齢者，妊婦，糖尿病患者，腎不全患者，または血管透過性亢進に対する輸液療法が必要ならば入院を推奨
- 等張液輸液を開始し低張液投与は避ける
- 末梢循環や適切な尿量が保たれるよう維持輸液を行う
- 過量投与を避けるため輸液量は調整
- 多くの場合，輸液は24～48時間で十分
- 重症化サインの出現に注意

表4 ▶ 重症化サインを認める患者に対する輸液療法（ショックではない場合）

●血管透過性亢進に対する治療

- 等張液を5～7mL/kg/時（1～2時間）から開始
- 改善に応じて，輸液速度を3～5mL/kg/時（2～4時間）さらに2～3mL/kg/時（2～4時間）と減じる
- 臨床所見とHct値を再検
  - Hct値が同程度あるいは軽度の増加：2～3mL/kg/時（2～4時間）の輸液を24～48時間程度継続
  - 臨床所見の悪化に伴ってHct値増加：5～10mL/kg/時に輸液速度を増加し，1～2時間後に再評価

kg/時から開始する。臨床所見とHct値を再検し，Hct値が同程度あるいは軽度の増加ならば同じ速度で輸液を継続する。もし，臨床所見が悪化し，Hct値が増加すれば輸液速度を増加し，その後に再評価をする（表4）。

- 代償性ショックの患者に対しては生理食塩水や乳酸リンゲル液などの等張液輸液を5～10mL/kg（小児の場合は10～20mL/kg）開始し，血圧を含めたバイタルサインの改善をはかる（表5）。低血圧性ショックの患者には乳酸リンゲル液などの等張液を投与することで，ショック状態からの脱出を試みる。もし，消化管などからの大量出血が認められたときには，濃厚赤血球輸血を考慮する。血小板減少に対して，血小板輸血は必ずしも必要ではない。重症型デングと診断された患者には集中治療が必要である。

表5 重症化サインを認める患者に対する輸液療法（代償性ショック・低血圧性ショックの場合）

●血管透過性亢進に対する治療
① 代償性ショックの場合
- 生食や乳酸リンゲル液などの等張液の5〜10mL/kg（小児の場合は10〜20mL/kg）を1時間かけて静注
- 状態が回復すれば原則として**表3**の対応へ

② 低血圧性ショックの場合
- 生食や乳酸リンゲル液などの等張液の20mL/kgを15分かけて静注
- 患者の状態が回復すれば，輸液速度を10mL/kg/時として1時間継続し，その後も**表4**に準じて速度を減じる

ちょっとDEEPなTIPS
新興感染症の特異的治療とPPEの考え方

Q エボラ出血熱患者の特異的治療とは？

- 2014〜2015年のエボラ出血熱の流行では，とくに未承認薬の使用をどうすべきかが世界的にも大きな議論となった。未承認薬は審査を受けていないために安全性のプロファイルが不明である。しかし，未承認薬が患者にとって有用である可能性は否定できない。この状況でどのように判断し行動するのが倫理的かについて，国内でも専門家会議を中心に議論がなされた。結果として標準的な治療は何かを規定し，これを的確に行っていくことが最も重要であることが確認された。

- エボラ出血熱患者の鑑別診断として腸チフスがあがる。血液培養でサルモネラが分離同定されれば診断は容易であるが，検出されない場合もありうる。また，ドイツで治療されたエボラ出血熱の事例は経過中に再発熱し腸内細菌科のグラム陰性桿菌による菌血症を発症している[3]。これらの事実からは，腸内細菌科のグラム陰性桿菌による感染症の発症リスクが高い可能性があることに留意する必要がある。また，エボラ出血熱の治療が数日以上継続すれば，肺炎，尿路感染，カテーテル関連血流感染などの医療関連感染症発症のリスクも高くなるため，これにも留意しておく。くわえて，エボラ出血熱患者にはマラリアの浸淫地帯での発症者が多く，マラリアを併発している可能性がある。エボラ出血熱の評価の初期段階でマラリアの有無についても検索し，罹患している場合は治療を行う。

Q 中東呼吸器症候群の特異的治療は？

- 現時点ではMERSに特異的な治療薬は存在しない。発症する呼吸不全およびその他の臓器障害に対して，回復に向けて支持療法を行うことが必要である。くわえて，人工呼吸管理中には細菌による院内肺炎を起こすこともあるので，この出現に注意し適宜治療することが重要である。
- これまでにインターフェロンα 2bとリバビリンの併用が重症患者を対象に検討されているが，14日死亡率は低下したものの28日死亡率は同等であった。ヒト型モノクローナル中和抗体や生存患者の回復期血清についても効果が期待され検討されている。

Q 新興感染症対策に使用すべきPPEについてはさまざまな考え方があるが，どのようにすべき？

- エボラ出血熱の世界的アウトブレイクへの対応では，PPEについては複数の考え方やスタイルが混在し，流行地および先進国の医療機関でも混乱がみられた。米国では輸入症例の診療を行ったテキサスの病院で看護師への2次感染が起きたことから，米国疾病予防管理センターでは，①露出部位をなくすよう顔や首を含めた頭部を保護すること，②足や靴もカバー耐水性のカバーを使用する，③手袋は1重ではなく2重にする等，これまで以上に防護を手厚くした新しいガイダンスを公表した。
- 日本国内においても，PPEの物品の採用や着脱の方法についての混乱がみられたが，合同研修会の開催や非公式メーリングリスト等での情報共有が進み，地域や組織に応じたPPEの採用や訓練が展開されはじめているところである。PPEは必要不可欠な道具であるが，患者や家族，非医療者にとっては，過剰に感染症への恐怖を喚起するものになることを理解し，使用する際にはその必要性等について十分説明し，不安の軽減をはかることも重要である。

文献 >>> 1) 一類感染症の治療に関する専門家会議
http://www.mhlw.go.jp/stf/shingi/other-kenkou.html?tid=227687 より2015年5月9日検索
2) WHO Ebola Response Team: N Engl J Med, 371: 1481-1495, 2014.
3) Kreuels B, et al: N Engl J Med, 371: 2394-2401, 2014.
4) Chowell G, et al: Epidemics, 9: 40-51, 2014.
5) Nishiura H, et al: Euro Surveill, 20, 2015.
6) 中東呼吸器症候群（MERS）・鳥インフルエンザ（H7N9）に対する院内感染対策
http://www.nih.go.jp/niid/ja/id/2186-disease-based/alphabet/hcov-emc/idsc/4853-mers-h7-hi.html より2014年7月25日検索
7) Bhatt S, et al: Nature, 496: 504-507, 2013.
8) Kutsuna S, et al: Emerg Infect Dis, 21: 517-520, 2015.
9) Schmidt-Chanasit J, et al: Euro Surveill, 19, 2014.

12 重症外傷

船曳 知弘

! ココだけは外せない!
最重要事項

1 外傷診療の質の向上は，病院診療前から始まっている．受傷から治療開始までどのように評価し，どのような施設に搬送するのか，そして，病院での初療・初期治療はもちろんのこと，治療後の集中治療，そして，リハビリテーションへとすべての経過を含んでいる．

2 外傷診療にはチーム医療が重要であり，多診療科の医師だけでなく看護師や診療放射線技師，薬剤師，検査技師などが，コンセプトを理解し，同じ目的意識で診療に携わらなければならない．

3 診療リーダーが1人必要であり，全体をみて現在の状況を把握し，そのほかの治療法のほうが救命に必要だと考えれば，どんなときでも変換する意思決定能力をもたなければならない．現場にリーダーが複数いると，治療方針が定まらないことがあるため，そのときのリーダーが誰であるのかを明確にしなければならない．

4 『外傷初期診療ガイドラインJATEC』は，外傷初期診療の基本であるが，すべての施設で同じように診療するというわけではなく，その施設に合わせた診療体制が必要である．しかしながら根底にあるのはJATECの考え方であり，この理念を共有していることが必要である．

5 重症外傷診療を行う施設であれば，必要なときに必要な治療方法（開頭手術，開胸・開腹手術，整形外科的手術，画像下治療〈IVR：interventional radiology〉など）を選択できる体制を整えるべきである．

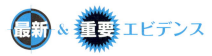

最新 & 重要エビデンス

- 外傷における死亡は，人口動態統計では「不慮の事故」もしくは「自殺」「他殺」に含まれる。2015（平成27）年度の同統計では，「不慮の事故」は日本人の死因の第6位であり3.0％となっている（厚生労働省：平成27年人口動態統計）。
- 「不慮の事故」に占める外傷死亡は44.2％（2014〈平成26〉年では17,225人。不慮の事故には外傷以外に熱傷，中毒，窒息，溺水などが含まれている）であり，「自殺」に占める外傷死亡は12.8％（2014年では3,125人），「他殺」に占める外傷死亡は60.8％（2014年では217人）である。
- 交通事故による24時間以内の死者は，1992（平成4）年の11,452人以降，減少傾向にあり，2015年では3,904人と前年から213人減少しており，2012（平成24）年以降で初めて4,000人を割っている（警察庁：平成27年交通事故統計）。
- 交通事故死亡者における高齢者（65歳以上）の割合は年々増加傾向にあり，2012年に50％を超え，2015年では54.8％（2,138人）になっている（上記統計）。

王道的実臨床

Q Primary surveyで施行する単純X線写真は，なぜ胸部と骨盤であり，腹部は撮影しないのか？

- 外傷初療は『外傷初期診療ガイドラインJATEC』[1]に基づいて行われ，主にprimary surveyとsecondary surveyとに分けられる。どのような外傷であってもこの原則は変わらない。
- primary surveyでは，まずは生理学的な異常所見を評価し，これを改善しなければならない。すなわち，気道・呼吸・循環・中枢神経系の異常，体温などである。
- 気道や呼吸状態の異常の有無に関しては身体所見で評価し，処置としては気管挿管（もしくは外科的気道確保）や胸腔ドレーンの留置を行う可能性がある。循環状態の異常は身体所見から評価するが，異常の原因検索には画像診断が必要である。出血源として体表では身体所見で判明するが，体腔内の出血の有無を評価するために画像検査を行う。体腔内に貯留するのは，胸腔内，腹腔内，後腹膜であり，胸腔内の出血の

評価として胸部の単純X線写真を施行し，腹腔内の出血の有無としてFAST（Focused Assessment with Sonography for Trauma）と呼ばれる超音波検査を行い，後腹膜の出血原因としていちばん多い骨盤骨折の有無を骨盤単純X線写真で評価する（図1）。したがって，単純X線写真としては胸部と骨盤の撮影を行う。腹部の撮影を行っても腹腔内出血の有無に関しては評価困難である。

- 骨盤骨折に関しては不安定型骨盤骨折であれば出血量は多いであろうと予測できるが，骨盤骨折が安定型だからといって出血が少ないとは限らない。また，骨盤骨折がないからといって後腹膜に出血がないとも限らない。基本的にはスクリーニングとして位置づけている。
- 後腹膜の出血としては骨盤骨折以外に，椎体周囲の損傷や腎損傷などで生じうる。そのため胸部と骨盤の単純X線写真，FASTだけでは，すべての体腔内出血を検出できるわけではないので，注意しなければならない。また，FASTで腹腔内出血があると判断できても，どの腹腔内臓器が主たる出血源であるかは，これだけでは判断できない。循環動態が安定しているならば，造影CTを施行して，どの臓器がどのように損傷しているかによって，手術かIVRかを判断してもよい。ただ，循環動態が不安定であるなら，それ以上の画像検査を施行せず，開腹することで，出血源を同定でき，早急に止血を行うことが可能である。
- 体幹で出血が貯留しやすいのは，胸腔内（血胸），腹腔内（腹腔内出血），後腹膜（後腹膜出血）であり，血胸の場合は胸部単純X線写真で判断し，腹腔内出血はFASTで判断する。後腹膜出血の原因として最も多いのは骨盤骨折であるため，骨盤単純X線

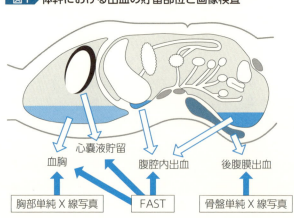

図1 体幹における出血の貯留部位と画像検査

写真を施行する．FASTではそのほか心嚢液貯留の有無も確認し，心タンポナーデに伴う閉塞性ショックを除外する．

Q FASTでは，心嚢液の貯留，腹腔内出血の有無だけみられればいい？

- FASTでは，前述のごとく，腹腔内出血の有無をみるのが基本になる．腹腔内出血は，重力に従い，低いところに貯留する．患者は臥位の状態でいるため，背側側に血液が貯留する．貯留しやすいのがモリソン窩，脾臓周囲，ダグラス窩（直腸膀胱窩）であるため，これらの部位で評価する．そのほかに肝臓を評価した時の肋間走査のプローブを1-2肋間頭側にずらすことで，血胸を評価することができる．左側に関しては脾臓が肝臓ほど大きくないので，同じ肋間でも評価可能である．したがって，モリソン窩の評価のついでに右血胸の有無，脾臓周囲の評価のついでに左血胸の有無を確認する（図2-②③）．
- 外傷によるショックのほとんどは出血性ショックであるが，そのほかのショックとして，閉塞性ショックがあげられる．閉塞性ショックには緊張性気胸と心タンポナーデが含まれる．緊張性気胸は身体所見でみつけられることが望ましい．心タンポナーデの有無に関しては超音波検査で心嚢液貯留を評価する（図2-①）．心嚢液の貯留＝心タンポナーデではないが，心嚢液の貯留をみた場合は，貯留している量に関係なく，この液体貯留によるショックの可能性を考えなくてはならない．

図2 eFASTでの検査部位と検出項目

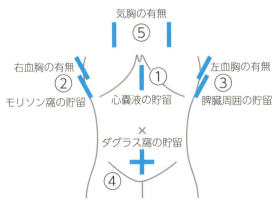

FASTは心嚢液の貯留の有無（①），モリソン窩や脾臓周囲の液体貯留（②③），ダグラス窩の液体貯留（④）を行い，血胸の有無も同時に観察する．eFASTでは通常のFASTに加えて気胸の検出を行う（⑤）

図3 気胸の有無を超音波で検出する

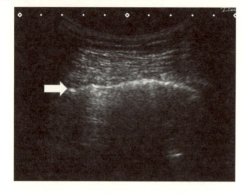

肋間にプローブをあてると胸膜（→）が高エコーに描出され，呼吸とともにこれが移動する。これをsliding signと呼ぶ。胸膜の高エコーがきちんと描出される場合は気胸はない

- 近年では超音波検査装置を用いて，前胸部にプローブをあてる（図2-⑤）ことで，気胸を検出することが可能[2]である（図3）。通常のFASTに加えて，気胸を検索することがルーチンになってきている。これをextended FAST（eFAST）と呼んでいる。
- さらにこれに付け加えるのであれば，IVCを評価することで，血管内volumeの推測が不可能ではない。IVCが扁平化しており，呼吸性変動が大きい場合には血管内volumeが足りないことがあり，輸液がたりていない可能性がある[3]。高齢者ではIVCの扁平化と血管内volumeに関して相関しないとの報告[4]もあるが，考慮してもよい検査である。

Q どのような患者にCTを施行すべきか？　CTを施行しなければ治療方針は決定できないのか？

- primary surveyで，気道・呼吸・循環動態の安定化をはかることができれば，secondary surveyを行う。その際にprimary surveyでの「切迫するD」が存在しているならば，まずはCTで頭蓋内の評価を行う。その際に同時に全身のCTを行うことは許容される。
- 「切迫するD」とは，意識障害の評価としてGCS（Glasgow Coma Scale）で8点以下，もしくは経過観察中に2点以上の低下，麻痺や瞳孔不同などの脳ヘルニア徴候がみられる場合である。緊急で穿頭や開頭などの血腫除去が必要になることがあるため，循環動態の安定化がはかられたのち，早急にCTを施行する。もちろん，その際には確実な気道確保（経口気管挿管など）をしておくべきである。
- 循環動態の安定化がはかれない場合は，基本的にCTの適応外であり，その場で止血

術を行わなければならない。それまでの検査（FAST，胸部と骨盤の単純X線写真）から出血部位を想定して，FASTが陽性であるならば，緊急開腹手術を，骨盤単純X線写真で骨盤骨折があるなら経カテーテル的動脈塞栓術（TAE：Transcatheter Arterial Embolization）や後腹膜パッキング・創外固定を即座に行うべきである。これらにより循環動態の安定化が得られれば，そののちにCTで評価を行う。したがって，「CTがなければ手術ができない，TAEができない」というのではなく，これらの状況でも，まずはどのような処置を行えばよいのかを訓練しておく必要がある。

- 循環動態の安定・不安定に関しては，数字で決めることは困難であり，初療医の判断になるところもあるが，初期輸液療法で急速輸液を維持輸液の速度にすると血圧が再び低下する，初期輸液療法を行っても頻脈が改善しない，などの場合は，Non-responderと判断する。初療室とCT室がどんなに近くても，CTを施行するためには移動が必要であり，移動の律速段階になるのは，付属物（点滴，人工呼吸器，モニター，ドレーン類など）の移動であり，CT撮影時間自体は5分であっても，初療室からCTを撮影して初療室まで戻ってくるまでに，10〜15分程度要すると考えておかなければならない。スタッフがこの時間を短縮するという概念を共有しトレーニングを重ねることで，10分以下に短縮することが望まれる。
- ResponderやTransient-responderとは，結果論であって，輸液に反応して血圧が上昇した場合に，その時点では，判定はできない。そのまま維持輸液のスピードに変更しても，血圧が維持できることができればResponderとなるが，すぐに血圧が下がるような場合は，Transient-responderではなく，Non-responderとして対応しなければならない。

Q CTの撮影方法で定まったプロトコルはあるか？

- CTは機器によって性能が異なるため，一定のプロトコルを定めることはできないが，「撮影の考え方」（表1）を理解し，その施設や医師（放射線科医や救急医など），診療

表1 撮影の考え方

| 1. 頭部CTは造影剤が入ると評価しにくいことがある |
| 2. 血管損傷を評価するためには，造影動脈優位相と造影実質相の2相で撮影することが望ましい |
| 3. 顔面の評価や脊椎の評価には，矢状断や冠状断が必要である。体幹に関しても横断像だけでなく，冠状断での評価が必要である |

放射線技師らで協同してプロトコルを考え，スムーズに撮影が行えるようにしなければならない。

- 上記をふまえて考えると，まずは頭部の単純CTを施行することになる。その際にはヘリカル撮影を行うことで撮影時間を短縮することができる。ただし，OMラインに合わせて撮影することに比べて，骨からのアーチファクトが強くなることを考えておかなければならない。患者の状態によってどの程度時間的猶予があるのかを考え，ヘリカル撮影とするか，コンベンショナルな撮影とするかを決定する。逆にコンベンショナルな撮影を行った場合は，顔面や頸椎の矢状断・冠状断を作成することはできないので，コンベンショナル撮影では頭部のみに限定し，顔面頸椎は造影CTを施行する際にこれらの部位を含めてヘリカル撮影することで，カバーする。
- 単純CTに関しては議論があるところで，重症外傷でない場合，単純CTを施行してみてから造影の必要性を検討し，造影CTを状況に応じて追加するという考え方もある。重症外傷で時間的猶予がないのであれば，被曝量も考慮し，単純CTを省略して造影CTだけ施行しても評価としては支障ない。そのような場合は積極的に単純CTを省略する。
- 造影剤は末梢静脈から秒間3mL前後の急速注入を行い，動脈優位相と実質相を撮影することで，血管外漏出像の有無や程度，仮性動脈瘤の有無を検出することができる。撮影のタイミングに関しては，造影剤が循環する速度に個人差があるため，ボーラストラッキング法といわれる，1カ所で継時的に造影剤による造影効果を見ながら撮影を開始する方法と，注入開始から撮影開始までの時間を固定して撮影する固定法とがある。一長一短はあり，施設ごとに検討するとよい。実質相の撮影は通常，造影剤の注入開始から100〜120秒後に撮影する。
- 造影CTでの撮影範囲に関しては，損傷のある部位をカバーしなければならないが，撮影してみないとわからないこともあるので注意しなければならない[5]。すべてをカバーするのであれば，頭部を含めて大腿近位までを含めたいところであるが，頭部単純CTで頭蓋内損傷が全くないのであれば，撮影範囲外とすることもある。また，顔面に関しても同様である。さらには，頭部の撮影の際にヘリカル撮影で頸椎を含んでおり，かつ，身体所見として，頸部の出血性病変が完全に否定されるならば，造影CTは頸部も除外して，胸部骨盤とすることも可能である。いずれにしても，2相で撮影するためには，多列CT（MDCT：multidetector row CT）で16列以上は必要であろうと思われる。

Q CT所見をどのように読み取るか？ 効率的に読影する第1段階の読影とは？ IVRに生かすためにはどのようなことが可能？

❶ CT所見の目的と注意点

- CTを施行することが目的ではなく，CTから損傷を把握し，治療に結びつけることが最大のミッションである。したがって，撮影時間を可能なかぎり短縮しても，画像所見を迅速かつ的確に読み取ることができなければ，撮影する目的からはずれてしまう。
- CTを読影することに長けている放射線科医が常駐しているならば問題となることは少ないかもしれない。ただ，夜間・休日にも常駐しているかといわれると，そうでない施設のほうが圧倒的に多い。また，判定困難な症例があったときだけコンサルとするという形態は，判定困難ではないと思っている症例のなかに重要な見落としが存在していることがあり，注意しなければならない。

❷ 第1段階の読影

- 画像診断に長けてない医師が読影する場合，まずは治療に緊急性のある損傷の有無を判定することになる。その方法の1つとして，JATECでは3段階読影を紹介している（表2）。
- 3段階読影のうち第1段階は，生命に切迫した，喫緊の治療介入を要する損傷の検出である。基本的にCTスキャンして画像が描出される順に速やかに読影を開始する。
  ① まずは頭部CTで，緊急減圧開頭や穿頭しなければならないような損傷の有無だけを確認する。すなわち，急性硬膜下血腫や急性硬膜外血腫が主体となる。少量のくも膜下出血や小さな脳挫傷まで細かくみる必要はない。それらは第2段階で判断する。
  ② 胸部では，大動脈損傷の有無，縦隔血腫の有無を判断する。大動脈損傷は施設によって多少治療方針は異なるが，破裂したら急変する重要な損傷の1つであり，これを

表2 ▶ 外傷CTにおける3段階読影のタイミングと内容

	タイミング	内容
読影の第1段階（FACT）	撮影中および直後	喫緊に処置を必要とする損傷
読影の第2段階	第1段階終了後に速やかに	第1段階で含まれないが喫緊に処置を必要とする損傷の有無，治療を必要とする損傷の有無を細かく読影
読影の第3段階	診療が落ち着いた段階で	生命予後や機能予後として治療は必要としないかもしれないが，細かな損傷の有無

評価する。

③中下肺野では，大きな肺挫傷や血気胸，心囊液の貯留を評価する。血気胸や心囊液の貯留に関してはすでに胸部単純X線写真やFASTで評価しているものであるが，そのときからの変化やそのときに描出困難であった際には，重要な所見が得られる場合がある。肺挫傷に関しては，小さな肺挫傷は酸素化にも循環動態にも影響しないが，広範囲な肺挫傷は血管損傷をきたしていることも多く，その後に大出血となることがあるので注意する。

④上腹部は，出血源となりやすい実質臓器が含まれているが，細かく読影しようとすると時間を要するため，いったんここでは通過し，骨盤内に貯留するような腹腔内出血があるかを判断する。

⑤骨盤まで観察したら，骨が見やすい条件（ウインドウ幅を広げて，ウインドウレベルもすこし上げる）で，骨盤骨折や周囲の血腫，椎体周囲および後腹膜の血腫を観察する。骨盤に関してもPrimary surveyで骨折を観察しているが，とくに後方成分では観察しにくい場合もあるため，ここで確認する。

⑥最後に上腹部の実質臓器損傷（肝損傷，脾損傷，腎損傷，膵損傷など）を評価し，腸間膜内にとどまるような血腫の有無を判断する。

● 基本的に，第1段階では血管外漏出像や仮性動脈瘤などを細かく評価せず，血腫の有無などを判断するのが主体となる。第1段階の読影は，患者がCT撮影を終了して，ストレッチャーに移乗するまでの間に終了することが重要であり，第1段階の結果によって，そのまま手術室や血管造影室に移動できるのが理想である。

Q 第2段階の読影，第3段階の読影は，いつ，どのように行う？

● 第1段階の読影だけですべてが判断できるわけではないので，第1段階で陽性（FACT positive）の場合は，手術室に移動し手術の準備をしながら，血管造影の準備をしながら第2段階の読影を行う。第1段階の読影で異常がみられなかった場合（FACT negative）でも，初療室に戻ったのちに速やかに第2段階の読影を行い，治療介入を要するような損傷がないか確認することが重要である。

● 第1段階で陽性となるのは，喫緊の治療を要するような所見の検出であるが，そのほかにも緊急止血術が必要になるような病態は存在するため，第1段階が陽性であっても陰性であっても可及的速やかに第2段階の読影を行う必要がある[6]。可能ならば2〜3mmの薄い厚みの写真を用いて，まずは血腫がみられる部位を中心に血管外漏出像や仮性動脈瘤の有無を細かく確認する。そのためには，動脈優位相と実質相を並べ

て比較したり，腹部では冠状断で評価したりすることも必要である．顔面の出血や皮下からの出血がときに致命的になることがあり注意する．

- 第2段階では，脊椎の評価も重要であり，矢状断や冠状断を用いて椎体を評価する．体幹をヘリカル撮影しているので，少なくとも胸腰椎から仙椎まで確認することが可能である．椎体の横突起は通常は骨折しても大量出血につながることはないが，凝固障害が存在している場合は，出血量が通常より多くなる傾向があり，保存的には止血をはかれない場合があるため，止血術を行わなければならないことがある．その場合には第1選択になるのはTAEである．
- 顔面の損傷では冠状断での評価がわかりやすい場合もあるため，冠状断画像でも忘れずに評価する．顔面の損傷でも血管外漏出像がみられ，治療が必要になることがあるため，とくに活動性の出血が顔面からみられる場合は，動脈優位相と実質相の2相を撮影し，血管外漏出像の評価を行わなければならない．
- 消化管損傷の有無には十分に気をつけなければいけない．とくに小腸損傷の有無は非常に読影が困難である．胃や大腸の損傷であれば，腹腔内に遊離ガスが生じやすいので，検出がしやすい．しかし，小腸はもともと空気を含んでいない臓器であるため損傷しても腹腔内遊離ガスとはならない．受傷機転や近傍の損傷から疑わしい場合はCTを繰り返すことで検出できるようになる．鋭的損傷で腹膜穿通がみられる場合は，基本的に開腹手術の適応となるため，消化管損傷の有無を画像で診断できなくても，目視下に検索すればよい．
- 第3段階の読影に関しては，翌日など，治療がひと段落した時点で，画像読影の専門家が細かな損傷の有無まで含めて読影を行い見逃しがないか確認する．

Q どのような損傷が手術の対象であって，どのような損傷がIVRの対象なのか？

- 止血に関しては，どのような損傷であっても止血が早く終了する治療法を選択する．どのような損傷であっても止血術に関して手術のほうが早いと判断すれば手術を選択し，IVRのほうが早いのであればIVRを選択するのが基本となる．もっとも，「IVRのほうが侵襲性が低い」「IVRでは門脈損傷や静脈損傷を治療できない」といった長所短所があるため，それらを考慮したうえでの選択になる．また，開腹したほうが早いのかIVRを選択したほうが早いのかは，その施設のシステムや術者の技量によるところが大きい．質の低い手術，質の低いIVRであるならば，単に手技開始時刻が早いというだけでは救命することはできない．現状に甘んじることなく，どちらの治療法にし

ても即座に開始できる体制を構築する必要があり，また，どちらの治療法にしても「止血」という特化した治療法に関して，時間をかけずに，それができる技量をトレーニングする努力が必要である。いずれの治療法も術者1人で行うものではなく，チームとして，その技量を高めなければならない。また，外傷では多部位損傷の患者も多く，その部位の止血にとらわれず，全身状態を考慮し，途中で治療法を変更するという判断も必要である。

- 消化管損傷に関しては，IVRでの治療は不可能であるため，開腹手術が必須となる。内因性の上部消化管穿孔に関しては保存的に軽快することもあるが，外傷ではそのようなことはありえないため，開腹し，感染のコントロールをはからなければならない。感染は，当初の救命に成功したとしても，のちに生命にかかわる重要な治療対象となることも多く，初期の段階で確実にコントロールしておくことが重要である。
- 頭蓋内損傷に関しても，手術的に治療が必要な対象である。脳ヘルニア徴候が出現しているならば，速やかに減圧開頭が必要になる。多部位損傷で，循環動態が安定しない場合は，可能なかぎり同時に手術を行うことが望まれるが，優先順位としては，循環動態の安定化が先であり，減圧できても心停止に至ってしまっては救命することはできない。まずは救命ということを考えると循環動態の安定化が優先事項である。この安定化手術に時間を要してはいけない。
- 骨盤損傷に関しては，TAEが有効であるのは紛れもないが，これに後腹膜パッキングを加えたり，骨盤創外固定を加えたりという方法がある。骨盤創外固定に関しては，骨盤固定具（サムスリング®，T-POD®など）を用いることで，ある程度固定化は得られるため，徐々に減少しているのが現状である。後腹膜パッキングに関しては，初療室で施行可能なので，時間的にも非常に有意義な治療法といえる。
- 四肢や皮下の動脈損傷に関しては，基本的に手術を行ったり，圧迫を行ったりすることで，コントロールされる。ただし，圧迫できないような部位では，TAEを行う場合もある。

ちょっとDEEPなTIPS
重症外傷診療のコツとワザ

Q すべての患者に胸部と骨盤のX線写真が必要?

- 高エネルギー外傷（高リスク外傷）とはいえ，傷病者が現場で立位の状態になってい

ることがある。その場合，常に骨盤単純X線写真が必要かといわれると，過剰な検査になることがある。したがって，必ずしも全症例において骨盤単純X線検査が必要かといわれるとそうとは限らない。ただし，胸部単純X線写真に関しては，得られる情報（外傷の有無だけでなく，内因性疾患に関しての情報）も多いため，スクリーニングとして施行すべきである。

- 2016年3月に病院前外傷診療に関して『JPTECガイドブック 改訂第2版』が上梓された。骨盤損傷に関しては初版とは異なり，病院前の状態では，受傷機転・臨床所見によって骨盤損傷が疑われる場合はむしろ触診を行わずに，搬送される場合がある[7]。触診の信頼性が高くないこと，触診により出血を助長させる可能性があることの理由による。そのような状況ではとくに，病院内では画像検査ができるために，骨盤の単純X線写真による評価は必要となることが多い。ちなみに救急隊は，骨盤損傷を疑った場合は，一般的には骨盤固定具を使用できないため，両膝を内旋位に固定して搬送してくる。救急隊が所有している三角巾を利用して，両膝を固定することで，骨盤を少しでも安定化させ，出血量を減らそうという試みである。ドクターカーやドクターヘリなどで医師が現場活動に参加できる場合はその限りではないので，骨盤固定具を装着した状態で，病院に搬送される。

- 後述するが，ハイブリッドER（初療室，CT室，血管造影用X線透視室，手術室のすべてを兼ね備えた初療室）であるならば，通常のガイドラインの手順と異なる診療の仕方もありうる。すなわち，骨盤の単純X線写真を省略してCTで代用するなど手順が異なる。場合によっては，胸部単純X線写真も省略してこれもCTでの代用は不可能ではない。どのような検査をどのように行うかに関しては，導入している施設も少なく，今後の検討によると思われる。

Q REBOAはどの程度，診療の役に立つの？

- 近年，大動脈遮断バルーン（IABO：Intra-Aortic Balloon Occlusion）を蘇生的に用いることをREBOA（Resuscitative Endovascular Balloon Occlusion of the Aorta）と称して，外傷診療において有効である報告が増えている[8]。しかしながら，REBOAは，一時的に下半身（balloonの下流側）に血流を流さないようにして，上半身（balloonの上流側）に血流を保つ手技であるため，止血術を行っているわけではない。したがって，REBOAを有効に使用するためには，止血までの時間を短くすることが求められる。いったん血圧が上昇したようにみえるため，止血術への移行が遅くなってしまうと救命率が逆に低下する可能性がある[9]。その有効性を十分に活用するためには，REBOA

を併用して，止血術を早急に行うことに重点をおかなければならない。
- またREBOAに関しては，合併症なく，確実に留置することが必要であり，現在わが国においては7Frのシースで留置できるものが多く流通している。従来のものに比して，遜色ない結果が示されており[10]，細径であるため留置に伴う下肢虚血などの合併症は低下していると思われるが，細径である影響で，カテーテルが弱く，血流の勢いでバルーンカテーテルの位置が下方にずれてしまうことがある。また同じく細径の影響で，バルーンの頸部が弱いために屈曲してしまうことがある。したがって，使用にあたっては十分に注意し，合併症の回避やその対応を知っておかなければならない。
- 今後，7FrのIABOには改良版が予定されているようであり，上記のような合併症に関しては減少すると思われる。

Q 初期輸液療法として1～2L輸液が入らないと，輸液による循環動態の評価はできない？

- 初期輸液療法はJATECでは，1～2Lの細胞外液を急速投与するとあるが，近年，「balanced resuscitation」「permissive hypotension」「damage control resuscitation」などと呼ばれるように，輸液を積極的に投与するのではなく，必要最低限の血圧を保ちつつ輸液を絞っている。また，早期に積極的に輸血を開始する「massive transfusion protocol」が行われつつある。重症ショックの場合，病院到着後に輸液を開始するものの輸液による血圧の反応をみることなく，骨盤骨折の不安定性やFASTでの腹腔内出血量に応じて，止血術を開始する必要がある。したがって，止血術を決定するまでの評価に要する時間は，病着後5～10分あれば十分である。FASTが少量であったり，骨盤骨折の転位がわずかであったりする場合は，循環動態の変化をみながら止血術やさらなる検査（CT）を行うことになる。
- 近年，研修後の救急救命士がショックの患者に対して静脈路を確保することが可能になり，輸液を行うことができるようになった。メディカルコントロールによる指示で投与速度などを調整することになる。病院に到着するまでの間に投与される輸液量には地域差があると思われるが，病院到着後は凝固因子の補充などを含めて輸血を積極的に行う必要がある。
- 病院前の情報でショックがある場合，当院では事前に輸血の準備を行っている。実際に投与を行うのは，患者の採血を行ってからであるが，早めにユニバーサルドナーの輸血を行っている。とくに新鮮凍結血漿に関しては溶解する時間が必要であるため，早期に準備を開始しなくてはならない。アメリカにおけるレベル1トラウマセンター

では，あらかじめ溶解した新鮮凍結血漿を初療室に配備しておくという施設もあるが，わが国においては重症外傷患者を集約化していないため，使用頻度が低く，常時溶解したものを初療室においておくのは困難である。

Q 理想の重症外傷診療の体制は？

❶ハード面

- 重症外傷診療において救命率を向上させるには，いかに早く止血術を行い呼吸循環動態を安定させるのか，いかに二次性の脳損傷を減少させるのか，ということが重要となる。どこの部位からの出血が影響を及ぼしているのかを検索するためには画像検査が重要な足がかりとなる。胸部と骨盤の単純X線写真やFASTはその場で施行可能である。それらの情報のみで判断可能な場合もあるが，胸部と骨盤の単純X線写真やFASTのいずれからも出血しそうな変化を認めない場合はさらなる検査（CT）が必要になる。
- 検査および治療において，移動なく施行できるというのが理想である。検査でいえば，上記の場合のCT検査，治療でいえば，手術（開胸・開腹手術，穿頭・開頭手術，骨盤創外固定術など）やIVRである。別の部屋に移動する場合，重症患者であればあるほどさまざまな付属物（モニター，点滴，人工呼吸器，尿道カテーテル，動脈圧ラインモニター，胸腔ドレーンなど）が存在しており，それらもともに移動することになるため，たとえ移動先が近いとしても付属物の移乗が律速段階となるため，これらの時間がなくなると，治療までの時間は明らかに短縮できる。
- 前述のようなハイブリッドERであれば，これらハード面の問題は解決可能であり，理想的な環境といえる[11]。ハイブリッドERを備えた施設は2016年3月の時点では全国に5施設ではあるが，重症外傷診療を積極的に行おうという施設において，今後，徐々に増加していくと思われる。

❷ソフト面

- ハイブリッドERを備えていても，それを有用に使うことができる人材・システムが必要である。即座に手術を行うことができるチーム，IVRを行うことができるチームが院内に常駐しており，開始する必要が発生したときに即座に開始できる必要がある。オンコール体制で15分待つ必要があるというのであれば，病院到着前の救急隊の情報で，起動させなければならない。オンコール体制で30分待つ必要があるという体制では，救急隊情報で起動させても間に合わないかもしれないので，その必要がないような人材を確保もしくは，当直体制を整備する必要がある。また，実際に手術・

IVRを行うのは1人ではなくチームとして行う必要があり，開始する瞬間はたとえ1人であったとしても，すぐにチームが合流できる体制を整備する。
- 手術・IVRの手技は通常の待機的な場合とは異なり，循環動態を安定化させることを目的としている。したがって，待機的な手術よりも，より高度な手技が求められる。そのような手技を行うことができるよう知識を深め，トレーニングしておかなければならない。
- 24時間365日，これらの体制を整えるためには，開胸・開腹手術を術者として行うことができる医師が5人前後，IVRを術者として行うことができる医師が5人前後，そして，そのほかにこれらの助手となるような後期研修医的な存在がいなければならない。また，チームマネジメントを行うためには，それぞれの術者としての技量だけではなく，チームをまとめるリーダーとしての知識・技量も必要になる。
- 上記のような人数の体制を整えるためには，費用対効果の面からは，重症外傷患者が少ない状況では困難であるため，積極的に外傷患者を集約化する地域での取り組みが必要であり，さらには消防機関への働きかけやドクターカーやドクターヘリなどの病院前診療への積極的な取り組みを行うべきである。

文献 »» 1）日本外傷学会外傷初期診療ガイドライン改訂第4版編集委員会編：外傷初期診療ガイドラインJATEC．改訂第4版，p.1-25，へるす出版，2012．
2）Abdulrahman Y, et al: World J Surg, 39(1): 172-178, 2015.
3）Sefidbakht S, et al: Emerg Radiol, 14(3): 181-185, 2007.
4）Milia DJ, et al: J Trauma Acute Care Surg, 75(6): 1002-1005, 2013.
5）Tillou A, et al: J Trauma, 67(4): 779-787, 2009.
6）一ノ瀬嘉明，他：時間を意識した外傷CT診断——Focused Assessment with CT for Trauma（FACT）からはじめる3段階読影．日外傷会誌，28：21-31，2014．
7）JPTEC協議会編著：JPTECガイドブック．改訂第2版，p.78-82，へるす出版，2016．
8）Qasim Z, et al: Resuscitation, 96: 275-279, 2015.
9）Inoue J, et al: J Trauma Acute Care Surg, 80(4): 559-567, 2016.
10）Teeter WA, et al: J Trauma Acute Care Surg, 27, 2016.
11）Wada D, et al: Scand J Trauma Resusc Emerg Med, 20: 52, 2012.

13 鎮痛・鎮静

長谷 洋和　澤村 成史

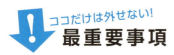
最重要事項

1　鎮痛，鎮静，せん妄に対するガイドラインが2013年に公表された[1]。疼痛（Pain），興奮（Agitation），せん妄（Delirium）の3つのイニシャルをとって『PADガイドライン』として知られている。

　強調されている事項は以下の3点である。

①最初に鎮痛：ICUにいる患者はさまざまな痛みにさらされている。痛みの評価をBPS（Behavioral Pain Scale）やCPOT（Critical-Care Pain Observation Tool）で行い，患者が痛がっていたら鎮痛薬を使用する

②浅い鎮静を心がける：RASS（Richmond Agitation-Sedation Scale）やSAS（Sedation-Agitation Scale）といったスコアリングを用いて鎮静レベルを容易に開眼し，単純な命令に従うことのできる状態で常に管理する

③せん妄への対策：せん妄を予防することで人工呼吸器からの離脱時間とICU滞在時間を短縮し，死亡率を低下させることができる。せん妄のリスクが高いベンゾジアゼピンをルーチンに使用することは回避すべき

2　『PADガイドライン』をふまえて，『日本版・集中治療室における成人重症患者に対する痛み・不穏・せん妄管理の臨床ガイドライン』（J-PAD）が2014年に発表された[2]。痛みの管理，浅い鎮静，せん妄の予防と評価だけでなく，非挿管患者の管理や多職種の連携によるアプローチといったリハビリなどにも言及されている。とくに，せん妄に関して重症患者の予後改善という点で強調されている。

3　注目すべき最新論文を2つ紹介する。

①鎮痛，鎮静

Faust AC, et al: Anesth Analg, 123(4): 903-909, 2016.

鎮静主体のプロトコールで管理した2011年の65例と，鎮痛主体のプロトコー

ルで管理した2013年の79例を比較した。結果として，人工呼吸器装着時間とICU入室期間が有意に短縮することが示された（p＝0.01，0.038）。鎮痛主体のプロトコールへの介入によりフェンタニル換算で1436μgが7516μg，プロポフォールは14192mgが1503mgと変化したと報告している。適切な鎮痛を心がけることで鎮静薬を減らすことができ，このことが患者の予後にも変化をもたらす。

②せん妄

Su X, et al: Lancet, 388(10054): 1893-1902, 2016.

65歳以上の非心臓手術後の患者に，プラセボ群とICU入室時より翌朝8時までデクスメデトミジンを0.1μg/kg/時で無作為二重盲検プラセボ対照比較を行った。結果として，プラセボ群で350例中79例（23％），デクスメデトミジン群で350例中32例（9％）と優位に術後せん妄の発生は低くなった（p＜0.0001）。デクスメデトミジンによるせん妄の予防効果は今後も期待されるところである。

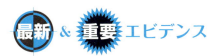

最新 & 重要エビデンス

❶鎮痛

- 要点：痛みを適切に評価し，オピオイドを中心に選択し適切な鎮痛を行う。
- 評価方法：VAS（Visual Analogue Scale）やNRS（Numerical Rating Scale）といった古典的な疼痛の評価方法はあるが，これらはICUには適していない。ガイドラインで推奨されているのは，BPS（表1）[3]とCPOT（表2）[4]である。
- BPSは表情，上肢の動き，呼吸器との同調性をそれぞれ評価し1～4点でスコアリングする。合計点数は3～12点となり，低いほど鎮痛ができていると判断できる。
- CPOTはBPSの3つの評価に加え，筋肉の緊張（上肢を伸展・屈曲させて評価する）の項目を評価する。また，非挿管患者の場合は発声を評価する。BPSよりも詳しくなっているがガイドラインでは優劣はつけてないため，どちらを使用するかは各施設の状況に合わせればよい。
- まず鎮痛を行うことで，次のステップである鎮静を行うことができる。鎮痛を適切に行わなければ過剰な鎮静に陥ってしまう。
- ICUにおける疼痛は，安静時痛と処置時痛に分けられる。わかりやすいのは処置時痛であり，気管挿管，ドレーン，吸痰などのときの疼痛である。安静時痛の評価は難

表1 Behavioral Pain Scale（BPS）

項目	説明	スコア
表情	穏やかな 一部硬い（たとえば，まゆが下がっている） 全く硬い（たとえば，まぶたを閉じている） しかめ面	1 2 3 4
上肢	全く動かない 一部曲げている 指を曲げて完全に曲げている ずっと引っ込めている	1 2 3 4
呼吸器との同調性	同調している 時に咳嗽，大部分は呼吸器に同調している 呼吸器とファイティング 呼吸器の調整がきかない	1 2 3 4

文献3）から日本語訳についての承諾済み

　しいが背部痛や足の痛みなどを感じている患者もいる。
- 疼痛を放置することは心的外傷後ストレス症候群に陥るだけでなく，生体にさまざまな影響を与える。疼痛による交感神経の亢進，内分泌系の賦活化により，頻脈，高血圧，凝固能亢進，免疫低下，尿量低下，創傷治癒の遷延化など悪影響が多い。
- 使用される鎮痛薬の第一選択はフェンタニル，第二選択でモルヒネである。欧米ではレミフェンタニルもICUで使用可能であるが，わが国では承認されていない。ヨーロッパではレミフェンタニルを用いたICUでの鎮静下抜管も一般的である[5]。
- フェンタニルは持続時間が短いので持続投与が必要であるが，調節性がよく，肝腎機能が悪くても安全に使用できる。投与時間が長くなると血中濃度が半減するまでの時間が延長するため注意が必要である。
- モルヒネは作用発現まで約20分かかり，効果は約3時間であるが，代謝産物であるモルヒネ-6-グルクロニド（M-6-G）が強力な鎮静作用をもつため実際の鎮痛効果はもっと長い。腎代謝が主なため腎機能低下患者や透析患者には用いないほうがよい。しかし，モルヒネには鎮静作用もあり，緩和領域では呼吸苦への第一選択となっている。

〈その他の鎮痛〉
- 『PADガイドライン』によると，硬膜外鎮痛は腹部大動脈瘤の手術の際に胸部硬膜外麻酔を用いると，術後心不全，感染，呼吸不全が減少するという点で推奨されている。末梢や中枢のブロックはエビデンスがないという理由で推奨されていないが，胸部外科の術後などの胸腔ドレーン挿入部位の疼痛は刺入部もしくは肋間神経ブロックを施

表2 ▶ Critical-Care Pain Observation Tool（CPOT）

指標	状態	説明	点
表情	筋の緊張が全くない	リラックスした状態	0
	しかめ面・眉が下がる・眼球の固定，まぶたや口角の筋肉が萎縮する	緊張状態	1
	上記の顔の動きと眼をぎゅっとするに加え固く閉じる	顔をゆがめている状態	2
身体運動	全く動かない（必ずしも無痛を意味していない）	動きの欠如	0
	緩慢かつ慎重な運動・疼痛部位を触ったりさすったりする動作・体動時注意をはらう	保護	1
	チューブを引っ張る・起き上がろうとする・手足を動かす/ばたつく・指示に従わない・医療スタッフをたたく・ベッドから出ようとする	落ち着かない状態	2
筋緊張 （上肢の他動的屈曲と伸展による評価）	他動運動に対する抵抗がない	リラックスした	0
	他動運動に対する抵抗がある	緊張状態・硬直状態	1
	他動運動に対する強い抵抗があり，最後まで行うことができない	極度の緊張状態あるいは硬直状態	2
人工呼吸器の順応性 （挿管患者） または 発声（抜管された患者）	アラームの作動がなく，人工呼吸器と同調した状態	人工呼吸器または運動に許容している	0
	アラームが自然に止まる	咳きこむが許容している	1
	非同調性：人工呼吸の妨げ，頻回にアラームが作動する	人工呼吸器に抵抗している	2
	普通の調子で話すか，無音	普通の声で話すか，無音	0
	ため息・うめき声	ため息・うめき声	1
	泣き叫ぶ・すすり泣く	泣き叫ぶ・すすり泣く	2

文献4）から日本語訳について許諾を得た，名古屋大学大学院医学系研究科博士課程後期過程看護学専攻，山田章子氏のご好意による。
これは信頼性・妥当性を検証中の暫定版である

行すれば簡易に鎮痛をすることができるので有用と考える。
- アセトアミノフェンの点滴用剤が販売されたため多用されている。劇症肝炎のリスクを避けるため，6時間おいて15mg/kgを15分での投与を行う。他のオピオイドとの併用も効果的である。

❷鎮静
- 要点：鎮痛のあとに適切な浅い鎮静を行う。
- 評価方法：現在ほとんど使用されていないRamsay鎮静スコアでは不穏の状態を詳細に評価できない。ガイドラインで推奨されているのはRASS（表3）[6]とSAS（表4）[7]

表3 Richmond Agitation-Sedation Scale（RASS）

スコア	用語	説明	
+4	好戦的な	明らかに好戦的な，暴力的な，スタッフに対する差し迫った危険	
+3	非常に興奮した	チューブ類またはカテーテル類を自己抜去：攻撃的な	
+2	興奮した	頻繁な非意図的な運動，人工呼吸器ファイティング	
+1	落ち着きのない	不安で絶えずそわそわしている，しかし動きは攻撃的でも活発でもない	
+0	意識清明な 落ち着いている		
−1	傾眠状態	完全に清明ではないが，呼びかけに10秒以上の開眼およびアイ・コンタクトで応答する	呼びかけ刺激
−2	軽い鎮静状態	呼びかけに10秒未満のアイ・コンタクトで応答	呼びかけ刺激
−3	中等度鎮静	状態呼びかけに動きまたは開眼で応答するがアイ・コンタクトなし	呼びかけ刺激
−4	深い鎮静状態	呼びかけに無反応，しかし，身体刺激で動きまたは開眼	身体刺激
−5	昏睡	呼びかけにも身体刺激にも無反応	身体刺激

文献6）より引用

表4 Sedation-Agitation Scale（SAS）

スコア	状態	説明
7	危険なほど興奮	気管チューブやカテーテルを引っ張る。ベッド柵を越える。医療者に暴力的。ベッドの端から端まで転げ回る。
6	非常に興奮	頻回の注意にもかかわらず静まらない。身体抑制が必要。気管チューブを噛む。
5	興奮	不安または軽度興奮。起き上がろうとするが，注意すれば落ち着く。
4	平静で協力的	平静で覚醒しており，または容易に覚醒し，指示に従う。
3	鎮静状態	自然覚醒は困難。声がけや軽い揺さぶりで覚醒するが，放置すれば再び眠る。簡単な指示に従う。
2	過度に鎮静	意思疎通はなく，指示に従わない。自発的動きが認められることがある。目覚めていないが，移動してもよい。
1	覚醒不能	強い刺激にわずかに反応する，もしくは反応がない。意思疎通はなく，指示に従わない。

文献7）から日本語訳についての許諾を得た布宮が日本語化。筆頭著者の承認済み

である。
- RASSは意識清明で落ち着いている状態を0とし，不穏状態を＋1〜＋4，鎮静状態を－1〜－5で評価する。適切な鎮静の状態はRASS 0〜－2を目安に薬剤をコントロールする。SASに比較し覚えやすいので広く使用されている。ただ，評価の仕方にステップ1，2があるので一見煩雑であるが通常の業務に差し支えるほどではない。
- SASは適切な鎮静状態のスコアリングを4とし，不穏は5・6・7で数字が大きいほうが不穏で危険と判断する。また，鎮静が深いことを1・2・3で数字が小さいと昏睡状態であると判断する。適切な状態が4であるという点がRASSよりも理解されにくいスケールである可能性はある。
- 深い鎮静は呼吸抑制，人工呼吸器関連肺炎，人工呼吸器肺損傷を引き起こし人工呼吸器離脱までの時間を延長させる。また，免疫抑制からの二次感染やリハビリの遅れから長期臥床を余儀なくさせる。
- 浅い鎮静は人工呼吸器装着期間やICU入室期間を短縮させ，医療コストの削減などよい面もあるが問題点もある。適切な鎮痛，鎮静がされていなければ患者のストレスは増大し，事故抜管のリスクは高まる。また，患者をみる看護師の負担は確実に増える。
- 必要最低限の鎮静薬で浅い鎮静を行いたいが，各施設の状況に応じてプロトコルを作成し鎮静レベルを決定していく必要がある。

❸せん妄

- 要点：予防を最優先し，起きてしまったらただちに対処する。
- 評価方法：深い鎮静を行っていた時代にはせん妄状態を正確には把握できていなかった。過去ICU症候群とひとくくりにされていた多様な状態を客観的に把握していく必要がある。ICUにおいて推奨されている評価ツールは，CAM-ICU（Confusion Assessment Method for the Intensive Care Unit，表5）[8]とICDSC（Intensive Care Delirium Screening Checklist，表6）[9]の2つである。
- CAM-ICUは，RASSを用いた第一段階の評価とせん妄評価の第二段階に分けて行われる。気管挿管，人工呼吸管理中でもせん妄の評価ができるが，煩雑であるため時間がかかるのがデメリットとある。
- ICDSCはCAM-ICUに比較するとやや簡易ではあるが，チェックする項目は意識レベルの変化，注意力欠如，失見当識，幻覚・妄想・精神異常，精神運動的な興奮あるいは遅滞，不適切な会話あるいは情緒，睡眠・覚醒サイクルの障害，症状の変動の8つを評価する必要がある。
- CAM-ICUは煩雑であるため，短い時間で評価するアルゴリズムであるCAM-ICUフローシート（図1）もよく用いられる[10]。

表5 ▶ Confusion Assessment Method for the Intensive Care Unit (CAM-ICU)

1. 急性発症または変動性の経過	ある	なし

A. 基準線からの精神状態の急性変化の根拠があるか？
または
B. （異常な）行動が過去24時間の間に変動したか？ すなわち，移り変わる傾向があるか，あるいは鎮静スケール（例えばRASS），GCSまたは以前のせん妄評価の変動によって証明されるように，重症度が増減するか？

2. 注意力欠如	ある	なし

注意力スクリーニングテスト（ASE）の聴覚か視覚のパートでスコア8点未満により示されるように，患者は注意力を集中させるのが困難だったか？

3. 無秩序な思考	ある	なし

4つの質問のうち2つ以上の誤った答えおよび/または指示に従うことができないことによって証明されるように無秩序あるいは首尾一貫しない思考の証拠があるか？

質問（交互のセットAとセットB）

セットA
1. 石は水に浮くか？
2. 魚は海にいるか？
3. 1グラムは，2グラムより重いか？
4. 釘を打つのにハンマーを使用してもよいか？

セットB
1. 葉っぱは水に浮くか？
2. ゾウは海にいるか？
3. 2グラムは，1グラムより重いか？
4. 木を切るのにハンマーを使用してもいいか？

指示
1. 評価者は，患者の前で評価者自身の2本の指を上げて見せ，同じことをするよう指示する。
2. 今度は評価者自身の2本の指を下げた後，患者にもう片方の手で同じこと（2本の指を上げること）をするよう指示する。

4. 意識レベルの変化	ある	なし

現在の意識レベルは清明以外の何か，例えば，用心深い，嗜眠性の，または昏迷であるか？（例えば評価時にRASSの0以外である）
意識明瞭：自発的に十分に周囲を認識し，また，適切に対話する。
用心深い/緊張状態：過度の警戒。
嗜眠性の：傾眠傾向であるが，容易に目覚めることができる，周囲のある要素には気付かない，あるいは自発的に適切に聞き手と対話しない。または，軽く刺激すると十分に認識し，適切に対話する。
昏迷：強く刺激した時に不完全に目覚める。または，力強く，繰り返し刺激した時のみ目覚め，刺激が中断するや否や昏迷states者は無反応の状態に戻る。

全体評価（所見1と所見2かつ所見3か所見4のいずれか）	はい	いいえ

CAM-ICUは，所見1＋所見2＋所見3または所見4を満たす場合にせん妄陽性と全体評価される。所見2：注意力欠如は，2種類の注意力スクリーニングテスト（ASE）のいずれか一方で評価される。

〈聴覚ASEの具体的評価方法〉

患者に「今から私があなたに10の一連の数字を読んで聞かせます。あなたが数字1を聞いた時は常に，私の手を握りしめることで示して下さい。」と説明し，たとえば「2・3・1・4・5・7・1・9・3・1」と，10の数字を通常の声のトーンと大きさ（ICUの雑音の中でも十分に聞こえる大きさ）で，1数字1秒の速度で読み上げ，スコア8点未満の場合（1のときに手を握ると1点，1以外で握らない場合も1点）は所見2陽性（注意力欠如がある）となる。

〈視覚ASEの具体的評価方法〉

視覚ASEに使用する絵は，Web上（http://www.icudelirium.org/delirium/monitoring.html）から無料でダウンロード可能である。
Packet AとPacket Bは，それぞれがひとくくりの組であり，いずれか一方を用いて評価する。
ステップ1：5の絵を見せる。
　指示：次のことを患者に説明する。「＿＿＿＿さん，今から私があなたのよく知っているものの絵を見せます。何の絵を見たか尋ねるので，注意深く見て，各々の絵を記憶して下さい。」そしてPacket AまたはPacket B（繰り返し検査する場合は日替わりにする）のステップ1を見せる。ステップ1のPacket AまたはBのどちらか5つの絵をそれぞれ3秒間見せる。
ステップ2：10枚の絵を見せる。
　指示：次のことを患者に説明する。「今から私がいくつかの絵を見せます。そのいくつかは既にあなたが見たもので，いくつかは新しいものです。前に見た絵であるかどうか，「はい」の場合には首をたてに振って（実際に示す），「いいえ」の場合には首を横に振って（実際に示す）教えて下さい。」そこで，どちらか（Packet AまたはBの先のステップ1で使った方のステップ2）の10の絵（5つは新しく，5つは繰り返し）をそれぞれ3秒間見せる。
スコア：このテストは，ステップ2における正しい「はい」または「いいえ」の答えの数をスコアとする。高齢患者への見え方を改善するために，絵を15cm×25cmの大きさにカラー印刷し，ラミネート加工する。眼鏡をかける患者の場合，視覚ASEを試みる時，彼/彼女が眼鏡をかけていることを確認しなさい。

ASE, Attention Screening Examination; GCS, Glasgow coma scale; RASS, Richmond Agitation-Sedation Scare

- それぞれのツールで優劣をつけるのは難しいが，客観的な評価のためにはCAM-ICU，ICDSCの両方を記録できたほうが好ましい。
- せん妄は単なる不穏や興奮している状態ではなく，脳における臓器不全状態の1つの症状であるという認識が大事である。
- せん妄には精神活動と覚醒レベルを評価して3つに分別される。過活動型のせん妄は幻想，妄想，焦燥，失見当識が表面に出てくる。低活動型のせん妄は感情や施行の混

表6 Intensive Care Delirium Screening Checklist（ICDSC）

1. 意識レベルの変化： （A）反応がないか，（B）何らかの反応を得るために強い刺激を必要とする場合は評価を妨げる重篤な意識障害を示す。もしほとんどの時間（A）昏睡あるいは（B）昏迷状態である場合，ダッシュ（−）を入力し，それ以上評価は行わない。 （C）傾眠あるいは，反応までに軽度ないし中等度の刺激が必要な場合は意識レベルの変化を意味し，1点である。 （D）覚醒，あるいは容易に覚醒する睡眠状態は正常を意味し，0点である。 （E）過覚醒は意識レベルの異常と捉え，1点である。	0.1
2. 注意力欠如： 会話の理解や指示に従うことが困難。外からの刺激で容易に注意がそらされる。話題を変えることが困難。これらのいずれかがあれば1点。	0.1
3. 失見当識： 時間，場所，人物の明らかな誤認，これらのうちいずれかがあれば1点。	0.1
4. 幻覚，妄想，精神障害： 臨床症状として，幻覚あるいは幻覚から引き起こされていると思われる行動（例えば，空を掴むような動作）が明らかにある，現実検討能力の総合的な悪化，これらのうちいずれかがあれば1点。	0.1
5. 精神運動的な興奮あるいは遅滞： 患者自身あるいはスタッフへの危険を予測するために追加の鎮静薬あるいは身体抑制が必要となるような過活動（例えば，静脈ラインを抜く，スタッフをたたく），活動の低下，あるいは臨床上明らかな精神運動遅滞（遅くなる），これらのうちいずれかがあれば1点。	0.1
6. 不適切な会話あるいは情緒： 不適切な，整理されていない，あるいは一貫性のない会話，出来事や状況にそぐわない感情の表出。これらのうちいずれかがあれば1点。	0.1
7. 睡眠・覚醒サイクルの障害： 4時間以下の睡眠。あるいは頻回な夜間覚醒（医療スタッフや大きな音で起きた場合の覚醒を含まない），ほとんど一日中眠っている，これらのうちいずれかがあれば1点。	0.1
8. 症状の変動： 上記の徴候あるいは症状が24時間のなかで変化する（例えば，その勤務帯から別の勤務帯で異なる）場合は1点。	0.1
合計点が4点以上であればせん妄と評価する。	

図1 CAM-ICU フローシート

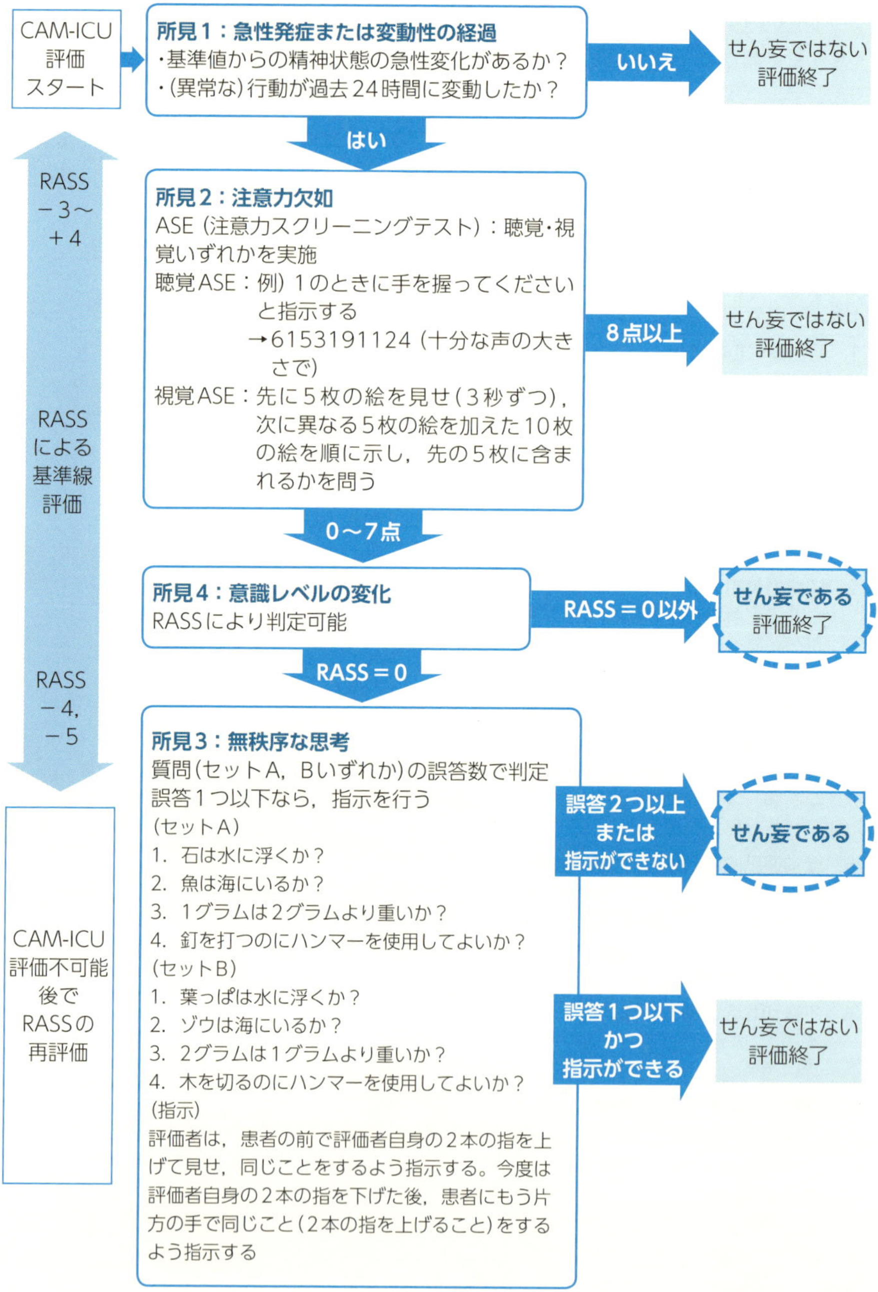

CAM-ICU 評価スタート

↓

所見1：急性発症または変動性の経過
・基準値からの精神状態の急性変化があるか？
・(異常な)行動が過去24時間に変動したか？

→ いいえ → せん妄ではない 評価終了

↓ はい

所見2：注意力欠如
ASE（注意力スクリーニングテスト）：聴覚・視覚いずれかを実施
聴覚ASE：例）1のときに手を握ってくださいと指示する
　　　　　→6153191124（十分な声の大きさで）
視覚ASE：先に5枚の絵を見せ（3秒ずつ），次に異なる5枚の絵を加えた10枚の絵を順に示し，先の5枚に含まれるかを問う

→ 8点以上 → せん妄ではない 評価終了

↓ 0〜7点

所見4：意識レベルの変化
RASSにより判定可能

→ RASS＝0以外 → せん妄である 評価終了

↓ RASS＝0

所見3：無秩序な思考
質問（セットA，Bいずれか）の誤答数で判定
誤答1つ以下なら，指示を行う
（セットA）
1. 石は水に浮くか？
2. 魚は海にいるか？
3. 1グラムは2グラムより重いか？
4. 釘を打つのにハンマーを使用してよいか？
（セットB）
1. 葉っぱは水に浮くか？
2. ゾウは海にいるか？
3. 2グラムは1グラムより重いか？
4. 木を切るのにハンマーを使用してよいか？
（指示）
評価者は，患者の前で評価者自身の2本の指を上げて見せ，同じことをするよう指示する。今度は評価者自身の2本の指を下げた後，患者にもう片方の手で同じこと（2本の指を上げること）をするよう指示する

→ 誤答2つ以上 または 指示ができない → せん妄である

→ 誤答1つ以下 かつ 指示ができる → せん妄ではない 評価終了

左側：RASSによる基準線評価
　RASS －3〜＋4
　RASS －4，－5 → CAM-ICU評価不可能 後でRASSの再評価

文献10）より引用

乱があり，鎮静が現れる。この2つが合わさった状態が混合型のせん妄とされている。ICUにおいては，低活動型のせん妄を見過ごさないようにすることが重要である。
- ICUにおけるせん妄の危険因子は多岐にわたる。患者要因としては認知障害，高齢，アルコールや喫煙歴などである。急性疾患としてはAPACHE（Acute Physidogy and Chronic Health Evaluation）Ⅱスコア高値であるような重症疾患に伴うもののリスクが高い。また，貧血や低アルブミン血症なども危険因子として報告されているが，治療として介入できる可能性はある。医原性のものとして最たるものはベンゾジアゼピンの使用である。また，オピオイドもせん妄と強く相関する。環境因子としては抑制されていることや睡眠障害などがある。予防可能なものと不可能なものがあるが，実際にICUにおいて治療として必要な管理をする際に，せん妄予防のためだからといって，たとえば抑制をはずすといった行動は医療スタッフの負担を増やすこととなる。唯一せん妄予防に効果的とされているのは早期のリハビリだけである。そのためにも浅い鎮静が必要である。

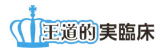実臨床

Q 選択薬剤と希釈の方法の統一化は？

- ICUで使用する鎮痛・鎮静に関する薬剤は，事故防止のために選択と希釈の方法を統一化することが望ましい。統一化しルーチンにすることで，医師，看護師，薬剤師の間のコミュニケーションエラーを減らすことができる。ここで一例を提示する。各病院の事情に合わせ参考にしていただけると幸いである。

❶鎮静剤
①プロポフォール：プレフィルドシリンジ製品
②デクスメデトミジン：デクスメデトミジン200μg（2mL）＋生食48mL
③ミダゾラム：ミダゾラム50mg（10mL）＋生食40mL

❷鎮痛剤
①フェンタニル：フェンタニル500μg（10mL）＋生食40mL
②モルヒネ：モルヒネ50mg（5mL）＋生食45mL
③ブプレノルフィン：ブプレノルフィン0.4mg（2mL）＋生食22mL

❸せん妄

①デクスメデトミジン：デクスメデトミジン200μg（2mL）＋生食48mL
②ハロペリドール5mg＋フルニトラゼパム2mg＋生食100mL

鎮痛・鎮静における薬剤投与のコツとワザ

Q 状態の悪い患者へのデクスメデトミジンの初期負荷投与は？

- 添付文書には「通常，成人にはデクスメデトミジンを6μg/kg/時の投与速度で10分間静脈内へ持続注入し（初期負荷投与），続いて患者の状態に合わせて，至適鎮静レベルが得られるよう，維持量として0.2～0.7μg/kg/時の範囲で持続注入する（維持投与）。また，維持投与から開始することもできる。なお，患者の状態に合わせて，投与速度を適宜減速すること」とある。
- 実際にICUにおいてショックや高齢といった状態の悪い患者に添付文書どおりに初期負荷投与を行うと，血圧低下や徐脈といった著明な循環抑制を認める。頻脈，高血圧を呈しており，すぐに鎮静・鎮痛が必要な患者には初期負荷投与が必要かもしれないが，状態の悪い患者には維持投与からの開始で十分である。即効性という面ではプロポフォールのボーラス投与のほうが有効であろう。デクスメデトミジンは，ボーラス投与を行うことは循環抑制を助長するため禁止されている。プロポフォールと同じ感覚で急速投与をしてはいけない。

Q ミダゾラムのメリットとデメリットは？

- ミダゾラムは鎮静薬として第一選択とはならない。理由としては，長期使用による覚醒遅延，認知障害や投与中止によるせん妄，不随意運動，振戦といった離脱症状がICU滞在時間，人工呼吸器装着時間を延長させるからである[11]。
- しかし，プロポフォールやデクスメデトミジンを使用すると血圧低下が著明な場合には有効な場合もある。また，間質性肺炎急性増悪といった呼吸苦が強い場合など，浅い鎮静が好ましくないときや長期間の人工呼吸管理が予想されるときも使用する。
- プロポフォール，デクスメデトミジンの使用により目標鎮静に到達できないときなどに併用することも有効である。
- プロポフォールやデクスメデトミジンと比較して，ミダゾラムのいちばんのメリット

は薬価が安いことである。しかし，ミダゾラムのデメリットによるICU滞在期間の延長による医療費の増加があると考えられるが結論は出ていない。また，フルマゼニルによる拮抗ができる。

Q 治験中のレミマゾラムへの期待は？

- 現在治験中の短時間作用型ベンゾジアゼピン製剤のレミマゾラムが使用できるようになれば，現在の鎮静薬の選択も変わってくるであろう。単回投与，持続投与どちらも可能である。安全性に関してもミダゾラムと有意差はなく，迅速な鎮静効果と回復が期待できる[12]。

Q 筋弛緩薬の注意点は？

- 筋弛緩薬のルーチンの使用はするべきではない。筋弛緩薬を使用することで咳反射がなくなり，肺炎のリスクは明らかに上昇する。筋弛緩薬を使用しなければならないときは，気管支鏡による定期的は吸痰をする必要がある。ICUにおいて筋弛緩薬の投与必要がある患者は，脳保護低体温療法施行中のシバリング予防，口腔内や頸部の術後といった絶対に気道確保が必要な患者の管理，腹部の開放創の管理，ARDSなどでファイティングにより気道内圧が高くなってしまい人工呼吸器関連肺障害などのリスクがある場合などがあげられるが，メリット・デメリットを考慮して必要最低限の投与に留めたい。
- ICUにおいて，筋弛緩薬の使用が有用であるとはっきりいえるのは緊急挿管時である。低酸素血症や循環虚脱といった危機的状況を減らすいちばんの利点は，挿管の難易度を下げてくれることである[13]。
- ロクロニウムを0.9～1.2mg/kg使用すれば1分前後で筋弛緩が得られるので，MacGrathといったデバイスをうまく使うことで，換気できない，挿管できないといった危機的状況にはほとんど出会わない。自発呼吸を残しておくほうが挿管できなかった際の保険となるが，筋弛緩をしてビデオ喉頭鏡を用いればほぼ挿管困難にはならない。いざというときには，Difficult air way アルゴリズムに沿って挿管にはこだわらずラリンゲルマスク等による換気を行うことが重要である。
- ベクロニウムよりもロクロニウムのほうがICUに適している。理由は効果発現が早く，スガマデックスという拮抗薬があるからである。ロクロニウムを使用して挿管できなかった場合には，スガマデックスを用いて自発呼吸を戻す。また，ベクロニウムは粉

末であるので溶解しなければならないが，ロクロニウムは液体なのでバイアルから吸えばただちに使用可能である。このひと手間があるかないかは緊急挿管の際には重要である。

Q プロポフォール症候群の予防法は？

- プロポフォール症候群（PRIS：propofol infusion syndrome）の定義は，プロポフォール投与後に生じる心機能障害を伴う代謝性アシドーシスで，①横紋筋融解症，②高トリグリセリド血症，③腎不全のいずれか1つを伴うものとされている[14]。
- プロポフォールを長期に高容量使用することで，上記の症状の後に，Brugada様の心電図変化，心不全，房室ブロック，心室細動，心房細動，急性腎不全に伴う高カリウム血症，肝臓の脂肪変性などを呈する。
- 発症機序は，プロポフォールによるミトコンドリアにおける電子伝達系抑制による酸素利用障害と脂肪酸β酸化抑制に伴う脂肪酸利用障害に続くエネルギー産生障害と推測されている。
- 治療は，対処療法が基本であるが確立されたものはない。腎代替療法と支持療法が基本となる。大事なことは発症を防止することであり，プロポフォールを4mg/kg/時以上の速度で48時間以上投与しないことである。
- 基本的にプロポフォールは，手術や検査における麻酔の際には小児への使用は認められている。添付文書で禁忌とされているのは，小児の集中治療における鎮静としての使用である。
- 実際の麻酔の現場においても，小児の麻酔の際にはとくにプロポフォールの投与量を気にするようになった。神経モニタリングが必要なときや術後の悪心・嘔吐対策のために揮発性麻酔薬を使用しづらい場面が少なからずある。プロポフォールを投与しているときには，定時的にアシドーシスやトリグリセリドを検査し早期発見していくことが重要である。
- 集中治療領域でプロポフォール単独で鎮静しようとすると，すぐに4mg/kg/時は超えてしまうであろう。デクスメデトミジンやフェンタニル，ミダゾラムなどを併用してプロポフォールの高容量の投与を避けていくべきではある。しかし，現在添付文書で禁忌とされてしまっているので実際の使用は控えるべきである。

Q プロポフォールによる脳保護作用は？

- 脳代謝を抑えて脳圧を低下させることができるため脳保護作用があるとされている。脳神経外科の患者の鎮静に最も適している可能性がある。ときに血圧コントロール範囲外の際にプロポフォールの増量で対応してしまいがちであるが，降圧には降圧薬を用いるべきである。あくまでも鎮静薬はRASSの評価を行い，投与量を調節していく。

Q プロポフォールにより尿が変色した場合は？

- ICUにおいて時折プロポフォールを使用していると尿が変色することがある。このことはプロポフォール症候群とは関連がないとされている。尿中の尿酸濃度の変化により白色や桃色に変化する。また，プロポフォールの代謝産物に起因すると緑色や褐色に変化する。プロポフォール中止により速やかに改善する[15]。

文献

1) Barr, J, et al: Am J Health Syst Pharm, 70(1): 53-58, 2013.
2) 日本集中治療医学会 J-PAD ガイドライン作成委員会：日集中医誌，21：539-579，2014.
3) Payen JF, et al: Crit Care Med, 29(12) :2258-2263, 2001.
4) Gélinas C, et al: Am J Crit Care, 15(4): 420-427, 2006.
5) DAS extubation guidelines.
   https://www.das.uk.com/guidelines/das-extubation-guidelines1
6) Sessler CN et al: Am J Respir Crit Care Med, 166(10): 1338-1344, 2002.
7) Riker RR et al: Crit Care Med, 27(7): 1325-1329, 1999.
8) Ely EW, et al: Crit Care Med, 29(7): 1370-1379, 2001.
9) Bergeron N, et al: Intensive Care Med, 27(5): 859-864, 2001.
10) Vasilevskis EE, et al: Chest, 138(5): 1224-1233, 2010.
11) Riker RR, et al: JAMA, 301(5): 489-499, 2009.
12) Borkett KM, et al: Anesth Analg, 120(4): 771-780, 2015.
13) Jaber S. et al: Intensive Care Med, 36(2): 248-255, 2010.
14) Roberts RJ, et al: Critical Care, 13(5): R169, 2009.
15) 松林理，他：日本集中治療医学会雑誌，11（3）：251-252，2004.

14 重症患者の栄養管理

中村 智之　西田 修

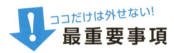

最重要事項

1　敗血症などの重症病態下では異化も代謝も亢進している。異化は，侵襲にさらされた生体の正常な反応として必ず生じ，単純に栄養を与えれば止まるわけではない。適切な集中治療管理による十分な侵襲制御を行ったうえで，はじめて適切な栄養管理が可能となる。

2　重症患者における栄養療法の適切な目標量はいまだ明らかでない。侵襲早期のoverfeedingは予後を悪化させる。overfeedingを避けるために目標量に到達しないunderfeedingは，1～2週間ぐらいまでは許容できる。

3　腸管が使用できる場合は経腸栄養が優先される。経静脈栄養は容易にoverfeedingになる危険性があるが，overfeedingを回避し，三大栄養素のバランスのとれた経静脈栄養は，経腸栄養に劣らないかもしれない。

4　投与経路にかかわらず，十分な蛋白投与は有用である。

5　血液浄化療法中の栄養管理は，拡散・濾過・吸着の3つの原理と，浄化量や施行方法により各栄養素がどのように除去されるのかを正確に理解することが重要である。

6　血液浄化療法と経静脈栄養は相性が悪く，血液浄化療法中は可能なかぎり経腸栄養が望ましい。血液浄化療法施行中に経静脈栄養を選択する場合には，血液浄化療法による栄養成分の喪失やカテーテルの位置関係に配慮する必要である。

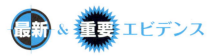

- 重症患者の栄養管理ガイドラインとしては，米国のASPEN/SCCMガイドライン，ヨーロッパのESPENガイドライン，カナダのガイドラインCCPGなどがある。国際的な敗血症のガイドラインであるSSCG（Surviving Sepsis Campaign Guidelines）の2013年改訂版で，はじめて栄養の項目が追加された。同時期に発表された日本版敗血症診療ガイドラインにも栄養の項目が取り上げられており，2016年には『日本版重症患者の栄養療法ガイドライン』が発表されている[1]。

- 2015年に報告されたPermiT studyでは，permissive underfeedingの是非が問われた。ICU管理を要する成人重症患者894例を，permissive underfeeding群（エネルギー必要量の40〜60％）とstandard enteral feeding群（同70〜100％）に分けて，同程度の蛋白投与をしたうえで，最長14日間の投与を行い，臨床的アウトカムが比較された。両群間において，90日間死亡率に有意差を認めなかった。重篤な有害事象は認めず，経腸不耐性，下痢，ICU内感染，ICU在室日数，入院日数に関しても有意差を認めなかった[2]。

- 2014年に報告されたCALORIES studyでは，すでに経腸栄養で結論が出たと考えられていた早期栄養療法の投与経路について再度スポットが当てられた。予定外ICU入室患者2,388名を経腸栄養EN群と経静脈栄養PN群に割り付け，入室後36時間以内に栄養管理を開始して最長5日間継続し，臨床的アウトカムが評価された。30日死亡率は，両群間で有意差を認めなかった。PN群で低血糖と嘔吐が有意に少なかった。感染性合併症の発生率と90日間死亡率，その他の有害事象の発現率に有意差を認めなかった[3]。

- 2011年に報告されたEPaNIC studyは，早期静脈栄養の有効性を立証しようとした4,640名を対象とする大規模臨床試験である。ICUおよび院内死亡率に有意差を認めないものの，ICU在室日数，入院期間，感染症発生率，人工呼吸管理期間，血液浄化療法を要する期間がearly群で有意に悪化し，皮肉なことに重症患者の早期静脈栄養の有効性は否定された[4]。しかし，後に報告されたSPN study[5]とEarly PN study[6]では，規模はEPaNIC studyに及ばないものの，早期静脈栄養の有効性を示唆する結果であった。

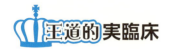

Q 重症患者の栄養管理はどのように考えればよい?

- 栄養なしで生存不可能であることは自明であり，適切な栄養管理はすべての治療の土台となる。集中治療を要する重症患者における栄養管理はすべて医療者に委ねられており，適切な栄養管理は非常に重要である。それにもかかわらず，重症患者の栄養管理はいまだに未解決分野の多い領域である。これまでのガイドラインでは，質の高いエビデンスに基づくものは少なく，観察研究やエキスパートオピニオンからなるものが多く，各ガイドラインでも推奨度や意見が対立することもあった。しかし近年になり，大規模で質の高いRCTの結果が相次いで報告されるようになり，新たな知見が得られつつある。重症患者における栄養療法は単に不足エネルギーを補うだけでなく，患者予後を大きく左右する治療となる可能性がある。
- 敗血症などの高度侵襲下では，神経内分泌系の賦活化やサイトカインなどの免疫応答により，エネルギー代謝と異化亢進がともに急速に進行する。適切な栄養管理が行われなければ，免疫力や創傷治癒力の低下と体組織の崩壊が進行し，病態の悪化をまねく。
- 異化は，侵襲にさらされた生体の正常な反応として必ず生じ，主として骨格筋の蛋白異化により放出されるアミノ酸を基質とした糖新生と，脂肪組織からの脂肪酸の放出からなる。敗血症などの高度侵襲下では，通常の1日必要量の2倍以上の体蛋白が崩壊しているともいわれる。侵襲時の異化亢進は，単純飢餓と異なり，単に十分な栄養を与えれば止まるわけではない。敗血症では，感染の制御と適切な集中治療管理により侵襲を制御したうえで，病態に応じた適切な栄養管理を行うことが重要であり，それにより異化が同化に転じ，病態の改善がはかれる。栄養療法単独では，侵襲に応答した異化亢進を抑制することはできず，侵襲が続くかぎり蛋白同化を促進することもできない。

Q 重症患者にはどれぐらいの栄養を与えればよい?

- 重症患者における栄養療法の適切な目標量は，まだ明らかになっていない。各ガイドラインでは，推算式（25kcal/kg/日）や間接熱量計による測定を推奨しているが，実際の投与にあたっては，いずれも開始後7日程度は目標投与量を達成しないことを推

奨している。これは至適投与量が明らかになっていないなかでのoverfeeding回避のための工夫といえる。
- overfeedingでは，高血糖による糖毒性と栄養ストレスによる弊害が惹起されることが指摘されている。高血糖は厳密な血糖値管理（TGC：Tight Glycemic Control）で回避されるが，栄養ストレスはTGCで制御できず，先述のEPaNIC studyで有害事象の原因とされたautophagy抑制をはじめ，筋・蛋白・アミノ酸代謝異常，水分貯留，細胞傷害の修復遅延などを引き起こす。寺島らは，侵襲時の異化亢進を「内因性エネルギー供給」ととらえ，外因性エネルギー供給である栄養療法は，見えない内因性エネルギー供給を考慮しなければ，常にoverfeedingの危険性をはらんでいると警告している[7]。
- overfeedingを回避するために目標量に到達しない栄養療法はpermissive underfeedingといわれ，近年支持されつつある。そのエビデンスの多くは比較的栄養状態の良好な欧米人のデータであり，体格が小さい日本人にそのまま当てはめることが妥当かは不明である。現状では，侵襲早期にはoverfeedingを回避することが最優先され，重症化以前に低栄養がないかぎり，1〜2週間程度のunderfeedingは許容してもよさそうである。

Q 経腸栄養はどのように行えばよい？

- 経腸栄養はすべてのガイドラインで推奨され，広くコンセンサスが得られている。経静脈栄養に比べ，最終的な転帰の改善を示すわけではないが，感染症発生率の抑制，病院・ICU滞在期間の短縮，医療費の削減などを認める。また，敗血症における高度侵襲下では，腸管運動低下や腸管血流低下から微小循環障害が生じ，腸管粘膜の虚血再灌流障害が起こり，さらに全身性の炎症反応から腸管透過性が亢進する。腸管機能不全は，腸管血流を受ける予備能の高い肝臓にも負担を与え，多臓器不全の引き金となる。経腸栄養は，腸管粘膜と腸管免疫の維持，バクテリアルトランスロケーションとそれに伴う腸管機能不全の予防に有効と考えられている。
- また可能なかぎり早期の経腸栄養が推奨され，『日本版重症患者の栄養療法ガイドライン』では24時間以内，他のガイドラインでも48時間以内の経腸栄養の開始が推奨されている。逆にいえば，遅くても48時間以内に経腸栄養を開始すればよく，入室直後から開始する必要はなく，初期蘇生と十分な病態把握が優先されるのはいうまでもない。
- 敗血症性ショックなど血行動態が不安定な場合，腸管血流は低下しており，経腸栄養

の施行により腸管虚血発症や，逆に腸管血流増加による循環動態の悪化の可能性がある。ASPEN/SCCMガイドラインでは，循環動態が安定するまで経腸栄養の施行を避けることを推奨しているが，これには明確なエビデンスがあるわけではない。虚血性腸炎を発症した症例のうちの6割は，カテコラミンを使用しておらず血圧も正常であった，との報告もある[8]。カテコラミン使用中でも経腸栄養が有用とする報告もあり，腸管虚血の症状の有無を観察しながら，underfeedingで経腸栄養を開始すればよい。

- 栄養チューブ先端の留置位置について，小腸内投与は胃内投与に比べ肺炎のリスクを減少させるが，死亡率，ICU滞在期間，人工呼吸管理期間などに差はない。経腸栄養剤の誤嚥は重篤な合併症であり，経胃投与後には頭部挙上安静が強いられ，誤嚥のリスクがある症例では幽門後からの投与が推奨されている。筆者らは，空腸からの経腸栄養を基本としている。侵襲早期には胃の蠕動運動が低下しても，空腸では蠕動がみられることが多いため，吸収される可能性が高いことと誤嚥の可能性が低いことが期待されるからである。
- さらに筆者らの独自の調査では，十二指腸留置よりもトライツ靱帯を越えた空腸留置のほうが，逆流の可能性が低いことがわかっている[9]。ARDSに対して長時間の腹臥位療法が有効であることが証明され，近年は腹臥位以外にも早期リハビリテーションの重要性が認識されてきた。経空腸栄養は，各種処置やリハビリ，腹臥位においても栄養投与を中断する必要がない。空腸への先端留置は多少の技術と習熟を要すが，筆者らの施設では，内視鏡下，透視下のいずれかの方法で行っている。

Q 経静脈栄養はどのように行えばよい？

- 経腸栄養とは反対に，経静脈栄養はその有害性が強調されてきた。各ガイドラインでは，ICU入室前に栄養障害がなければ早期の経静脈栄養に否定的である。経腸栄養では，患者自身の腸管吸収による取捨選択がoverfeedingを予防している可能性があるが，経静脈栄養ではすべてが血管内に投与されるため，容易にoverfeedingになりうる。
- 経腸栄養開始後1週間程度で目標投与量に達しない場合に経静脈栄養の追加が考慮されることが多いが，その開始時期や投与エネルギー量は明確になっていない。
- 一方，重症患者には経腸栄養の絶対的または相対的禁忌となる患者も多く，経静脈栄養に頼らざるをえない状況も多い。そのため，予後を改善する経静脈栄養の方法の確立が待望されている。重症患者における栄養投与経路については，すでに早期経腸栄養でコンセンサスが得られていると思われたが，それでもなお経静脈栄養の有効性を

検討する研究が報告され続けている。
- EPaNIC studyでは，重症患者の早期静脈栄養の有効性は否定され，早期静脈栄養は有害との結論が出たように思われた。しかしこの研究は，心臓外科術後患者が多いこと，ICU滞在期間が短いこと，蛋白投与量が少なく糖中心の栄養であったこと，現在では否定された強化インスリン療法が行われていたこと，目標投与量が高くoverfeedingに陥っていた可能性がある，など数多くの問題点があげられている[4]。一方，早期静脈栄養の有効性を示したSPN studyとEarly PN studyでは，糖，蛋白質，脂質の三大栄養素がバランスよく含まれた製剤が利用された[5][6]。これら3つのstudy以降は，糖メインのエネルギー投与ではなく，糖，蛋白質，脂質の三大栄養素，なかでも十分な蛋白投与を軸とした栄養療法が検討されるようになっている。
- CALORIES studyでの目標投与量は25kcal/kg/日であったが，EN群，PN群の両群ともにほとんどの症例で目標に達していなかった[3]。栄養管理の群分けが5日間と短く，長期的に継続した場合にも差がないかに関しては不明であるものの，少なくとも侵襲早期からENにこだわる必要性は認められない結果であった。
- 以上より，一概に経静脈栄養が有害とはいえず，overfeedingに注意し，三大栄養素のバランスのとれた経静脈栄養であれば，予後を改善しうるかもしれない。先に述べたとおり，敗血症では経腸栄養が利用できない病態も多く，今後，経静脈栄養に関する新たな知見が期待される。

Q 蛋白投与はどのように行えばよい？

- 侵襲時の栄養管理の目的は，異化をいかに抑え，蛋白同化に向かわせることである，といっても過言でない。敗血症をはじめとする高度侵襲下では，蛋白異化の程度が高く，いくら外因性に糖を投与しても，蛋白異化を完全に抑えることはできない。エネルギーとは異なり，蛋白は内因性に補充されることはないため，外因性に蛋白質を投与して同化を促す必要がある。
- 蛋白の重要性が再認識されつつあり，これまで糖によるカロリー一辺倒であった議論が，十分な蛋白投与のうえに行われるようになっている。先述のEPaNIC studyでは，蛋白投与が少なかったことが指摘されている[4]。PermiT studyではunderfeeding群で追加の蛋白補充が行われており，十分な蛋白投与下では，投与エネルギー量の大小は予後に影響しない，と結論づけている[5]。さらに，蛋白投与量が多いと死亡率が低下するとの報告[10]もあり，十分な蛋白投与は必須であると考えられる。
- 侵襲時の至適蛋白投与量については明確なエビデンスはなく，重症期に1.2～2.0g/

kg（実測体重）/日の蛋白が喪失しているという生理的根拠に拠っているため，ガイドラインによる相違が生じている．アミノ酸トランスポーターよりもペプチドトランスポーターのほうが吸収が早く，重症患者の経腸栄養に含まれる蛋白にはペプチドが理論的にはよいと考えられる．

- 尿素窒素の上昇を恐れ，腎代替療法の導入を遅らせるために蛋白投与量を減じてはならないとされている．後述するように，すでに腎代替療法が行われている場合には，血液浄化療法で失われる蛋白量を考慮して，投与する蛋白量を増量することが推奨されている．

ちょっとDEEPなTIPS
重症患者の栄養管理におけるコツとワザ

Q 血液浄化療法中の栄養療法はどのように行えばよい？

- 急性腎傷害（AKI：Acute Kidney Injury）は主に集中治療領域の重症状態で発症する死亡率が高い疾患で，敗血症症例では30～40％にAKIを合併するといわれる．その多くに腎代替を目的とした血液浄化療法が施行され，日本ではその79.6％で持続腎代替療法（CRRT：Continuous Renal Replacement Therapy）が選択されている．AKIの病態の特徴の1つに高度な異化の亢進があり，適切な栄養管理が重要であるが，一方でCRRTが導入されると投与した栄養素がCRRTで除去されるため，その管理は非常に複雑になる．
- 血液浄化療法中の栄養療法を考える場合，血液浄化療法の原理を理解することが非常に重要である．血液浄化療法の基本的な考え方は，後述する「基礎知識再確認メモ」でおさらいしていただき，そのうえで血液浄化療法中の各栄養素の動きや投与法について検討する．

Q 血液浄化療法中の各栄養素の動きをどう考える？

❶糖

- 糖は分子量180の小分子であり，血液浄化療法中は拡散と濾過の影響を受ける．血糖値は，拡散では透析液の糖濃度に近づき，濾過では補充液の糖濃度に近づく．わが国のICUのCRRTで一般的に使用されている血液濾過用補充液の糖濃度は100mg/dLで

ある。
- 透析（拡散）では，血液中の糖濃度が透析液中の糖濃度以下の場合には透析液側から糖が血液中に移動し，高血糖の場合には反対に血液から糖が除去される。濾過の場合，血液中の糖は水とともに除去され，糖濃度100mg/dLの補充液（サブラッド®）が補充される。そのため血液浄化療法中は，糖負荷が多い場合に過剰な糖は除去され，糖負荷が少ない場合には糖が補充されるため低血糖は起こしにくくなる，と一般的に考えられているが，これは浄化効率の低いわが国のCRRTでは十分には当てはまらない。
- 仮に患者血糖値を100mg/dLとし，糖濃度0mg/dLの透析液を用いたとする。血液浄化器を通過した血液の血糖値が透析液と同じ0mg/dLになったとしても，1日の浄化量が16Lなので，100mg/dL×16L＝16g（＝64kcal）の除去しかできない。逆に糖濃度100mg/dLの補充液や透析液を用いる場合には，CRRT施行時の血液中への糖の移動は理論上最大でも16g（＝64kcal）にしかならない。そのため，わが国で広く行われている低い浄化効率のCRRTでは血糖値をコントロールするだけの浄化量はなく，血糖コントロールに関しては，各ガイドラインで推奨される方法で行えばよい。
- 一方で飛躍的に浄化効率を上げた場合には，血糖値は透析液や補充液の糖濃度に近似する。間欠的に高効率で行う場合には，血液浄化療法終了後のリバウンドなどに注意をしなければならない。

❷蛋白

- アミノ酸は平均分子量145の小分子であり，そのふるい係数はほぼ1である。正常の腎臓と異なり，濾過されたアミノ酸は再吸収されることはない。すなわち，アミノ酸は血液浄化療法中除去され続ける。そのため，血液浄化療法で失われる蛋白量を考慮して，投与する蛋白量を増量することが推奨されている。
- 欧米のCRRTでの一般的な血液浄化量は約25mL/kg/時であり，この条件下では浄化量1Lにつき0.2〜0.25g，1日に10〜15gのアミノ酸が喪失するとされる。そのためCRRT施行中は蛋白投与の増量が必要であり，ASPEN/SCCMガイドラインでは最大2.5g/kg/日の投与（0.5g/kg/日の追加投与）が推奨されている。
- わが国でのCRRTの浄化量は前述のとおり，保険診療上の補充液量上限（16L/日）に規定されており，60kgで約10mL/kg/時となる。単純計算では，0.5g/kg/日×10/25＝0.2g/kg/日の追加投与が必要となると考えられる。血中アミノ酸の組成や濃度が正常と仮定すると，わが国CRRTの浄化量16L/日では，アミノ酸は3.5〜7.5g/日，体重60kgで0.06〜0.13g/kg/日のアミノ酸がCRRTで除去される計算になり，やはり0.2g/kg/日程度の追加投与が必要と考えられる。浄化効率を上げた場合には，浄化量に応じて蛋白負荷を行う必要がある。

❸脂肪

- 血液浄化療法施行時の脂肪乳剤の投与については，各ガイドラインでは言及されていない。日本で使用されている脂肪乳剤は，第1世代と呼ばれるイントラリポス®，イントラリピッド®，イントラファット®の3種類であり，いずれも大豆由来成分からなる。
- 脂肪乳剤は，人工的カイロミクロンであり，中心の中性脂肪を取り囲むようにリン脂質が親水性の部分を外に向けるようにして水に溶けている。この脂肪粒子の大きさは100～700 μmで平均約400 μmである。わが国ICUでのCRRTで一般的に使用される血液浄化器の膜孔径は，アルブミンが抜けない程度の大きさである10 μm以下であり，さらに大きな脂肪粒子は拡散や濾過では抜けない。吸着の原理では抜ける可能性はあるが，通常使用される血液浄化器では問題になるレベルではない。
- そのため，脂肪の投与に関しては，静脈からであっても，血液浄化療法の影響を考慮する必要はない。

❹ビタミン・微量元素

- 糖，蛋白，脂肪の三大栄養素以外に，ビタミン（水溶性，脂溶性）と微量元素（セレン，亜鉛，銅など）も生命活動に不可欠である。
- 重症病態では，消費や希釈，再分布により，それらの血中濃度が低下することが指摘されている。血液浄化療法では，とくに水溶性ビタミンや微量元素などが除去され低下するため，必要に応じた補充が推奨されているが，至適投与量は不明である。
- アミノ酸などは尿細管で再吸収されるのに対して，水溶性ビタミンでは健常時でも過剰分は尿中に排泄され続けているため，腎機能低下時には腎臓での排泄は減る一方で血液浄化療法での喪失を考慮する必要がある。補正をはずしたeGFRが，自己腎と血液浄化療法を合わせたクリアランスの参考となる。自己腎も血液浄化療法も一次キネティクスの代謝であるため，濃度が高くなると物質の実質の除去速度も高くなる（クリアランスは一定）ので，多少多く投与してもすぐに過剰にはなりにくく，過少投与に注意するとよい。脂溶性ビタミンでは，増量の必要性は少ない。

❺電解質

- 現在，わが国で利用可能な透析液や血液濾過用補充液の多くは，腎不全を対象に設計されたものであり，浄化量増量や長期使用により，電解質異常が生じうる。メジャーな電解質のナトリウム（Na），カリウム（K）以外に，リン（P）やマグネシウム（Mg）の欠乏が問題になる。
- 血清Pはアルブミンと結合せず，血中ではほとんどがイオン化した状態で存在するため，透析や濾過で除去されやすい。血液浄化療法施行中は毎日モニタリングを行い，リンが含まれないサブラッドなどの補充液を用いたCRRTであれば，リン酸ナトリウ

ム製剤を1mmol/時程度で持続投与する。
- 血清Mgは30〜40％がアルブミンと結合しており，それ以外のイオン化Mgが生理活性をもつ。イオン化Mgは透析や濾過で除去され，血中濃度が下がるとアルブミンからの遊離が進み全体量が低下する。Mgもやはり，血液浄化療法施行中は定期的なモニタリングと補充が必要である。

Q 血液浄化療法中の栄養投与経路はどこからがよい？

❶経静脈栄養

- 経静脈栄養と血液浄化療法は相性が悪い。経静脈栄養の利点として栄養投与量の把握が正確にできる点があるが，血液浄化療法下では投与された栄養素が必要な場所で利用される前に血液浄化療法で除去されてしまう可能性がある。血液浄化療法施行中に経静脈栄養を行う際には，血液浄化療法による栄養成分の喪失やカテーテルの位置関係に配慮が必要である。同化のために投与された栄養素は肝臓を通る必要がある。肝臓に流れる血液は肝動脈血と門脈血をあわせて心拍出量の1/4を占めるが，逆に3/4は肝臓を迂回して体循環に戻るため，経静脈栄養では肝臓で吸収される前に血液浄化療法で除去される可能性が高い。
- ICUで行う血液浄化療法は，ダブルルーメンの血液浄化用カテーテルを上大静脈や下大静脈に留置して行うことが多いが，中心静脈カテーテルも同じ場所に留置する。そのため，血液浄化用カテーテルと中心静脈カテーテルとの位置関係も非常に重要である。中心静脈カテーテルが血液浄化用カテーテル脱血側近くにある場合や中心静脈カテーテルの下流に血液浄化用カテーテル脱血側がある場合には，投与された栄養素が直ちに除去される可能性がある。互いになるべく離れていることが理想的である。しかし，重症患者や長期管理患者ではカテーテル留置部位の選択肢が少なくなり，近くに留置せざるをえない場合も多い。
- 最近まで，経静脈栄養はその有害性が強調されてきた。しかし，重症患者には経腸栄養の絶対的または相対的禁忌となる患者も多く，経静脈栄養に頼らざるをえない状況も多い。各栄養ガイドラインでは，ICU入室前に栄養障害がなければ，補足的静脈栄養を含む早期経静脈栄養について否定的である。その理由は，経静脈栄養では容易にoverfeedingになるためとされている。2014年に報告されたCALORIES trialでは，underfeedingの経静脈栄養と経腸栄養で30日死亡率に差を認めなかった[3]。血液浄化療法が導入された経静脈栄養の場合，underfeedingの観点からは，少なくても糖が除去されることは許容してもよいかもしれない。

❷経腸栄養

- 経腸栄養は，血液浄化療法中の投与経路として経静脈栄養より優れている。経腸から投与された栄養素は，消化管で吸収され，門脈を通って肝臓に入り，必要分が肝臓で利用され，その後に体循環に入る。そのため，浄化を受ける栄養素は，肝臓で利用しきれなかった余剰分であるか，ある程度は栄養素を吸収した残りになる。アミノ酸や蛋白に関しても，肝臓でより大きな分子量のものに生合成され，体循環に入ったときに血液浄化療法で除去されにくくなっている。経腸栄養では「実際にどれだけ吸収されているのか不明」という問題は残るが，一度吸収された栄養素は経静脈栄養よりも損失が少なく，利用率も高いと考えられる。

- 経腸栄養剤は多数あるが，血液浄化療法中はBUNの上昇などを恐れることなく，病態に応じたものを使用することが可能になる。炎症が強く異化亢進が考えられる時期には，腎機能障害があっても十分な蛋白投与を行うべきである。血液浄化療法中は，あえて腎不全用の経腸栄養剤を選択する必要はない。

- 経腸栄養時の血液浄化用カテーテルの留置部位としては，経静脈栄養時のような制限はとくにない。ARDSに対して長時間の腹臥位療法が有効であることが証明され，近年は腹臥位以外にも早期リハビリテーションの重要性が認識されている。リハビリを進めるためには，脱血不良を起こしにくい頸部静脈への留置を選択する。筆者らの施設では，経腸チューブ先端の留置位置としては，各種処置やリハビリ，腹臥位においても栄養投与を中断する必要がないトライツ靱帯を越えた空腸留置を基本としている。空腸への先端留置は多少の技術と習熟を要すが，筆者らの施設では，内視鏡下，透視下のいずれかの方法で行い，長期に管理が必要と思われる症例では，ICU入室24時間以内に経空腸栄養を少量から開始している。

文献 >>>
1) 日本集中治療医学会重症患者の栄養管理ガイドライン作成委員会：日集中医誌，23：185-281，2016.
2) Arabi YM, et al: N Engl J Med, 372(25): 2398-2408, 2015.
3) Harvey SE, et al: N Engl J Med, 371(18): 1673-1684, 2014.
4) Casaer MP, et al: N Engl J Med, 365(6): 506-517, 2011.
5) Heidegger CP, et al: Lancet, 381(9864): 385-393, 2013.
6) Doig GS, et al: JAMA, 309(20): 2130-2138, 2013.
7) 寺島秀夫：日集中医誌，20：359-367，2013.
8) Yumoto M, et al: Ther Apher Dial, 15(4): 385-393, 2011.
9) 西田修，他：ICUとCCU，37(12)：929-937，2013.
10) 山下千鶴，他：レジデントノート，8(12)：108-115，2015.
11) 中村智之，他：日本静脈経腸栄養学会雑誌，31(3)：821-826，2016.

■ 基礎知識再確認メモ

血液浄化療法の基本的な考え方

- ▶血液浄化療法では，拡散・濾過・吸着の3つの原理により，物質が除去される。
- ▶拡散：「透析」で用いられる原理である。半透膜を介して血液と透析液との間に溶質の濃度差がある場合に，その濃度差をなくすように溶質が移動する。溶質の分子量が小さいほど拡散速度は速く，クリアランスは高くなる（図1）。透析液流量が血液流量に比べて十分に遅い場合，血液中と透析液中の小分子物質の濃度は等しくなる。
- ▶濾過：半透膜を介して圧により水が移動するときに，膜孔より小さい溶質が水の移動に伴って一緒に移動する現象である。水を移動させるためにかける圧を限外濾過圧という。膜孔を余裕をもって通過できる大きさの物質であれば，分子量の大小によらずクリアランスはほぼ同じである。そのため，小分子量から大分子量までの幅広い物質除去に適する（図1）。ある物質を濾過した場合の濾過液中と血液中の物質の濃度比を「ふるい係数」という。通常，アルブミン（分子量$65×10^3$Da）以上の大きさの物質を透過させない。そのため，小分子量物質であっても蛋白結合型の状態では濾過されにくく，濾液側には蛋白質非結合状態の物質が移動する。したがって，小分子量物質のふるい係数は物質の蛋白非結合型分率とほぼ等しくなり，濾液中の小分子量物質の濃度は「血清中濃度×蛋白非結合型分率」となる。濾過には必ず水の移動が伴うため，水分バランスを補うために置換液の補充が必要である。
- ▶吸着：吸着素材の膜に，物理的または生物学的な相互作用により血液中の溶質が吸着される現象である。素材の吸着特性と膜の構造により除去される物質が決まる。そのため，分子量にかかわらず，半透膜を通過せず拡散や濾過の原理では除去されない物質の除去も可能である。近年，集中治療の分野では，吸着の原理によるサイトカインなど病因物質の除去が注目されており，これらの吸着特性の高い膜素材を用いたPMMA（polymethylmethacrylate）膜やAN69ST膜などの利用が増加している。分子量が大きく血中濃度が非常に低い領域で作用をするサイトカインなどの除去には有用な機序であるが，栄養領域では，拡散・濾過に比べて吸着の影響は少ないと考えられる。

図1 ▶ 透析と濾過の分子量別クリアランス（浄化量が同じ場合）

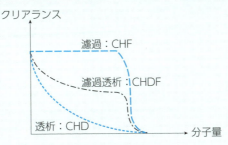

■基礎知識再確認メモ

クリアランス

▶血液浄化療法の溶質除去量の指標として用いられるのがクリアランスである。溶質を完全に除去できた血流速度（mL/分）で表す。図2に血液浄化のクリアランスの考え方を示す。ある物質の浄化器入口濃度が15mg/mL，血液流量が90mL/分，出口濃度が5mg/mLの場合，出口側の血流は濃度不変（15mg/mL）の血流30mL/分と濃度0

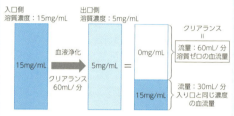

図2 血液浄化のクリアランスの考え方

クリアランスの最大値は血流量（出口側濃度＝0mg/mLの場合）であり，最小値は0mL/分となる

の血流60mL/分の合計と考えることができる。この物質のこの血液浄化でのクリアランスは60mL/分となる。出口側の濃度が0の場合のクリアランスは90mL/分となり，クリアランスが血流量を越えることはない。

▶小分子量物質の濾過クリアランスは「濾過液流量×蛋白非結合型分率」で得られ，最大値は濾過液流量となる。目詰まりや溶血を起こさず安全に施行できる濾過液流量は，血液流量の25％程度であり，濾過クリアランスの最大値は血液流量の約1/4となる。一方，透析クリアランスは，透析液流量を増加させることにより直線的に上昇するが，透析液流量が血液流量の2倍を超えると頭打ちになる（図3）。

▶通常行われているCHDF（持続的濾過透析）における血液浄化量＝廃液流量（透析液流量と濾過液流量の合計）は600mL/時＝10mL/分程度であり，血液流量

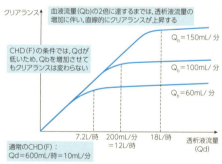

図3 透析液流量，血液流量の変化とクリアランス

CHD（F）の透析液流量（10mL/分）は，血液流量（80～100mL/分）に比べてはるかに小さい値であるので，透析液流量がクリアランスを規定する。したがって，CHD（F）の条件下では，透析液流量を増加させればクリアランスは増加するが，血液流量を増加させてもクリアランスはほとんど変化しない

80～100mL/分と比べて非常に少ない。このような条件下では，小分子物質のクリアランスを規定するのは廃液流量であり，血液流量を変化させてもクリアランスは変わらない。すなわち，「CRRTにおいて小分子量の浄化効率を規定するのは，濾過液

流量と透析液流量である」（注：分子量が大きいもののクリアランスは，濾過液流量が多いほど高くなる）。
- 欧米ではCRRTの血液流量が多いが，血液流量自体は浄化効率には直接的には関与していないため，欧米と日本の「血流量比」をもって単純に浄化効率を論じることはできないことに注意する。ただし，より多くの濾過液流量を得るためには相対的に多くの血流量が必要になる。

〈CRRT施行時の小分子量物質のクリアランス〉
- 前述のように濾過の原理（CHF：持続的血液濾過）でも拡散の原理（CHD：持続的血液透析）でも血液浄化量（濾過液流量または透析液流量）が同じであれば，小分子物質のクリアランスはほぼ同等であり，これらを組み合わせたCHDFでも同じである。濾過栄養素の内，糖やアミノ酸は小分子であり，CRRTによるクリアランスは，モードによらず「血液浄化量（透析液流量＋濾過液流量）×蛋白非結合型分率」で規定される（図4）。さらに，栄養素の蛋白非結合型分率を1.0とすると，廃液流速をCRRTの栄養素クリアランスに代替させることが可能である（一般にCRRT装置にある「濾過ポンプ」は「濾過液＋汚れた透析液」の「廃液ポンプ」であることに注意すべきである）。

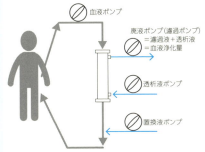

図4 各種浄化モードにおけるポンプと排液

〈CRRT施行中の薬物投与と栄養投与〉
- 欧米のCRRT浄化量は25〜35mL/kg/時とわが国の約2倍の浄化量であるため，抗菌薬などを海外における推奨量で投与した場合には，過量投与になる可能性がある。患者個々のCRRT条件や残存腎機能などを加味した投与設計を行うことが重要になる。
　　全クリアランス＝CRRTによるクリアランス＋自己腎クリアランス
で考えることができる。
- AKI急性期のように無尿の場合には，血清クレアチニン値によらずCRRTの廃液量が溶質のクリアランスを示す。CRRTを継続して血清クレアチニン値が定常状態にある場合は，体表面積補正なしのeGFRが全クリアランスに相当する。また，同一条件でCRRTを継続している場合には，全クリアランスの推移によって腎機能の回復や悪化の程度を推測することが可能である。その際の自己腎クリアランスは，体表面積補正無しのeGFRからCRRTによるクリアランスを引いたものとなる。抗菌薬などの薬剤と異なり，栄養素，とくに糖の投与は，血糖値などをモニタリングしながら漸増していくのが基本である。蛋白・アミノ酸や電解質など除去され続けるものは，除去効率に応じて補充する必要がある。

15 精神科救急

日野 耕介

ココだけは外せない！最重要事項

1 　一般救急と精神科救急はそれぞれ別のシステムとして運用されているが，実際の救急医療現場では身体疾患と精神症状を合併する症例が比較的多い．また，救急医療機関入院後に新たな精神症状を呈するような症例も経験する．救急医療従事者は，そのような精神症状への初期対応を行い，精神科医療に適切なかたちでつなぐ役割を担っており，そのためのスキルや知識を獲得する必要がある．その具体的な方法の1つとして，PEEC（Psychiatric Evaluation in Emergency Care：救急医療における精神症状評価と初期診療）コースの受講があげられる．

2 　救急医療機関に搬送される自殺未遂者の大半は何かしらの精神疾患を有し，その後，自殺既遂に至る高リスク群である．救急医療機関では，自殺未遂者に対して身体治療を行うだけでなく，TALK（Tell，Ask，Listen，Keep safe）の原則を用いて自殺に関することを患者に直接確認し，自殺再企図のリスク評価を行うべきである．たとえ薬物過量内服など，致死性の低い自殺企図を繰り返すような症例であっても，今後の自殺のリスクを低めに見積もることなく，チーム医療のもと適切に対応することが望ましい．

3 　不穏・興奮を呈する症例に対応する際は，まず安全確保を最優先とし，次に致命的となりうる生理学的な異常が不穏・興奮の原因となっていないか検討する．興奮している症例とのやりとりを試みる際には，人的（心理的）介入を意識するようにし，相手の興奮をさらに高めないように配慮する．不穏・興奮の原因がせん妄によってもたらされている場合の薬物療法は，抗精神病薬を症例ごとの状況に応じて選択することが基本である．

4　身体疾患への対応後，その日のうちに精神科への入院を検討すべき症例については，精神科救急システムを利用する。その際は，精神保健福祉法に基づき対応することが求められる。自傷他害のおそれが現在も続いていると考えられる症例については措置入院を検討することが望ましく，その場合，警察への通報がはじめのステップとなる。措置入院が現実的でない場合は，家族などと協力したうえで精神科救急システムの窓口に相談する。

5　救急医療機関には，違法薬物やアルコールの乱用を繰り返す症例や，依存症症例が来院する。違法薬物の使用を強く疑う症例に対応する際は，医療者個人の判断で警察に通報することは避け，医療機関としての対応を検討することが望ましい。また，依存症症例が救急医療につながった状況は，依存症医療に結びつくチャンスであると考え，可能なかぎり本人や家族に情報提供を試みてみる。

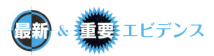 エビデンス

- 筆者が所属する医療機関の救命救急センターで行った調査によると，2014年度の1年間に救命救急センターに入院となった全症例（来院時心肺停止症例を除く）のうち，21.4％が何らかの精神疾患の既往を有していた（図1）。さらに，救命救急センター

図1　救命救急センター全入院症例における精神疾患の既往の有無と診断名
（2014年度の1年間，来院時心肺停止症例を除く　n＝838）

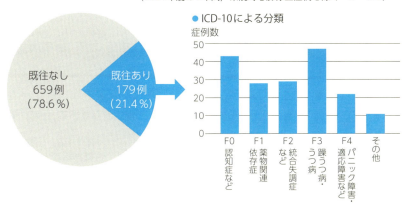

図2 救命救急センター全入院症例のうち精神科医の診察を要した症例
（2014年度の1年間，来院時心肺停止症例を除く n＝838）

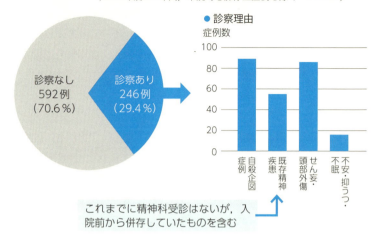

これまでに精神科受診はないが，入院前から併存していたものを含む

　全入院症例のうち29.4%の症例に対して，入院中に精神科医の診察が行われていた（図2）。後者のデータは，筆者が所属する医療機関における，救急科と精神科の連携が密接であることが反映された数字であると考えられるが，救急医療機関における精神症状への潜在的な対応ニーズが非常に高いことを示すものであるといえる。

- わが国における自殺者数は1998年に年間30,000人を超え，そのまま高止まりした状態が持続していた。その後，2006年に自殺対策基本法が成立し，翌年に自殺総合対策大綱が策定され，ここ数年間でようやく自殺者数は減少傾向に転じた。年間の自殺者は，2015年には24,025人にまで減少したが（図3），それでも欧米の先進諸国と比べると日本は自殺率が高い国とされている。自殺企図の既往は，将来自殺既遂に至る重大なリスク因子であるといわれており，救急医療機関に搬送される自殺未遂者への対応を適切に行うことが，自殺総合対策大綱の重要施策の1つに定められている。

- 自殺未遂者をはじめとする，精神症状を有する救急症例への初期対応を学ぶための方法の1つとして，日本臨床救急医学会により開発されたPEECコース[1]の受講があげられる。救急医療従事者を主な対象とし，「精神科医のいない状況での，精神症状を呈する患者への，安全で患者にとっても安心な"標準的"初期診療ができる」ための約4時間の研修コースであり，各地で開催されるようになってきた。

- せん妄に対する薬物療法として効果が明らかになっているのは，抗精神病薬と称される主に統合失調症に対する適応をもつ薬剤である。これらの薬剤は従来，せん妄に対する使用は適応外とされてきたが，2011年に厚生労働省よりハロペリドール，リス

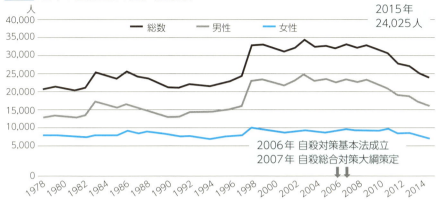

図3 ▶ 日本の自殺者数の推移（警察庁）

ペリドン，クエチアピン，ペロスピロンの4剤について「処方を審査上認める」との通知が出された。せん妄に対する薬物療法を検討する場合，これらの選択肢から投与薬剤を決定するのが無難である。

王道的実臨床

Q 救急医療機関に搬送された自殺未遂者に対し何をすべき？

- 精神疾患を合併する救急症例への対応のうち，薬物過量内服や刃物による刺切創，高所からの飛び降りなどの自殺未遂者への対応は，比較的頻度が高く，かつ最も重要なスキルの1つである。
- 自殺未遂者の大半が，何らかの精神疾患に罹患しているといわれている。参考として，筆者が所属する医療機関の救命救急センターに搬送された自殺未遂者の主な精神科診断について図4に示す。95％の自殺未遂者が何らかの精神疾患に罹患しており，うつ病などの気分障害，適応障害，統合失調症などの割合が多い。
- 自殺未遂者への対応に関しては，2009年に日本臨床救急医学会が発行した「自殺未遂患者への対応――救急外来（ER）・救急科・救命救急センターのスタッフのための手引き」[2]を参考にするとよい。まずは，自殺未遂者についての基本的な情報収集を行ったうえで，「自殺企図であったかどうかの確認」「自殺の危険因子の確認」「現在の

図4 救命救急センターに搬送された自殺未遂者の主な精神科診断（ICD-10）
（2009年4月〜2014年4月までの5年間　n＝518）

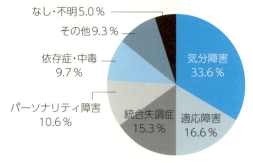

死にたい気持ち（自殺念慮）の確認」を行うことにより，その後の再企図の可能性や精神科入院治療の必要性について検討する。

- 自殺未遂者への対応は，多職種が1つのチームとして取り組んでいくことが重要である。院内にコンサルト可能な精神科医がいる場合は当然診療を依頼すべきであるし，入院中の再企図防止や安全確保のためには，病棟看護師などとの情報共有が重要となる。さらに，自殺未遂者は精神疾患を抱えているだけでなく，生活問題や金銭問題なども同時に抱えていることが多い。これらの問題を解決するためには，病院内のソーシャルワーカーにも協力を要請するべきである。

- 自殺未遂後であるにもかかわらず，妙に晴れやかな表情や，すっきりとした印象で「もう大丈夫です」と語るような症例がときに存在する。このような場合，「気分が安定しているので帰宅させても大丈夫だろう」と安易に決めつけないよう注意が必要である。自殺未遂後の心理状態として，それまで抑圧されていたつらい気持ちが，自殺企図という行動により一時的に解き放たれた状態となる場合があり，これをカタルシスと呼ぶ。カタルシスによって得られた見かけ上の精神症状の安定はあくまで一時的なものであり，多くの場合その後精神症状は再燃する。たとえ一見問題がないようにみえる症例であっても，自殺再企図の危険性の評価と精神科医療へのつなぎを欠かさないことが重要である。

- 「死にたい」と訴える症例に対しては，まずはその理由について確認してみる。救急医療従事者の価値観で励ましたり，説得しても自殺未遂者は口を閉ざしてしまうだけである。聞き役にまわり，とにかく傾聴に努めるようにする。また，ただ単に「死なない約束」をすることについては，本人との関係性の構築が十分とはいえない救急医療現場での有効性を否定する見解もある。筆者は，「身体治療を円滑に行い，救急医

療機関におけるゴールにいち早く到達するための協力を依頼する」という目的での「行動化をしないように努めること」を患者に要請している。そのうえで，死にたいと思う気持ちがコントロールできそうもないときには，医療従事者に相談するよう伝えている。

Q 自殺未遂者に対して自殺に関することを尋ねても問題ない？

- 「自殺未遂者に対して自殺に関することを尋ねることにより，余計に精神症状が不安定な状態とならないか」と懸念する読者もいるかもしれない。しかし，自殺に関する情報を患者本人に直接確認することによってはじめて，入院中および退院後の自殺再企図リスクを評価することができる。自殺再企図のリスクが高いと考えられる症例に対しては，入院中に私たちがとるべき対応やその後の方針も変わってくるため，自殺に関することを尋ねる必要性は非常に高いと考えるべきである。
- ただし，自殺に関することを尋ねるときの態度には配慮が必要である。自殺の危険が差し迫っている可能性のある人に接する際の態度としては，表1に示した「TALKの原則」が推奨されており，誠実な態度で，しかし重要なことは率直に尋ねるようにする。繰り返しになるが，あれこれとアドバイスをするよりは，聞き役にまわることが重要である。
- 筆者が所属する医療機関では，精神科医が自殺未遂者の診察を行うよりも前に，救命救急センターのスタッフが「TALKの原則」を用いて自殺未遂者から話を聞くことが多い。そこで筆者らは，救急医療従事者が自殺に関することを尋ねることについてどのように感じたか，自殺未遂者自身にアンケート調査を行った。その結果の一部を図5に示す。「自殺に関することを聞いてほしいと思っていたか？」という質問に対しては，「聞いてほしかった」と「聞かれたくなかった」がほぼ同数であったものの，「救急医療従事者は自殺に関することを尋ねるべきか？」との質問に対しては「すべきである」「したほうがよい」があわせて68％を占めた。つまり，自殺に関することを積極的に尋ねられたいとまで思っているかどうかは別としても，自殺未遂後に自殺に関する話

表1 TALKの原則

T	Tell	誠実な態度で話しかける
A	Ask	自殺企図について はっきりと尋ねる
L	Listen	相手の話を傾聴する
K	Keep safe	安全を確保する

文献1）2）より作成

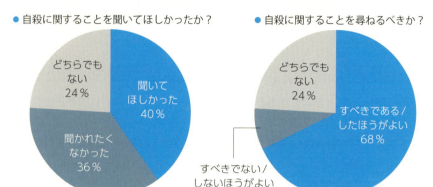

図5 自殺に関することを救急医療従事者が尋ねることに対しての感想
（当院救命救急センターに入院した自殺未遂者：50名）

題を扱うことの必要性を自殺未遂者自身が認識していることが明らかとなった。
- 本アンケート調査に関連してもう1つ興味深かった点は，アンケート調査を試みた自殺未遂者のうち2割程度が，入院後はじめて自殺に関することを尋ねられた際のことを覚えておらず，アンケート調査自体が困難であったことがあげられる。つまり，救急医療従事者からみて意識障害から回復したようにみえる症例であっても，軽微な意識障害が残存している場合があるということを示している。自殺に関することを尋ねる際のポイントとして，入院中の経過のなかで複数回にわたって確認することも重要であるといえる。

Q 自殺企図や自傷行為を繰り返す境界性パーソナリティ障害が疑われる症例への対応は？

- 救急医療機関で問題となる症例として，薬物過量内服やリストカットなどの，一般的に致死性が低いと考えられる手段による自殺未遂や自傷行為を繰り返す症例があげられる。ときには入院後に不穏・興奮を呈したり，さまざまな要求の繰り返しにより，救急医療従事者が振りまわされてしまうこともある。そのような症例の背景にある代表的な精神疾患として，境界性パーソナリティ障害を連想する読者は多いだろう。
- 自殺未遂症例のほとんどが何かしらの精神疾患に罹患していることは先ほど述べたとおりであるが，図4に示したように境界性パーソナリティ障害に該当する症例がそれほど多いわけではないことを，救急医療に長らく従事してきた読者は意外に思われるのではないだろうか。筆者らは以前，「自殺未遂症例≒境界性パーソナリティ障害」

と解釈されがちな要因として，「救命救急センターでの自殺企図者に対する診察が時間的にも入手可能な情報のうえでも十分でない状況のなかで行われた結果，境界性パーソナリティ障害と診断されている可能性があること」「過量内服による意識障害が十分回復しない状況で問題行動を起こし，自主退院に至るというケースが，境界性パーソナリティ障害と短絡的に解釈されている可能性があること」を示した[3]。可能なかぎり精神科医療につなげ，適切な評価を行うことが重要であるといえる。
- たとえ，自殺未遂症例が境界性パーソナリティ障害に該当する症例であったとしても，「本気で死ぬつもりはないだろう」と今後の自殺の危険性について低めに見積もることがないよう注意が必要である。境界性パーソナリティ障害症例は，自殺率が8～10％と高いことが過去の研究により示されている[4]。今回の自殺企図手段が致死性の低いものであっても，徐々に自殺企図手段を変えながら自殺既遂に至る場合があるため，他の自殺未遂者と同様に対応すべきである。
- 医療者はこのような自殺未遂者に対して陰性感情を抱きやすいため，相手を批判・否定するような言動にならないよう注意が必要である。そのような態度はガッデムシンドローム（Goddamn syndrome）と呼ばれ，むしろ自殺再企図を誘発するリスクを高める可能性があるといわれている。さらに，若手の手本となるべき上級医がこのような態度をとることは，若手の医療スタッフの振る舞いにも影響を与えやすいため，本書の読者はとくに注意すべきポイントであることを強調したい。このような症例に対して嫌な感情が湧くこと自体は仕方ないと考えられるが，なるべく淡々と接することを推奨する。
- 対応に難渋するケースとして，身体治療が完結していないにもかかわらず退院を要求す

表2 向精神薬の過量内服を繰り返す症例に対して退院までに行うべきこと

☐ 次の過量内服を実行する前に，かかりつけ精神科につなぐよう努める
- 可能なかぎり，救急医療機関入院中にかかりつけ医の予約を確保し，同伴者とともに受診してもらう

☐ 救急医としての懸念がかかりつけ精神科医に伝わるよう，診療情報提供を行う
- 過量内服により重大な身体的な問題が発生した場合は，そのことを情報提供する
- 過量内服が繰り返されている状況を重くとらえているこをとを明記する

☐ 退院後の向精神薬の管理方法について決めておく
- 自宅に残薬がどのくらいあるのかを確認しておく
- 残薬がある場合は，いったん家族などに預けて管理してもらう

☐ 退院後，過量内服したいと思った場合の代替手段について検討する
- 他の気分転換の方法，電話相談窓口についての情報提供を行う

☐ 精神科救急についての情報を家族などに伝える
- 精神科救急窓口の連絡先について情報提供する
- 自殺企図のおそれが切迫している場合は警察通報を勧める

- る症例，持ち込み物品や安静度に対する不満を訴える症例，頻回にスタッフの訪室を求める症例などがあげられる．退院を要求する症例に対しては，今後予想される治療経過を説明するとともに，治療の選択肢がいくつか考えられるのであればそれを提示してみる．持ち込み物品や安静度への不満に対しては，できること・できないことを明確に示し，スタッフ間で統一した対応を心がける．また，訪室の際には今回対応できる時間をあらかじめ提示することや，次に訪室する時間の目安を伝えておくことも有効である．
- 薬物過量内服などを繰り返す症例の自殺再企図を100％防ぐことは困難ではあるが，それでも救急医療機関での入院中だからこそできる再発予防策がいくつかある．向精神薬の過量内服を繰り返す症例に対して，筆者がふだんから取り組んでいる工夫について**表2**にまとめた．

Q 不穏や興奮を呈する症例に対応する際の知識としておさえておくべきことは？

- 不穏・興奮を呈する症例への初期対応に際しては，医療者と患者双方の安全を確保することを最優先に考えるべきである．そのためには，必要に応じて「人を呼ぶ」ことが初動の際の第一歩となる．スタッフが集まった時点でそれぞれの役割を決め，自殺未遂者への対応同様チームとして行動することが重要である．
- 次に，不穏・興奮の原因について検討する．**図6**に鑑別診断とその手順を示すが，必ずしも不穏・興奮の原因が精神疾患によるものとは限らない．身体的な要因で見逃してはならないものから鑑別していくことが重要である．まずは，致命的となりうる生理学的異常（たとえば低酸素，低血圧，低血糖など）を原因とする意識障害を呈して

図6 ▶ 救急医療や集中治療中に起こりうる不穏，興奮の原因

```
                          不穏・興奮
         致命的となりうる生理学的な異常の有無を鑑別（低血圧，低酸素，低血糖など）
              ↓                                      ↓
┌─────────────────────────────┐   ┌─────────────────────────────┐
│ 既存精神疾患を背景とするもの          │   │ 身体的な状態に関連するもの           │
│ ・統合失調症：幻覚妄想状態など        │   │ ・せん妄                             │
│ ・躁状態：精神運動興奮，易刺激性      │   │ ・薬物による酩酊，脱抑制，離脱状態  │
│ ・うつ状態：不安，焦燥                │   │ ・狭義の身体的な問題によるもの      │
│ ・認知症：周辺症状                    │   │   →てんかん，頭部外傷，その他精神症 │
│ ・パーソナリティ障害：情緒の不安定さ  │   │    状を起こしうる身体疾患の合併     │
│                              など   │   │                              など   │
└─────────────────────────────┘   └─────────────────────────────┘
```

表3 Verbal de-escalationのポイント

1. 患者と距離を保つ
2. 刺激,挑発しない
3. 言葉で対応する
4. 話は簡潔にする
5. 要求や考えを確認する
6. 傾聴する
7. 共感する
8. ルールを示し,限度を明確に示す
9. 選択肢や楽観的な見方を示す
10. 患者とスタッフに結果を報告する

文献5)を和訳し作成

いる可能性について検討する。その後に,既存精神疾患を背景とするもの,せん妄や頭部外傷など他の要因によるものに分けて検討する。
- 自然気道の症例で,処置や検査を行う必要があるにもかかわらず不穏・興奮が著しい症例では,薬物による鎮静や身体抑制を検討する必要がある。しかし,実際にはそのような症例に近づいていき,静脈路の確保や身体抑制を行うのも決して容易なことではない。そのため,人的(心理的)介入について知識をもっておくことが望ましく,verbal de-escalationと呼ばれる言葉によるアプローチを実践することにより,患者の興奮状態を鎮めることができれば理想的である。実践にあたってはいくつかのポイントが指摘されており,その概要を表3に簡潔に提示した。興味をもたれる読者はぜひ文献5)を一読してみることを推奨する。
- 不穏・興奮への初期対応に用いられる精神科薬物療法については,せん妄に対する薬物療法に準じて検討するとよい。詳しくは次に述べることとする。

Q 集中治療中にせん妄を発症した症例への対応や薬物療法のスタンダードは?

- 患者の身体的な状態が重篤であることが多い集中治療室や救急病棟において,せん妄を呈する症例は比較的多く,精神症状が身体治療の妨げになることもある。せん妄対策においては,まずはせん妄状態にある症例の早期発見に努めることがきわめて重要である。しかし,集中治療中の症例では,気管挿管中や気管切開術後などのため,十分なコミュニケーションをはかることが困難である場合も多い。このような集中治療中の症例に対するせん妄スクリーニングのツールとしては,CAM-ICU[6]やICDSC[7]などがよく用いられる。

表4 せん妄に対する薬物療法として使用が認められている抗精神病薬

	特徴	錐体外路症状	糖尿病症例への投与
ハロペリドール（セレネース®など）	・唯一注射剤として使用可能 ・内服薬としてはあまり使用されない	起こりやすい	可能
リスペリドン（リスパダール®など）	・剤型として，液剤も選択可能 ・半減期が長く，薬効が持続しやすい		可能だが慎重投与
ペロスピロン（ルーラン®など）	・比較的どのような症例でも投与可能 ・鎮静作用は他剤よりも弱い印象	比較的起こりにくい	
クエチアピン（セロクエル®など）	・錐体外路症状が起こりにくく，比較的安全に投与できる ・幅広い用量で調節可能	起こりにくい	禁忌

- スクリーニングツールによってせん妄が疑われる症例を発見した場合，次にせん妄をひき起こす原因について検討する。せん妄は多因子が絡み合って起こる意識変容（意識障害の一種）であるといわれている。意識障害を引き起こす原因（直接因子）について評価し，治療可能なものに対して介入を行うことが，せん妄の治療に直結する。また，せん妄を悪化させる要因を誘発因子と呼び，治療環境を適切に整えることや，本人が苦痛に感じる症状に対応することも重要である。つまり，適切な鎮静や鎮痛を得ることも重要であると考えられるため，この点については本書の「13 鎮痛・鎮静」を参照していただきたい。ここまで示してきたような，せん妄を引き起こす原因への適切な介入を行ったうえで，それでも同様の状態が持続する場合，精神症状への対症療法としての向精神薬投与を検討することになる。
- せん妄に対する薬物療法として，最も効果が期待できるのは抗精神病薬（主に統合失調症への適応をもつ薬剤）である。現在，せん妄に対して使用が認められている抗精神病薬4剤について表4にまとめた。一方，睡眠薬などに代表されるベンゾジアゼピン系薬剤は，せん妄の直接因子となる。アルコール離脱やミダゾラムの減量に難渋している場合などを除き，原則は使用しないほうがよい。
- 集中治療中のせん妄症例に対する薬物療法の際には，筆者は以下のようなポイントに注目している。
  ①錐体外路症状を起こしやすい薬剤を投与することにより，抜管後の痰の喀出が困難となったり，誤嚥のリスクが高まることが予想される。経口気管挿管中で，今後抜管の機会をうかがっている段階の症例などに対してはできるだけ避けたほうがよい。

■図7 集中治療中のせん妄症例に対する抗精神病薬の投薬アルゴリズム

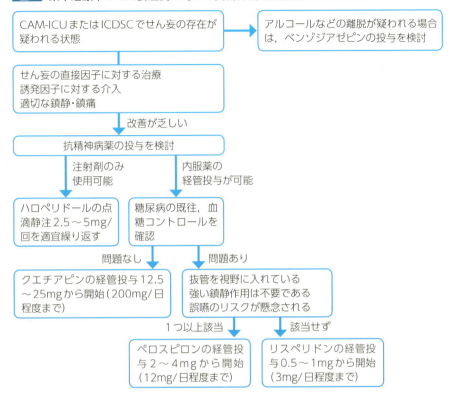

② クエチアピンは，糖尿病の既往がある症例に対しての投与は禁忌である．また，糖尿病の既往がなくても，集中治療中で一時的に血糖コントロールを要している状態の症例に対しても避けたほうが無難である．投与を避ける基準について明確なコンセンサスは得られていないが，筆者は「一般的なスライディングスケール指示により，インスリンの投与をたびたび必要とする状態」が1つの目安であると考えている．また，抗精神病薬の投与を開始したのちに血糖値が上昇傾向を示す場合もあるため，抗精神病薬開始後は血糖値の推移を注意深く観察することも重要である．

③ いずれの抗精神病薬も，投薬により腸管蠕動が減弱しうる．結果として薬剤が適切に吸収されないことにもつながるため，腸管の動きにも常に注意が必要である．

● 以上のポイントを参考に，集中治療中のせん妄症例に対する薬物療法について，筆者は図7のようなアルゴリズムで投薬を行うことが多い．個人的には血糖コントロールの問題さえなければ，クエチアピンがもっとも集中治療中の症例に対して安全に使用

できる抗精神病薬ではないかと考えている。

Q 固まったまま動かない！昏迷状態が疑われる症例にどう対応する？

- 意識障害を主訴として来院する救急症例のなかには，精神症状が関与していると考えられるケースもあり，その代表的なものが昏迷状態といわれるものである。第一印象としてあまり重症感のない場合や，過去にも同様の病歴がある症例などは，初期対応の時点から精神症状の関与を想定できることもあるが，まずは意識障害を起こしうる一般的な身体疾患の有無について鑑別することから始めるべきである。ときに昏迷状態と判断されやすい身体疾患として，非痙攣性のてんかん発作があげられる。てんかんを含めた頭蓋内病変の否定のためには，脳画像検査や髄液検査だけではなく，可能であれば脳波検査も検討したほうが無難である。

- これらの身体的な要因を否定したうえで，次に昏迷状態の可能性を考える。昏迷状態とは，「意志発動性が著しく低下した状態」と定義される，いわば「意欲の障害」が顕著となった状態である。対応上の注意点として，意識障害とは異なり，こちらからの働きかけに気づいている場合があることがあげられる。応答がないようにみえても，医療者の態度を詳細に記憶していることがあるため，礼節が保たれた態度で診療を行うべきである。

- 昏迷状態の原因となる精神疾患はさまざまであるが，救急医療現場で対応する機会が多い昏迷状態について表5に示す。このうち，とくに対応に注意を要するのが緊張病（カタトニア）の症状として現れる昏迷状態である。以前から，統合失調症を背景とするものが典型的と考えられていたが，実際にはその他の精神疾患を背景とする症例も少なくないことが明らかになっている。また，カタトニアを呈した症例の一部は精神疾患を有しておらず，身体疾患が誘因となったと考えられる症例も比較的多いと報告されている[8]。つまり，意識障害をきたす身体疾患を否定したうえで緊張病性昏迷の可能性が高いと診断した場合も，昏迷状態に対する初期対応の後に，重大な身体疾患を見逃していないかもう一度検討すべきであると考えられる。

- 昏迷状態が疑われる症例に対しては，その原因にかかわらずベンゾジアゼピン系薬剤の投与が有効であることが多いため，診断的治療の目的で投与を試みてみる。典型的な症例であれば，ジアゼパムを2.5～5mgずつ静脈注射することにより，速やかに疎通性が改善することもある。ただし，前述のてんかん発作などでもベンゾジアゼピンは有効であると考えられるため，やはり確定診断に結びつくとは限らないことも忘れてはならない。

■表5 救急医療現場で対応する機会の多い代表的な昏迷状態

	主な原因と特徴	初期対応	その後の対応
緊張病性昏迷	・統合失調症を背景とするものが典型的だが,他の精神疾患や身体疾患が契機となる場合もある ・強い筋緊張や不自然な姿勢など	ベンゾジアゼピン系薬剤の投与(例)ジアゼパム2.5〜5mgの静注を繰り返す ※呼吸状態をモニタリングしながら	・背景となった精神疾患や身体疾患について検討 ・抗精神病薬投与は慎重に ・電気けいれん療法(ECT)が必要となる場合もある
うつ病性昏迷	・うつ病が悪化する経過で徐々に昏迷状態を呈することが多い ・筋緊張を伴うこともあるが,多くの場合弛緩した状態を呈する		・抗うつ薬の投与が奏効しうる ・電気痙攣療法(ECT)が必要となる場合もある
解離性昏迷	・いわゆる「ヒステリー性」のもの ・強いストレス要因を背景に,昏迷状態を呈する		・昏迷状態自体は初期対応と時間の経過により改善する場合が多い ・不安が強い場合などは精神科にコンサルトを

● 統合失調症を背景とする緊張病性昏迷では,原疾患の治療薬である抗精神病薬で症状の改善が得られる可能性がある。しかし,抗精神病薬の投与によって,悪性症候群に類似した「悪性緊張病」に至るリスクもあるといわれており,やはり救急領域における初期対応としての薬物療法は,ベンゾジアゼピンを第一選択としたほうが無難だろうと考えられる。

Q 精神科に緊急入院を要する症例を精神科救急システムにつなぐためには?

● 精神症状を伴う身体救急症例で,精査の結果,身体治療の必要性が全くない,あるいは外来レベルで対応可能であるもののその日のうちに精神科入院を検討したほうがよいケースもありうる。具体的には,自殺企図後の症例,不安や興奮が強く帰宅が難しい症例などがあげられ,夜間や休日の場合は地域の精神科救急システムを利用することになる。この場合まず理解しておくべきことは,精神科医療機関への入院は「精神保健福祉法」という法律に基づいて手続きを進める必要があることである。精神科への緊急入院につなげる際のフローについて図8に示す。

● 精神科入院を要すると考えられる症例の精神科かかりつけ医が入院病床をもっている場合,まずは緊急受診や入院について直接相談を試みる。しかし,夜間休日の精神科

図8 精神科への緊急入院につなげる際のフロー

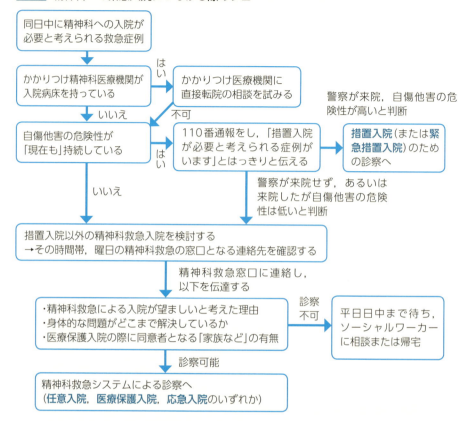

救急対応については，精神科救急システムに基づいた輪番病院による対応を原則としている地域も多い．かかりつけ医への直接交渉を行っても受診が現実的ではない場合は，以下の手順で進めていく．

- まず，自傷他害のおそれが「現在も」続いているかどうかを検討する．具体的には，自殺企図後の症例で現在も希死念慮を表出している場合や，精神症状による興奮が持続しており暴力行為が伴う場合などが該当する．このような場合は，措置入院・緊急措置入院を検討したほうがよい．まずは警察への連絡，つまり110番通報を行い，警察の来院を促す．来院した警察官が「自傷他害のおそれが切迫している」と判断した場合，警察官は行政へ通報する義務があり（精神保健福祉法23条），措置入院の要否を判断するための診察を実施する精神科医療機関への受診につなげることができる．なお，措置入院と緊急措置入院の違いは，診察時に何名の精神保健指定医を確保でき

るかの違いである。警察への来院要請の際には,「措置入院が必要と考えられる症例がいます」と伝えればそれでよい。
- 措置入院が現実的でない場合は,その他の入院形態による精神科救急入院を検討する。この場合,精神科救急システムの窓口（連絡先）は,時間帯や曜日により異なることもある。読者の自治体ではどのような運用になっているかあらかじめ把握しておくと,実際の精神科救急症例に対応する場面で役立つだろう。
- 患者本人が自らの病状を理解している状態で,精神科入院を検討することができれば最も理想的ではあるが,精神科救急を必要とする症例は自発的な精神科入院が困難である場合が多い。そのため,精神科への緊急入院を検討する場合は,基本的には非自発的な入院である「医療保護入院」を想定しておくのが一般的である。この場合,精神科入院に対する同意者が必要であるが,2014年4月に精神保健福祉法が改正され,同意者となりうる親族の定義について変更となった。簡単にいうと,2親等以内の血族や後見人などがその代表例となるが,やや複雑でわかりにくいため,判断に迷った場合は精神科救急窓口に直接問い合わせてみるのが無難である。同意者となりうる家族などが全く存在しない場合は,市町村長が同意者となって医療保護入院とすることが可能である。一方,同意者となりうる家族が存在するものの本人とのかかわりを拒否している場合や,精神科入院への同意の意向がない場合は,精神科救急による緊急入院は困難となってしまう。翌日（平日）まで入院させたうえでソーシャルワーカーと相談するか,いったん帰宅とせざるをえないだろう。
- 身元が全くわからない（身元がわかるものを持っていないなど）が,精神科救急入院を要する症例では,「応急入院」が適応となる場合がある。精神科救急窓口に相談してみるとよい。
- 精神科救急を担う医療機関としては,やはり「身体的な問題がどこまで解決/否定されているか」を最も懸念する。救急医療機関で行った検査や処置により,どのような病態が除外あるいは解決できているかについて,わかりやすく伝達する。

ちょっとDEEPなTIPS
救急医療機関における薬物・アルコール問題を抱えた症例への対応

Q 違法薬物や危険ドラッグを使用したと考えられる症例は警察に通報すべき？

- 救急医療現場では，聴取した病歴や救急搬送時の状況から，違法薬物の使用を疑わせるような状況がありうる。あるいは，来院した症例が意識障害や興奮を呈している場合，診断目的にトライエージDOA®などの薬物検出キットを用いることがあるが，結果として違法薬物の成分が検出されることがある。このような場合，医療者として警察への通報を行うべきだろうか。

- 実際にその症例が違法薬物を使用していた場合，私たちはいわば犯罪を目撃した立場になるわけである。また，読者のなかには医療者である以前に公務員にあたる立場の方もいるだろう。刑事訴訟法239条には「公務員としての犯罪告発義務」が定められていることから，なおさら警察へ通報すべきであるという意見もあるかもしれない。一方で，私たち医療者は守秘義務を課されている立場でもあり，警察通報を行うことにより医療者個人が恨まれたり，訴訟に発展するリスクも秘めている。

- 次に，薬物の取り締まりに関する法律の点から考えてみると，関連するものとして「麻薬及び向精神薬取締法」「覚せい剤取締法」「大麻取締法」「あへん法」などがあげられる。実は，これらの法律には，使用を見つけた際の警察通報に関する義務については明記されていない。しいていえば，麻薬及び向精神薬取締法第58条には「医師は，診察の結果受診者が麻薬中毒者であると診断したときは…（中略）都道府県知事に届け出なければならない」と明記されているものの，警察への通報についてはやはり触れられていない。さらに，覚醒剤などは同法の取締薬剤ですらない。

- 結果として，違法薬物の使用（あるいはその可能性）を発見した場合，警察に通報するかしないかの判断は医療者の裁量に任せられており，「通報はしてもしなくても違法ではない」というのが現時点での見解とされている。結果として判断に困るのは，現場で症例に対応する医療者ということになりがちである。

- そのため，これらの違法薬物の使用が疑われる症例への対応については，医療機関ごとに院内マニュアルを作成しておき，それに基づいて現場の医療スタッフが対応する形にすることが望ましい。そうすることにより，特定の医療者個人が不利益を被ることが避けられると考えられる。参考として，当院で運用している「違法薬物検出時の

対応フロー」の概要を簡単に示す.
① 違法薬物の使用が疑われる症例に対応した場合,担当医は診療科の長(夜間休日は病院の管理当直)へ連絡し,報告書を提出する.
② その後,診療科の長,安全管理指導者,事務担当などを交え多職種により,病院としての社会的な責任をふまえ,症例ごとに対応を検討する.
③ 警察への通報の必要性があると判断した場合,病院として警察に通報する.
④ 警察の捜査に協力する場合は,令状に基づくやりとりを原則とする.

- もし,該当する症例が自傷あるいは他害の危険性が高い状態であれば,前述の措置入院について検討するとよい.この場合も警察への通報を行うことになるが,「犯罪告発のための通報」ではなく,「精神科治療に結びつけるための通報」となる.ひと言に「警察への通報」といっても,状況によって2通りの選択肢が存在することを理解する.
- 危険ドラッグについても所持や使用に関する警察通報については明記されておらず,さらに前述の薬物検出キットで特定の違法薬物成分が検出されることもほとんどないため,前述の違法薬物以上に警察通報の可否について判断しようがない.基本的には他の違法薬物と同様に,症例ごとに対応を検討すること,組織としての判断をくだすことが原則である.

Q アルコール依存症と考えられる症例を依存症治療につなげるには?

- 救急医療機関には,依存症が疑われるような症例も多く来院する.なかには前述のような,何らかの違法薬物の使用を繰り返しているような症例も含まれるが,わが国で頻度が比較的高いのはアルコール依存症に該当する症例である.アルコール依存症を背景にもつ症例は,アルコール性ケトアシドーシスや急性膵炎,食道静脈瘤破裂などの身体疾患を併発し,救急医療機関に搬送されやすい.また,依存症は自殺に至りやすい精神疾患としても注目されている.そのため,自殺未遂のため救急医療機関に搬送されてくる依存症症例に対応することも少なくないと思われる.
- 病歴聴取のうえ,アルコール依存症が疑われる症例に対してはじめに行うべきこととして,離脱せん妄の予防,治療は重要である.本誌の読者であれば,ベンゾジアゼピン系薬剤が精神科薬物療法として用いられること,ビタミンの補充が重要であることは基本的な知識として理解しているだろう.最近のトピックとしては,集中治療領域においてデクスメデトミジンがアルコール離脱症例に有効であるとの研究結果[9]が,いくつか報告されるようになってきたことがあげられる.
- アルコール離脱を回避する(あるいは離脱症状を改善させる)ことができ,身体治療

にも目途が立ったあとは，アルコール依存症に対する治療について検討する必要がある。今後もアルコールを同じように摂取し続けることによって，救急医療機関に入院となった病態が再発・再燃するリスクが高くなることはいうまでもない。何とか依存症治療につながってほしいと救急医療従事者として考える一方で，治療の必要性を説明してもなかなか聞く耳をもたない症例もおり，私たちもつい患者の自業自得であると考え，説得をあきらめてしまいがちである。

- まだ専門治療に結びついていないアルコール依存症症例は，飲酒の習慣を批判されることを頑なに嫌う場合が多い。そのため精神科はもちろん，医療そのものに自発的につながりにくい傾向がある。この傾向は，薬物依存症の症例でも同じであり，違法薬物の使用が明るみになる（ひょっとしたら通報されてしまう）ことを恐れ，医療機関への受療になかなか結びつかない。それだけに，自発的ではないにせよ依存症症例が救急医療につながった場面は，依存症治療に関する情報提供を行うことができる数少ない絶好の機会であると考えたほうがよい。

- 批判や叱責では，患者は余計に頑なな態度をとりやすい。「医療者として健康を害している状態をとても心配している」というメッセージを伝えるのが望ましく，そのようなメッセージは精神科医が伝えるよりも救急医が伝えたほうがより自然で，患者にも受け入れられる可能性があると筆者は考えている。断酒の必要性はないと主張する症例であっても，飲酒に関連する健康問題や生活問題への不安，コントロールの困難さを感じていたり，断酒の仕方が全くわからず途方に暮れている場合もある。何かしら飲酒に関する困りごとを抱えていないかを確認することも重要である。

- 断酒の必要性を説明するからには，紹介可能な精神科医療機関や相談機関を簡単にでも把握しておくとよい。精神科医療機関については，可能であれば依存症治療を専門に扱っている医療機関のほうが望ましい。相談機関としては，各都道府県・政令指定都市の精神保健福祉センターがその役割を担っているほか，断酒会や自助グループなどもあげられる。院内ソーシャルワーカーに情報提供を依頼したり，患者や家族に渡すためのパンフレットを用意しておくのもよいと思われる。

- どれだけ依存症治療の必要性を説明しても，本人の同意が得られないこともある。そのような場合であっても，患者を支える家族は疲弊し，どのように対応してよいかわからなくなっている場合が多い。専門医療機関や相談機関は，家族のみの相談にも応じてくれることが比較的多いため，せめて家族だけでも相談窓口につなげて孤立を避けることが望ましい。

文 献 >>>
1) 日本臨床救急医学会 自殺企図者のケアに関する検討委員会編：救急医療における精神症状評価と初期診療PEECガイドブック．へるす出版，2012．
2) 日本臨床救急医学会：自殺未遂患者への対応――救急外来（ER）・救急科・救命救急センターのスタッフの手引き．2009．
http://www.mhlw.go.jp/bunya/shougaihoken/jisatsu/dl/07.pdf
3) 山田朋樹，他：精神経誌，SS154-62，2012．
4) American Psychiatric Association Practice Guidelines: Am J psychiatry, 158(10): 1-52, 2001.
5) Richmond JS, et al: West J Emerg Med, 13(1): 17-25, 2012.
6) Ely EW, et al: Crit Care Med, 29(7): 1370-1379, 2001.
7) Bergeron N, et al: Intensive Care Med, 27(5): 859-864, 2001.
8) 板東宏樹，他：救急・集中治療，24(1)：50-55，2012．
9) Mueller SW, et al: Crit Care Med, 42(5): 1131-1139, 2014.

16 急性中毒

清田 和也

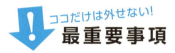
最重要事項

1 わが国において使用できなかった解毒/拮抗薬が，最近になって使用できるようになってきた。

2 さまざまな化学物質によりメトヘモグロビン（MetHb）血症は生じるが，症状があるか・濃度が高いときにメチレンブルー（MB）投与を考慮すべきである。

3 メタノール，エチレングリコール中毒に対して解毒剤としてホメピゾールが使用可能となった。

4 局所麻酔剤，ベラパミル，プロプラノールなどの心毒性のある脂溶性の薬物に対して脂肪乳剤（ILE）の効果が報告されている。「血管内除染」の可能性があり，大きな副作用もなく有望な治療法である。

5 循環（C）に異常がある場合は，心エコーや血行動態モニタリングにより，どこに異常があるかを把握し，それに対する治療介入を行う。

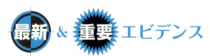
最新 & 重要エビデンス

❶解毒剤

- 中毒の治療に当たっては，全身管理を中心とした標準治療を行うことが重要[1]であるが，一部の中毒起因物質においては解毒（拮抗）剤が存在する。比較的頻度の高い中毒もあるが，頻度が少なく各施設の経験が少ないものも多い。表1に主な解毒剤・拮抗剤を示す。

表1 主な解毒剤/拮抗剤

中毒原因物質/適応	解毒剤	注
アセトアミノフェン	N-アセチルシステイン	2002年より本邦発売
有機リン，神経毒ガス	硫酸アトロピン	
	ヨウ化プラリドキシム(PAM)	血糖値の測定に影響を与える
ベンゾジアゼピン系薬剤	フルマゼニル(アネキセート®)	拮抗作用は短時間
重金属	ジメルカプロール(BAL®)	
シアン	亜硝酸アミル吸入	2002年に適応拡大承認（それまでは狭心症のみ）
	チオ硫酸ナトリウム(デトキソール®)	2010年より本邦発売
	ヒドロキシコバラミン(シアノキット®)	2008年より本邦発売
一酸化炭素	酸素	
メタノール，エチレングリコール	エタノール	保険適用外
	fomepizole (ホメピゾール®)	2015年より本邦発売
イソニアジド，銀杏	ピリドキシン(ビタミンB_6)	
メトヘモグロビン血症	メチレンブルー	2015年より本邦発売
フッ化水素による皮膚曝露	Ca含有軟膏	未発売：院内製剤作成要す

❷ **メチレンブルーの投与基準**
- 酸素運搬能が低下することにより悪影響を生じる場合（たとえば，既存の貧血，うっ血性心不全，狭心症など），低酸素血症の症状や徴候を示すか（たとえば，呼吸困難，錯乱，胸痛），あるいは30％以上のMetHb値を示すMetHb血症の患者に用いられる。
- 酸素運搬量は溶存酸素を除けば次式のように，心拍出量（CO），ヘモグロビン量（Hb），MetHbにより低下した血液酸素飽和度（SaO_2）により決まることが背景としてあるからである。

    ※酸素運搬量＝CO×1.34×SaO_2

❸ **ホメピゾールの投与開始・中止基準**[2]
- エチレングリコールおよびメタノールの血中濃度やそれを反映すると考えられる浸透圧ギャップ，そして代謝の進行を示すと考えられるアシドーシスやアニオンギャップの著明な増加などを目安にする。投与開始と中止の目安が示されている（表2）。

❹ **JRC蘇生ガイドライン2015から**[3]
- β遮断薬中毒やカルシウム拮抗薬中毒に対する標準的な治療法と特別な治療法を比較したRCTはない。限られた症例報告によると，ブドウ糖投与と電解質モニタリング下での高用量インスリン投与（0.5〜2U/kgのボーラス投与後，0.5U/kg/時の持続投与は，

表2　ホメピゾールの投与開始または投与中止の目安

投与開始の目安
・エチレングリコールまたはメタノールの血中濃度が20mg/dLを超える場合 ・中毒の現病歴，あるいは代謝性アシドーシス（動脈血pH低下，アニオンギャップの増加），浸透圧ギャップの増加，視覚異常，または尿中のシュウ酸塩結晶の存在などにより，エチレングリコールまたはメタノールの摂取が疑われる場合

投与中止の目安
・エチレングリコールまたはメタノールが血中に検出されない場合 ・エチレングリコールまたはメタノールの血中濃度が20mg/dL未満で，血液pHが正常であり，かつ症状が認められない場合 ・代謝性アシドーシスが消失し，かつ浸透圧ギャップが正常化した場合

血行動態の安定化や生存率の改善に効果的と思われた。また，β遮断薬中毒による心停止症例に対して，標準的治療に加え，20％脂肪乳剤100mLを静脈投与することで心拍再開が得られたとする症例報告や，静脈内脂肪乳剤投与と高用量インスリンとグルコース投与の組み合わせが同様の効果を示した症例報告があった。

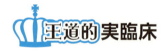

Q　メチレンブルー（MB）はどのように使われてきて認可に至った？

- MBは中毒によるメトヘモグロビン（MetHb）血症に対する拮抗薬である。日本においては，認可された製剤がなく，病院内で試薬を元にして調製が必要であった。このため，限られた施設でのみしか治療ができなかった。また，自家調整した薬剤を患者に投与する倫理的な問題があった。
- 日本中毒学会は，2009年に厚生労働省が実施した「医療上の必要性が高い未承認の医薬品又は適応の開発の要望に関する意見募集」に対して，日本中毒情報センターと連名で解毒剤4剤の開発要望書を提出した。その1つであるMBについて，同学会と日本救急医学会は会員に対して症例調査を行い，認可に向けての審査資料作成に協力した。その後，中毒性MetHb血症治療剤『メチレンブルー静注50mg「第一三共」』として2014年12月に製造販売が承認され，2015年3月に発売された。

Q ホメピゾールはどうのように認可に至ったのか？

- メタノール・エチレングリコール中毒においては透析以外の解毒療法として，わが国では主としてエタノールによる酵素阻害作用を利用したものが行われていたが，中枢神経作用をもつことが難点であった．
- ホメピゾールは，1997年に米国で承認されて以降，現在では欧州において11カ国で販売されている．前述のMBと同様に日本中毒学会と日本中毒情報センターの共同提案により開発が始められることとなった．これを受けて武田薬品工業株式会社が承認申請の手続きを進め，2014年9月にホメピゾール点滴静注1.5g「タケダ」として製造販売が承認され，2015年1月に発売された．

ちょっとDEEPなTIPS
急性中毒にまつわるさまざまな知識

Q MetHb（メトヘモグロビン）血症とは何？

- ヘモグロビン（Hb）中の2価の鉄イオン（Fe^{++}）が酸化され，3価（Fe^{+++}）になったもので，酸素運搬ができなくなる．MetHbは正常の状態でも発生するが，生体内の機構により還元され，通常1％以下に維持されている．1〜2％以上になった状態をMetHb血症という．MetHbは酸素と結合できないだけでなく血液の酸素解離曲線を左方に偏位させるため，組織への酸素供給も障害される．MetHbは暗い茶色のチョコレート色であり，1.5g/dL以上でチアノーゼが明らかになる．したがって，Hbが10〜15g/dLとすると，10〜15％以上でチアノーゼがみられることになる．還元Hbよりチアノーゼが強いのは，MetHbがより赤色光を吸収するスペクトラムをもっているからである（図1）．ちなみに，通常のパルスオキシメーターは赤色光と赤外光により酸素化Hbと還元Hbを識別しているため，COHbやMetHbの値は正確に検出できない．これらを検出するには多波長による検知が必要であり，数年前より実用化されている．
- MetHb濃度と臨床的な症候の関係は表3のとおりである[4]．自覚症状が明瞭でない濃度でチアノーゼが出る濃度があるのに留意されたい．

Q MetHb血症の原因物質は何？

- アニリン，ニトロベンゼン，亜硝酸塩，硝酸塩，塩素酸塩などの化学物質が代表的な

図1 各種Hbの吸光スペクトラム

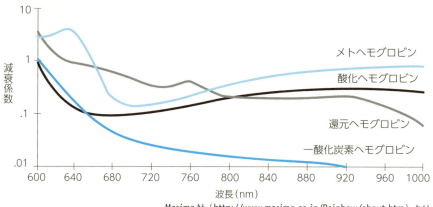

Masimo社（http://www.masimo.co.jp/Rainbow/about.htm）より

表3 メトヘモグロビン濃度と症候

メトヘモグロビン濃度	症候
20％以下	無症状
10〜15％以上	チアノーゼ
20〜30％	頭痛，全身倦怠感
30〜50％	悪心，めまい，不安，胸痛，呼吸困難
50〜70％	不隠，意識障害，痙攣
70％以上	致死的

表4 メトヘモグロビン血症を生じる医薬品

分類	薬品
冠血管拡張薬	亜硝酸アミル，ニトログリセリン，硝酸イソソルビド
止瀉剤	次硝酸ビスマス
局所麻酔薬	プロピトカイン，アミノ安息香酸エチル
抗マラリア薬	クロロキン，プリマキン
防腐収れん剤	硝酸銀
解熱鎮痛薬	フェナセチン
サルファ剤	スルファメトキサゾール

ものである。製品としては，ヨック®やクサノンA®やスタム乳剤®[2]などのアニリン系除草剤，染毛剤があるが，除草剤では販売中止になったものも多い。窒素，リン酸，カリ混合化学肥料，ハイポネックス®によるものも報告されている。
- 医薬品では冠血管拡張薬が代表的であるが，表4のようにさまざまなものがある[5]。

また，クレゾール，毒キノコであるシャグマアミガサタケ（ジロミトリン，モノメチルヒドラジンによる）によっても生じる。まれには火災時の煙や，自動車の排気ガス中の窒素酸化物によっても生じる。かつての脱法ドラッグ（現在は「医薬品，医療機器等の品質，有効性及び安全性の確保等に関する法律」による指定薬物）であるRUSH（亜硝酸イソブチルなど）によるMetHb血症の報告も散見する。

- 北朝鮮のロケット燃料のジメチルヒドラジンも原因となるとされており，2012年厚生労働省から注意喚起がなされた。
- MB投与せずに低酸素性脳症により死亡した症例を提示する[6]。

> **症例紹介**
>
> **患者**：50代，男性
> **既往歴**：精神疾患なし。糖尿病，狭心症，慢性C型肝炎にて近医通院中。
> **現病歴**：停車中の乗用車内で昏睡状態にあるのを発見され，救急搬送された。
> **入院時現症**：BP 114/53mmHg，心拍58回/分，RR 13回/分，SpO$_2$ 97％（O$_2$ 5L/分），体温33.2℃（直腸温），GCS E1V1M4＝6点。瞳孔は両側2mm。肺野呼吸音は清。有機溶剤臭あり，チアノーゼなし。
> **入院時診断**：急性薬物中毒（トルエン中毒）の疑い，偶発性低体温症。
>
> **入院後の経過**
>
> 　入院時，呼気の有機溶媒臭よりトルエン中毒が疑われ，意識および呼吸状態の悪化がみられたものの，経過観察され，ご家族よりDNARの同意が得られていた。
>
> 　入院3日目に警察より，「スタム乳剤が現場で発見された」との情報あり。その後，MetHb（71.9％）を確認し，同剤によるMetHb血症と診断した。
>
> 　院内での製剤を薬剤科に依頼し，1％MB溶液を準備し静注（2mg/kg。スタム乳剤内服48時間後），MetHb血症は軽快したが，意識障害は改善せず，頭部MRIでは低酸素血症による両側淡蒼球病変を認めた。徐々に呼吸不全の進行を認めたが，ご家族はそれ以上の積極的な治療を希望されず，入院4日目に永眠された。死亡後，胃内容物からスタム乳剤が検出された。

Q わが国におけるMetHb血症の報告例にはどのようなものがある？

- 国内における急性中毒によるMetHb血症（濃度が明示されたもの）の報告例まとめると，原因物質はアニリン系農薬と，違法ドラッグ（RUSH）が多かった。MB投与についてみると，10％以下（最低で2.3％）でも投与されている一方で，最大45.5％でも未投与で軽快している点に注目すべきである。

Q MBの解毒作用はどのようなもの？

- MetHbの生理的還元機構の95％はニコチンアミドアデニンジヌクレオチド（NADH）に依存する系により行われている。MBは還元型ニコチンジヌクレオチドリン酸（NADPH）の存在下にロイコメチレンブルーとなり，血液中のMetHbを還元して正常なヘモグロビンに戻す（図2）。NADPHはグルコース-6-リン酸脱水素酵素（G-6-PD）を介して，ブドウ糖の嫌気的解糖系の1つであるペントースリン酸経路から供給される。このため，G-6-PD欠損患者ではMBの効果がなく，溶血を来すため禁忌である。G-6-PD欠損症は酵素欠損に伴う溶血性貧血の原因として最多の疾患であるが，わが国では頻度は低く，アフリカや地中海沿岸諸国，東南アジアなどのマラリア流行地域では比較的頻度が高い。MBは腎から排出されるため，重篤な腎機能障害がある患者には投与量を調節する。塩素酸塩によるMetHb血症にはMBは効果がない。MBは赤血球内のNAPDH還元酵素を介してその作用を発揮するが，塩素酸塩によるMetHbは主に赤血球外のものだからである[2) 5) 7)]。

図2 MBの解毒機構

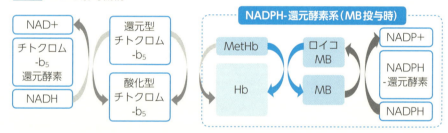

Q MBの投与方法と使用上の注意点は？

- 本剤は1アンプル中にMB（メチルチオニニウム塩化物水和物）を50mg含有する注射剤である。
- 添付文書[8)]上，通常，生後3カ月を過ぎた乳幼児，小児および成人には，1回1〜2mg/kgを5分以上かけて静脈内投与する。投与1時間以内に症状が改善しない場合は，必要に応じ同量を繰り返し投与できるが，累積投与量は最大7mg/kgまでとする。
- MBが析出する場合があるため，体温付近の温度で約3分間振とうして溶解後に使用する。本剤1アンプルに対し5％ブドウ糖注射液50mLで希釈する。本剤は，塩化ナトリウムにより溶解度が低下するため生理食塩液と混合しない点に注意する。
- MetHb濃度が70％以上の高濃度の場合には，MBの投与により半減期が通常の15〜

20時間から40～90分まで短縮するので，投与後1時間以内に臨床症状の何らかの改善が得られる。
- もし効果が不十分な場合に1時間ごとに同量の投与を繰り返すが，MB自体の酸化作用によりMetHbを増加させることから，総量は7mg/kg以内に止めることが望ましい。また，15mg/kgを超えると溶血作用を有する。
- MBの効果がない場合として，ヘモグロビンM症を含めた異常ヘモグロビン，NADPH-MetHb reductase欠損症，G-6-PD欠損症，sulf-Hbなどが考えられる。また，消化管から原因物質が吸収され続けている場合も効果がみられないことがある。
- 本剤と選択的セロトニン再取り込み阻害剤（SSRI），セロトニン・ノルアドレナリン再取り込み阻害剤（SNRI），三環系抗うつ剤，ノルアドレナリン・セロトニン作動性抗うつ剤等のセロトニン作動薬との併用により，セロトニン症候群が現れるおそれがある。本剤投与前にこれらの薬剤を投与している可能性がある場合は，低用量からの投与開始を考慮するなど，患者の状態を十分に観察しながら慎重に投与する。

Q メタノール・エチレングリコール中毒の病態とホメピゾールの解毒作用はどのようなもの？

- これらのアルコール類は肝臓のアルコール脱水素酵素によりアルデヒドに代謝され，さらに有機酸に代謝される（図3）。代謝産物が強い毒性を示す。アルコール類自体はエタノールと同様それぞれが中枢神経抑制作用をもつ。メタノールはホルムアルデヒド，ギ酸となる。ギ酸は視神経障害が特徴であり，失明することもある。エチレングリコールはグリコアルデヒドを経てグリコール酸，グリオキシル酸，シュウ酸に代謝される。これらはクエン酸回路を抑制するため，細胞呼吸を抑制し心血管系をはじめ，肝，腎など多臓器に毒性を示す[9]。
- これらのアルコール類は燃料やウィンドウウオッシャー液，不凍液，保冷剤など家庭用品にも含まれている。血中濃度を迅速に測定可能な施設は少ない。アルコール類による血中浸透圧上昇から浸透圧較差（osmolarity gap）の測定により血中濃度の推測が可能である[9]。
- また，代謝された酸の存在により陰イオン較差（anion gap）が開大する代謝性アシドーシスを合併する。
- ホメピゾールはアルコール脱水素酵素に対する高い親和性をもつ。エタノールと同様に，エチレングリコールやメタノールと競合してアルコール脱水素酵素を阻害して毒性代謝物の生成を抑制する（図3）。

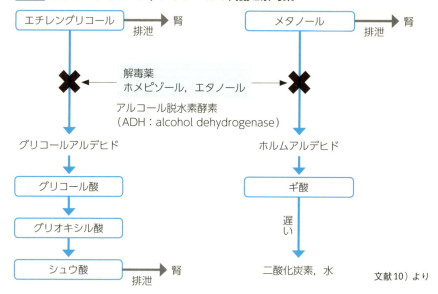

図3 エチレングリコール，メタノールの代謝と解毒薬

文献10）より

■基礎知識再確認メモ

浸透圧較差（OG）からの血中濃度測定
▶アルコール類の血中濃度は，実測浸透圧と計算された浸透圧の較差から推定できる。
推定血中濃度＝浸透圧較差×変換係数
浸透圧較差＝実測浸透圧－浸透圧計算値
浸透圧計算値＝$2 \times Na^+$血糖$/18 + BUN/2.8$
変換係数　メタノール：3.2，エチレングリコール：6.2

解毒薬の保険診療上の扱い
▶MBおよびホメピゾールの薬価は2016年現在，120,382円，137,893円と高額となっている。いずれの薬剤も使用時はDPCでは出来高算定の診断分類群となるようになっている。

中毒によるショックの対応
▶**ショックの鑑別**：治療のためにはどのタイプのショックであるかを鑑別する必要がある。標準治療ガイド[1]では，「肺動脈カテーテルによる循環動態の把握が望ましい」との記載があるが，最近のICU管理ではより非侵襲的な循環動態モニタリングが使用されることが多くなってきている。たとえば，EdwardsのEV1000ではグラフィカルな画面で，心拍出量係数（CI）や全身血管抵抗係数（SVRI）などを表示することができる（図4）。その他，エコーによる心機能の評価や下大静脈径などを参考にし，循環血液量や心機能を評価し，総合的に判断する必要がある。

- **ショックの治療**：適切な輸液によってもショックから離脱できなければ塩酸ドパミン5〜20μg/kg/分の投与を開始する。不整脈や低体温が原因であれば，それを治療する。心拍出量が低下していれば塩酸ドブタミン5〜20μg/kg/分，末梢血管が拡張していればノルエピネフリンを投与する。ノルエピネフリンの最大用量については混乱がある。中毒標準治療ガイド[1]では1.0〜30μg/分とされ，AHA-G2010の蘇生後の循環管理の項では，0.1〜0.5μg/kg/分と記載されている。日本麻酔科学会の麻酔薬および麻酔関連薬使用ガイドライン第3版[11]では，成人では0.01〜0.2μg/kg/分であるが，さらに高用量が必要なこともある。小児では心肺蘇生後の低血圧では0.1μg/kg/分から開始し，漸増する（最高2μg/kg/分）とされている。しかし，わが国の添付文書上の用量は2〜4μg/分である。

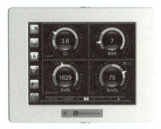

図4 血行動態モニタリング

エドワーズライフサイエンス
http://www.edwards.com/jp/professionals/products/hemodynamic_monitoring/monitors/ev1000/

- **体外循環による循環補助**：心肺停止に至るような最重症例では大動脈バルンパンピング（IABP）や経皮的心肺補助（PCPS，VA-ECMO）などの補助循環装置による治療を考慮する。
- **カテコラミン不応のショックに対するADH投与**：エビデンスレベルの高い比較研究は行われていない。投与量としては，敗血症治療に準じて，1.8〜2.4単位/時間の投与が考えられる。添付文書上の適応外の使用方法ではあるが，社会保険診療報酬支払基金より，薬理作用から「急性低血圧」「ショック」に「バソプレシン注射薬」を使用した場合，審査上認めるとされている（2011年9月）[12]。

文献 >>>
1) 日本中毒学会編：急性中毒標準ガイド．じほう，2008．
2) 武田薬品工業：医薬品インタビューフォーム ホメピゾール点滴静注1.5g「タケダ」．2015年11月改訂（第4版）．
3) 日本蘇生協議会監：薬物過量投与と中毒．JRC蘇生ガイドライン2015，p.107，医学書院，2016．
4) 堀内郁雄：アニリン．中毒症のすべて（黒川顕編），p.361-364，永井書店，2006．
5) 内藤裕史：メトヘモグロビン生成物質．中毒百科，改訂第2版，p.126-130，南江堂，2001．
6) 関義元，他：中毒研究，25：343，2012．
7) 清田和也：中毒研究，28：253-258，2015．
8) メチレンブルー添付文書．http://www.pmda.go.jp/（2016年11月23日閲覧）
9) 清田和也：メタノール・エチレングリコール中毒．今日の治療指針2015，p.140-141，医学書院，2015．
10) 遠藤容子，他：中毒研究，28：31-36，2015．
11) 日本麻酔科学会：麻酔薬および麻酔関連薬使用ガイドライン第3版．http://www.anesth.or.jp/guide/（2016年11月23日閲覧）
12) 社会保険診療報酬支払基金：審査情報提供事例（薬剤）．http://www.ssk.or.jp/shinryohoshu/teikyojirei/yakuzai/（2016年11月23日閲覧）

17 重症熱傷

池田 弘人

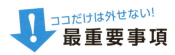
最重要事項

1 重症広範囲熱傷は，古くから救急集中治療領域の代表的症例として治療管理されてきた。その理由は，多方面にわたる豊富な知識と医療技術を兼ね備えなければ対応できない重症患者であるからである。

2 まず，受傷まもなく著しい全身性炎症反応症候群を呈し，熱傷ショックというきわめて激しいショック状態に陥るという典型的病態を示し，それに対し，厳密な呼吸循環管理を行わなければ改善しない。その後，きわめて特異的といえる大量輸液治療によって，「リフィリング」を生じ，これも厳密な管理を必要とする。ショック期を脱すると，ほどなく感染期に入り，創感染，肺炎，カテーテル関連感染，敗血症，そして，とくに熱傷創感染から生じる重篤な敗血症を指すburn wound sepsisなどの感染症を合併する。さらに感染起因微生物に関しても，ブドウ球菌などのグラム陽性球菌，緑膿菌などのグラム陰性桿菌，カンジダなどの真菌，サイトメガロウイルスなどのウイルス，などさまざまな微生物による感染が生じる。そのため，感染症に対する十分な知識と計画的治療戦略が欠かせない。

3 高代謝，蛋白異化亢進，高血糖状態を呈し，十分な栄養管理が必要不可欠である。

4 Curling潰瘍と称される出血性胃潰瘍，その他の消化管合併症，心機能亢進状態，急性腎不全など，多くの合併症が生じる危険性が高い。

5 多くの場合，減張切開（escharotomy），熱傷焼痂切除（escharectomy），植皮術などの外科的治療が必要である。手術時期，手術手技，使用医療材料などは長年にわたって研究，臨床応用されており，現在もなお進歩している。もちろん，救急集中治療領域の熟練医の治療がすべてではなく，多方面多職種の介入なくして治療の成功はないことはいうまでもない。

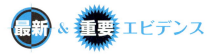
最新 & 重要エビデンス

❶ わが国における熱傷患者発生数

- わが国における熱傷患者発生数は外来患者を入れて年間数万人といわれるが，正確には把握できていない。厚生労働省が公表しているDPC（diagnostic procedure combination）をもとにすると，熱傷による入院患者数は，年間6,000人以上と推定される。

❷ 日本熱傷学会熱傷レジストリーによるデータ

- 一般社団法人日本熱傷学会が2011年より熱傷による入院患者レジストリーを開始した[1]。これは，日本熱傷学会専門医認定研修施設全100施設のうち76施設が症例を登録しているもので，2011年4月1日～2015年3月31日までの集計で，6,772例の登録がある。これらには急性期入院と機能再建のための入院があるため，全国の年間熱傷急性期入院患者数を正確に把握することは難しいが，専門施設での治療成績は確認できる。

❸ 治療成績

- 熱傷面積と死亡率：急性期入院した熱傷患者（来院時心肺停止症例を除く）の熱傷面積（%TBSA）と死亡率をみると，50%TBSAでは死亡率50%を超える（図1）。
- 気道熱傷の有無と救命率：すべての熱傷面積の熱傷患者において，気道熱傷を合併している場合は死亡率が高い。熱傷面積が広くなるにつれ，とくにその傾向が強い。この傾向は，2005年に報告された東京都熱傷救急連絡協議会統計でも明らかとなっていた（図2）[2]。

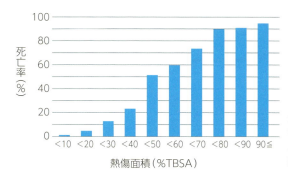

図1 熱傷面積と死亡率

急性期入院した熱傷患者で来院時心肺機能停止症例（CPA）を除いた症例を対象としている

文献1）より

図2 気道熱傷の有無と救命率

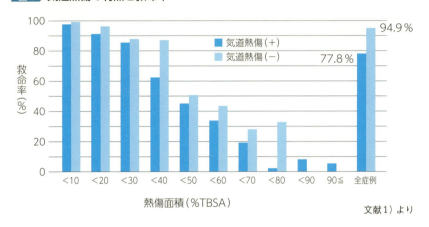

文献1)より

王道的実臨床

Q 熱傷輸液はどのように進歩してきた?

- 広範囲熱傷の受傷初期の病態は，毛細血管壁透過性亢進による血漿成分の血管外への漏出と，熱傷創面からの水分漏出による，循環血漿量と機能的細胞外液の著しい減少である．この病態を放置すると血漿量減少性の循環不全（Hypovolemic shock）となるため，大量の輸液が行われる．
- 大量輸液法が確立するまでには，米国での，多くの患者が発生した大火災や戦争での治療・研究の歴史があった．
- 1942年に，熱傷面積に基づく輸液量算定法がHarkinsによって提唱され，これがNational Research Councilに採用された．その後，Cope & MooreのformulaとEvansのformulaが発表され，受傷直後からコロイドを含んだ大量の輸液を行うことを主張した．
- しかし，その後，Brooke Army Medical CenterにおけるRetrospective studyにより電解質輸液の優位性が確認され，これがコロイドよりも電解質輸液を主体とするBrooke formulaの基となった．ただし，Brooke formulaは総輸液量を24時間で2mL/体重kg/%熱傷面積としていた．
- 1968年，テキサス州パークランド病院のBaxterらは，電解質輸液を中心とした大量

輸液を強調したParkland formulaが提唱された。Parkland formulaでは24時間の総輸液量を乳酸加リンゲル液で4mL/体重kg/％熱傷面積とし，コロイドは受傷後24時間を経過してから投与すべきであるとしている。これが現在もっとも一般的に用いられている重症熱傷患者の大量輸液法である。

- しかし，熱傷ショック期に大量輸液を行った結果，毛細血管壁透過性の正常化に伴い血管外に漏出した大量の血漿成分が一挙に血管内に戻ってくる受傷後36〜72時間のいわゆるリフィリング期には，うっ血性心不全，肺水腫を発症する危険性がある。そこで，これを回避するため総輸液量を少なくする輸液法がいくつか試みられている。
- その1つである高張ナトリウム溶液を投与するHLS（Hypertonic Lactated Saline）輸液療法は総輸液量が少なくてすみ，HLSの作用により平均動脈圧の上昇，循環血液量の増大，心収縮力の増強，全身血管抵抗の減少，利尿作用，死蔵されるNaの補充の効果が認められている。また，毛細血管壁透過性亢進をもたらすフリーラジカルを不活化しサイトカインの生成を抑えることで総輸液量を少なくする方法としてビタミンCの大量静注療法が報告された。
- また，昨今，大量輸液自体による組織浮腫がACS（abdominal compartment syndrome＝腹部コンパートメント症候群）に代表される組織循環障害を引き起こし，ひいては臓器障害に至ってしまう危険性について，「Fluid creeping」という概念が提唱され，大量輸液の功罪を検証する動きがある。この結果によっては，長く世界標準とされてきた輸液法が変わってくるかもしれない[3]。

Q 植皮術はどのように進歩してきた？

- 植皮術とは，外傷などにより生じた皮膚欠損面積が大きく，辺縁からの上皮化と創収縮による創閉鎖という自力修復ができない場合に，健常皮膚を採取してきてその部分に移植する方法である。植皮が無事生着するためには，移植床（recipient bed）血行のよいこと，植皮片の血流が再構築されるまでの間（およそ3日間）の安静が保たれることが必要最低条件である。
- 熱傷の場合はⅢ度（ときにⅡ度DDB：Deep Dermal Burn）熱傷創が植皮術の対象となるが，皮膚移植を開始する前に熱傷により壊死変性した組織を除去する必要がある。壊死組織を外科的に切除することをデブリードマン（surgical debridement）というが，壊死した熱傷皮膚はとくに焼痂（burn eschar）といい，焼痂切除術（escharectomy）という。
- とくに広範囲熱傷においては熱傷創が感染すると救命が難しくなるので，感染が起き

る前の早い時期に熱傷創壊死組織を切除して植皮を行い早期に創閉鎖を果たすことが望ましい。その開始時期によって，受傷後48時間以内に開始する場合を超早期切除術（immediate excision），5～7日以内に開始することを早期切除（early excision），それ以後を晩期切除術（late excision）という。広範囲熱傷では一度ですべての創切除を行うのは不可能であり，数回に分けて行うことになる。

- 軽症中等症熱傷では保存的治療で創感染が制御できるか，あるいは創感染が生じても致死的なBurn wound sepsisにはならないので，あえて早期切除術を行わずに晩期切除植皮術を行うこともある。
- 全層植皮術（FTSG：Full-Thickness Skin Graft）：皮膚に余裕がある部分から皮膚全層を採取して移植する。術後の拘縮は避けられるが，皮膚に余裕がないとできない。
- 分層植皮術（STSG：Split-Thickness Skin Graft）：背中や大腿部，腹部，頭皮部などの皮膚を薄く削り，採取しこれを移植する。採取部位の皮膚は再生し，再度使用することができるが，移植側は術後の瘢痕拘縮，醜状変形が発生する可能性が高い。分層植皮の貼り付ける形状として，拡張させずにそのまま移植するシートグラフト，メッシャーを用いて網目状に数倍に拡大するメッシュグラフト，切手大に小さく切り分けて隙間をあけて移植するパッチグラフトなどがある。

ちょっとDEEPなTIPS
自家培養表皮の有効性

Q 自家培養表皮（ジェイス）はどの程度有効？

- 現在，わが国で保険適用があり使用されている自家培養表皮は，重症広範囲熱傷患者救命のために使用する目的で，患者に残された健常皮膚を少量採取し，その表皮細胞を人工的に培養し，増幅重層させて皮膚のようにシート状にしたものを皮膚欠損部に移植し，熱傷創を修復する方法である。しかし，移植する母床の条件が十分に備わっていなければならず，培養表皮の移植方法にも知識と熟練が必要である。つまり，壁紙を張り替えるようにはいかないのである。とくに母床には，壊死組織や異物の存在は許されず，十分な微小血液循環と真皮様構造が必要不可欠であり，あらかじめ，escharectomyと，同種皮膚や人工真皮による母床準備が欠かせない。それでもなお，感染を契機に培養表皮が脱落してしまう事例が多くみられた。しかし，最近，高倍率にメッシュした自家分層植皮や，パッチグラフトを同時併用することにより，培養皮膚の生着率が大きく改善し，注目されている。

■ いまさら聞けない解説

なぜ，人工真皮が開発されたのか？

▶熱傷創は重要な正常皮膚の機能が失われる。たとえば外からの病原微生物の侵入を防ぐバリアとしての機能，水分や体液の喪失を防ぐ機能，体温調節を行う機能などである。したがって，これらを代用する医療材料あるいは医療処置が必要となる。そこでさまざまなものが試された。なかでもある程度有効であったのは，豚の皮膚，羊膜などである。

▶皮膚再生能力のあるⅡ度熱傷には，一時的に機能を代用する被覆材で十分であり，さまざまな種類の被覆材が開発された（表1，注：現状では深さにより適応される被覆材が決められている[4]）。ところが，全層皮膚壊死であるⅢ度熱傷においては，これらのものではほとんど失われた皮膚機能を代用できないばかりか，壊死皮膚組織を残したまま創傷被覆材を使用すれば，間違いなく創感染を合併し，Burn wound sepsisに陥ることになった。

▶これを防ぐには，壊死組織を除去し，代用皮膚として人間から採取した皮膚を移植する必要があった。しかし，死体からの採取保存方法が確立する前は，十分な供給が見込めず，拒絶反応が生じること，感染伝播の危険性があることなど，多くのリスクを伴っていた。

▶そこで，熱傷創切除後の皮膚欠損部に移植し，一定期間で真皮様組織を構築し，その間の不感蒸泄，体液漏出をある程度制御し，ごく薄い自家分層皮膚移植をすることで，質の高い瘢痕皮膚を形成する人工真皮（Yannas-Burke型：Integra™）が開発，製品化された。人工真皮は，牛または豚の皮膚から抽出したコラーゲンを成分としたスポンジ状構造の表面に薄いシリコン膜が張られている。これを皮膚欠損創に貼付するとスポンジ構造の空隙に血管内皮細胞や線維芽細胞が誘導され侵入してきて真皮様組織を形成し，分層皮膚移植に適切な環境を提供する。植皮時には，保湿の役目を果たしていた表面のシリコン膜を除去し薄い分層植皮を行う。

▶人工真皮を用いて真皮様組織形成をせずに，分層植皮を行う旧来の方法では，移植皮膚は脆弱で，容易に表皮剥離してしまうことがしばしばで，また，そうならないために厚目の分層植皮を行えば，採皮部の創閉鎖が遅延し，その後肥厚性瘢痕をつくってしまうという欠点があった。それに比較すると，たとえごく薄い分層植皮を行っても植皮後に形成される瘢痕組織は質が高く，瘢痕拘縮や潰瘍を生じにくく，日常生活上の制限も少なくなり，ひいては形成術や矯正具使用，リハビリテーション継続の必要性が減少し，QOLが向上する。

▶現在わが国で使用されている人工真皮は，インテグラ，テルダーミス，ペルナックの3種類である．

表1 創傷被覆材の種類と素材

❶ Biological dressing materials
- 凍結乾燥豚真皮（アロアスクD）
- キチン膜（ベスキチン）
- アルギン酸不織布（カルトスタット，ソーブサン，アルゴダーム，アクアセル，など）

❷ Synthetic dressing materials
- ポリウレタンフィルム・ドレッシング（テガダーム，オプサイトウンド，バイオクルーシブ，パーミエイドS，キュティフィルムEXなど）
- ポリウレタンフォーム・ドレッシング（ハイドロサイト，メピレックス，キュティメド，ウルゴチュール，バイアテン，ティエールなど）
- ハイドロコロイド・ドレッシング（デュオアクティブ，コムフィール，テガダームハイドロコロイド，アブソキュア，バイオヘッシブAgなど）
- ハイドロジェル・ドレッシング（ビューゲル，イントラサイト，グラニュゲル，など）

文献 >>> 1）日本熱傷学会：熱傷入院患者レジストリー年次報告（平成27年度）．2016．
2）東京都熱傷救急連絡協議会20周年記念誌編集委員会編：東京都熱傷連絡協議会20周年記念誌．2005．
3）日本熱傷学会：熱傷診療ガイドライン．改訂第2版，2015．
4）日本熱傷学会用語委員会熱傷用語集改訂検討特別委員会編：熱傷用語集2015改訂版．2015．

18 母体救命

長谷川 潤一

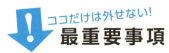
最重要事項

1 妊産救急のメインは出血ショックへの対応である。後産期出血の原因検索と止血手技に習熟することが基本である。

2 母体の異常に気づき，その病態を把握することは重要であるが，迅速な初期治療，止血処置も同時進行で行うことが母体救命に必要である。根本的には，後産期出血から産科危機的出血への移行を防ぐことが大切である。

3 羊水塞栓症や産科危機的出血では，急激にDICやショックとなる。ショックバイタルでは緊急輸血や高次施設への搬送をためらわないことと，とくに産科危機的出血時には凝固因子が欠如するため，FFPの早期投与を行うことが重要である。

4 妊産婦死亡例のなかで妊娠高血圧症候群を合併していた事例の半数の最終死因は脳出血である。

5 妊婦の心肺蘇生は，事前の準備がなければ適切に行うことは難しいため，救急医学科，麻酔科などと連携し，妊産婦の母体救命に習熟しておく。スタッフの教育をはじめ，器材の準備，緊急時にスタッフと器材を迅速に集めるシステムづくりなどを日ごろから行っておく必要がある。

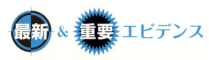
最新 & 重要エビデンス

- 妊産婦死亡者の年齢分布は19歳から45歳までに及び，患者年齢別に比較すると35〜39歳が最も多く，年齢分布は母親の年齢別出産数のデータよりも高齢にシフトし

ている。未受診妊婦で受診の遅れを伴う事例もある。発症場所は，病院が42％と最も多く，診療所が24％，助産院が1％（2例）で，医療施設外が33％である[1]。

- 妊産婦死亡事例の内59％が直接産科的死亡であり，23％が間接産科的死亡である。原因で最も多かったのが産科危機的出血で23％，次いで，脳出血・脳梗塞が16％，古典的羊水塞栓症（心肺虚脱型）が12％，周産期心筋症などの心疾患と大動脈解離を合わせた心・大血管疾患が8％，肺血栓塞栓症などの肺疾患が8％，感染症（劇症型A群溶連菌感染症など）が7％である（表1）。

- 産科危機的出血の原因内訳は，子宮型・DIC先行型羊水塞栓症が41％，弛緩出血，子宮破裂がそれぞれ12％，子宮内反症が8％，常位胎盤早期剥離が6％であった。羊水塞栓症は，心肺虚脱型（古典的）と産科危機的出血に分類されたDIC先行型（子宮型）を合わせると全死因の22％にも及び，羊水塞栓症としてまとめると原因として最多である（図1）。発症時期は，分娩開始前の妊娠中，分娩中，産褥の1/3ずつであり，とくに分娩関連して発症する場合が少なくない。

- 羊水塞栓症によって妊産婦死亡に至った事例の多くは，発症30分以内に初回心停止を起こすため，救命はきわめて困難である[2]。羊水塞栓症に対しては高次な集学的治療が必要である。羊水塞栓症は予測困難であり，発生したときの対応を病院ごとに再確認しておくことが望まれる。病理診断や血清検査はその診断に役立つため；対応に含めておく。

- 妊産婦死亡例のなかで妊娠高血圧症候群を合併していた事例の半数の最終死因は脳出血である[3]。とくにHELLP症候群（溶血：Hemolysis，肝酵素の上昇：Elevated enzyme，血小板減少：Low Platelets）では脳出血の発症との関連が深く，早期介入が必要である。近年，積極的なステロイド，硫酸マグネシウム，降圧薬の使用が推奨されている。また，コントロール不良例では早期娩出が根本治療である。重症妊娠高血圧症候群が管理できない施設や，週数が早く未熟な児の管理ができない施設では，速やかに高次施設への搬送を行う。

- 妊産婦死亡の7％は感染症に関連し，その半数は劇症型A群溶連菌（GAS）感染症である[4]。GAS感染症は高熱や腹痛など感冒様症状ではじまるものがほとんどであるが，急激にエンドトキシンショックによってDICに至る[5]。褥婦のGASの保菌率は非妊娠女性の20倍になるという報告もあり[6]，妊婦の高熱，胸腹部痛には抗生剤の治療が推奨されている（クリンダマイシン＋ベータラクタム）[7]。感染流産や感染による急激な強い子宮収縮がある場合なども，敗血症や劇症型GAS感染症に注意をはらう[4]。

表1 妊産婦死亡の原因疾患（2010～2014年）

	%	（事例数）
産科危機的出血	23%	(49)
脳出血・梗塞	16%	(35)
古典的羊水塞栓症	12%	(27)
心・大血管疾患	8%	
・周産期心筋症		(3)
・QT延長症候群		(2)
・心筋梗塞・心筋障害		(2)
・心筋炎		(1)
・心内膜床欠損・僧帽弁狭窄		(1)
・大動脈解離		(6)
・鎖骨下静脈破裂		(1)
・原発性肺高血圧症		(1)
肺疾患	8%	
・血栓塞栓症		(13)
・肺水腫		(2)
・肺胞出血		(1)
感染症	7%	
・感染症・敗血症		(4)
・劇症型GAS感染症		(8)
・肺結核		(2)
・細菌性髄膜炎		(1)
肝疾患	2%	
・肝被膜下出血		(2)
・急性脂肪肝		(1)
・劇症肝炎		(1)
痙攣・子癇	1%	(2)
その他	1%	
・SLEの急性増悪		(1)
・血球貪食症候群		(1)
・膀胱破裂		(1)
悪性疾患	3%	
・胃がん		(3)
・尿管がん		(1)
・悪性リンパ腫		(1)
・骨髄異形成症候群		(1)
自殺・交通事故	5%	
・自殺		(8)
・交通事故		(2)
不明	14%	(29)

図1 産科危機的出血の原因の内訳

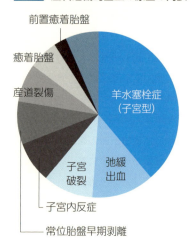

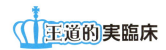

Q 産科救急のポイントは？

- 妊産救急のメインは産科危機的出血である。ここ20年で妊産婦死亡に産科危機的出血の占める割合は38％から23％に減少したが，いまだ最も多い原因である[8]。妊産婦死亡の52％は経腟分娩もしくは帝王切開に関連して発生しており，その半数は弛緩出血による。しかし，妊婦は分娩時の出血に備えて循環血液量が増えており，産科危機的出血による妊産婦死亡例でも初発症状から初回心停止までの時間はそれほど急ではなく（中央値2時間），30分未満に起こした事例はない[2]。産科危機的出血では，急速補液や輸血，高次施設での集学的治療で，救えるチャンスがあると考えられる。
- 妊産婦は妊娠後期にかけて循環血液量が増えるため，初期に比べて母体の耐えうる出血量が多くなっている。分娩まで合併症がない妊婦においては，健康であるため，バイタルサインは恒常性の維持によって持続出血や多量出血によっても変化しにくい。低血圧となるのは最後の変化であって，そうなった場合は相当の重症であると考えるべきである。
- 妊産婦死亡の再発防止に関する研究では，産科危機的出血による妊産婦死亡の20％では輸血が遅れているという報告もある[2]。出血性ショックの場合，迅速に，RBCだけでなくFFPの輸血を行う。輸血が速やかに手に入らない状況下では，ただちに高次施設へ母体搬送する。

Q 産科危機的出血の原因同定と止血法は？

- 妊娠中だけでなく，分娩中・分娩後においても超音波検査をうまく活用すべきである。救急医学領域では，外傷患者の迅速な把握のために手順よく超音波検査を行うFASTという手法が用いられている。産科救急においても応用が可能で，産科出血や妊産婦の異常例に，ルーチンで迅速な超音波検査（FASO：Focused Assessment with Sonography for Obstetrics）を行うことで成果を上げた報告がある[9]。FASOは，経腹プローブで子宮内腔，モリソン窩，脾腎境界，ダグラス窩，下大静脈径などを1分程度で観察する手法である。
- 妊産婦死亡の35％はthird trimesterか分娩中に発症している。また，妊産婦死亡の42％では帝王切開がされている[8]。分娩後や帝王切開中の止血処置に習熟する必要があることを認識する。後産期出血の初期治療としての子宮マッサージ，双手圧迫，

図2 ▶ 双手圧迫

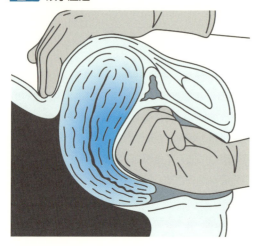

子宮収縮薬の使用，子宮腔内バルーンタンポナーデの使用法などには習熟しておく。双手圧迫は，子宮収縮を促すだけでなく，子宮を持ち上げることで下大静脈の循環改善にも役立つ（図2）。帝王切開時の緊急止血法として，compression suture，子宮動脈結紮術や子宮全摘などがあり，同様に手技に習熟しておく必要がある。施行可能な施設では，血管内治療法についても止血法の選択枝として準備しておく。

Q 産婦人科医療に求められているものは？

- 全国で起こった妊産婦死亡は日本産婦人科医会へ届けられ，患者名，施設名を匿名化されたうえで，死亡時の状況などの情報が厚生労働科学研究費補助金地域医療基盤推進研究事業（池田班：周産期医療と他領域との効果的な協働体制に関する研究）で行う妊産婦死亡検討評価委員会に提供され，それに基づき事例検討を行い，死亡原因，死亡に至った過程，行われた医療とのかかわり，および再発予防策などを評価している。評価委員会では，これらの事例検討結果を提言として毎年発信している。表2に委員会発足以来の提言のタイトルを掲載する。内容は，日本産婦人科医会のホームページでダウンロード可能である。
- これらの提言に書かれていることは産科救急において重要なことであるとともに，産婦人科医の弱点でもある。最初の提言には，「バイタルサインの重要性を認識し，異常の早期発見に努める」などと，救命救急のうえで当たり前のことが提言となっている。しかしながら，個人の開業医や助産院でも分娩を取り扱うわが国の産科医療の特殊性から，産科救急を改善するためには，当時は必要な提言であった。産婦人科の救

表2 2010-2014年の提言

2010年度の提言
① バイタルサインの重要性を認識し，異常の早期発見に努める
② 妊産婦の特殊性を考慮した，心肺蘇生法に習熟する
③ 産科出血の背景に，「羊水塞栓症」があることを念頭に入れ，血液検査と子宮病理検査を行う
④ 産科危機的出血への対応ガイドラインに沿い，適切な輸血法を行う
⑤ 脳出血の予防として妊娠高血圧症候群，HELLP症候群の重要性を認識する
⑥ 妊産婦死亡が発生した場合，産科ガイドラインに沿った対応を行う

2011年度の提言
① 内科，外科などの他診療科と患者情報を共有し妊産婦診療に役立てる
② 地域の実情を考慮した危機的産科出血への対応を，各地域別で立案し，日頃からシミュレーションを行う
③ 子宮内反症の診断・治療に習熟する
④ 羊水塞栓症に対する，初期治療に習熟する
⑤ 肺血栓塞栓症の診断・治療に習熟する

2012年度の提言
① 産科危機的出血時および発症が疑われる場合の搬送時には，適切な情報の伝達を行いスムースな初期治療の開始に努める
② 産科危機的出血時のFFP投与の重要性を認識し，早期開始に努める
③ 産科危機的出血などの重症例への対応には，救急医との連携を密にして活用しうる医療資源を最大限に活用する
④ 心血管系合併症の診断・治療に習熟する
⑤ 妊産婦死亡が起こった場合は日本産婦人科医会への届け出とともに病理解剖を施行する

2013年度の提言
① 産後の過多出血（PPH：postpartum hemorrhage）における初期治療に習熟する（十分な輸液とバルーンタンポナーデ試験）
② 産科危機的出血時において自施設で可能な，外科的止血法と血管内治療法について十分に習熟しておく
③ 感染性流産は劇症型A群溶連菌感染症の可能性を念頭におく。発熱，上気道炎および筋肉痛などの症状はその初発症状であることがある
④ 周産期医療に麻酔科医が積極的に関われるような環境を整備する
⑤ 産科危機的出血が起こった場合には，摘出子宮および胎盤の検索を必ず行う

2014年度の提言
① 帝王切開術後の静脈血栓塞栓症予防のため術後1日目までには離床を促す
② HELLP症候群の管理では母体の重篤な合併症を念頭におき，積極的管理（硫酸マグネシウム投与，降圧療法，ステロイド投与）を行う
③ 癒着胎盤のマネジメントに習熟する
 ・産婦人科医への提言：癒着胎盤の管理を事前確認しておく
 ・麻酔科医への提言：
  ・帝王切開歴のある前置胎盤症例では，癒着胎盤の可能性がないかを確認する
  ・癒着胎盤が疑われる症例では，多量出血に十分備えた麻酔管理を行う
④ 救急医との連携：母体救命症例への適切な対応のために，救急医との連携について平時よりシミュレーションを行う
⑤ てんかん合併妊娠は，突然死があるので，入院中はモニターの装着を考慮する
⑥ 長引く咳嗽では結核を疑って精査する
⑦ 精神疾患合併妊娠では十分な情報収集を行い，妊娠中だけでなく産褥期にも精神科と連携をとり診療を行う
⑧ 妊産婦死亡が起こった場合には，日本産婦人科医会への届け出とともに病理解剖を施行する

命救急，集中治療にかかわるすべての医療者に，産婦人科医療に求められている現状，改善点として提言内容を理解してもらうことも重要であると考える。

ちょっとDEEPなTIPS
母体救命の現状と問題

Q 母体救命に関してどのような問題が起きている？

- 妊産婦死亡例は年間に40例前後に減少しているものの，さらなる減少傾向はみられなくなっている（報告数は2010年51例，2011年41例，2012年62例，2013年43例，2014年41例，2015年42例）。事例の収集が進み，疾患ごとの問題点や臨床上の注意点などがしだいに明らかになり，提言，啓発によって改善された点も見受けられるが，未解決の問題も多くある。しかし，妊産婦死亡例をより減少させるには，現状の医療システムを大きく変える必要があると考える。
- 再発防止のために啓発すべきポイントを表3に示す。まず早急な輸血の決断，早急に輸血を開始できるシステムがあげられた。そして，遭遇する機会の多い基本的な疾患に対する理解と治療戦略（術前準備，内科的，外科的な集学的治療）の徹底，施設内，施設間，他科とのコミュニケーションが重要であると考えられた。

表3 ▶ 事例より得られた妊産婦死亡の再発防止に関する臨床情報

項目		%
・基本的な疾患に対する理解		18%
・事前の準備の徹底		18%
・早急な輸血	RCC	19%
	FFP	21%
・早急な内科的治療		16%
・早急な外科的治療		13%
・適切な蘇生		4%
・適切な麻酔		3%
・早めの分娩		5%
・搬送システムの構築		2%
・輸血システムの構築		6%
・円滑なコミュニケーション		11%

Q 母体救命に特化したトレーニングプログラムは？

- 妊婦の特殊性を考慮した心肺蘇生法が存在することを知り，それに習熟する必要がある。蘇生法を勉強するだけでなく，実技を含んだ講習を受ける機会を得ることが望まれる。妊産婦死亡の一段の低下を目指すために，2015年10月に，日本産婦人科医会，日本産科婦人科学会，日本周産期・新生児医学会，日本麻酔科学会，日本臨床救急医学会，京都産婦人科救急診療研究会，妊産婦死亡症例検討評価委員会の7団体が協働して「日本母体救命システム普及協議会（J-CIMELS）」（https://www.j-cimels.jp）を設立した。
- 本協議会の開催するシミュレーションコースでは，妊産婦急変の初期変化を適確に認識し，適切な初期対応を行って，集約的な管理につなげること，救急医がもつ救命蘇生のノウハウを学ぶとともに救急医と連携して対応することを学ぶことができる。分娩を取り扱うすべての医師，助産師や看護師等が，そのプログラムを受講し，妊娠・出産の安全性をさらに高める必要がある。

■基礎知識再確認メモ

羊水塞栓症の診断

▶ 羊水塞栓症は，分娩前後に羊水成分が母体血中に流入することによって起こる疾患である。主な症状として，呼吸苦，心停止，大量出血，DICなどがある。その病態，発症機序は不明な点も多いが，羊水・胎児成分が肺動脈内に塞栓することによって起こる物理的な機序と，羊水成分に対するアナフィラクトイド反応による発症機序と，複数のメカニズムが考えられている。確定診断は，剖検により肺動脈内に胎児・羊水成分が検出されることによるが，非剖検例や生存例においては，臨床的羊水塞栓症診断として以下の基準を用いる[10) 11)]。

> 『臨床的羊水塞栓症　診断基準』
> 以下の1～3のうち1と3および2の①～④の1つを満たすものを羊水塞栓症と診断する。
> 1. 分娩中または分娩後12時間以内に発症
> 2. 次にあげる①～④の症状を示し，それらに対し集学的な治療がなされたもの
>   ①心停止
>   ②1,500ml以上の原因不明の大量出血
>   ③播種性血管内凝固（DIC）
>   ④呼吸不全
> 3. 今回の症状が羊水塞栓症以外の病態では説明のつかないもの

■ いまさら聞けない解説

羊水塞栓症の組織・血清診断

▶羊水塞栓症の古典的な症状である胸部症状(心肺虚脱症状)を呈する症例だけでなく,急激にDICを発症した原因不明の出血症例においても羊水塞栓症を念頭におくこと,また患者血清を浜松医科大学産婦人科教室に送付することが望ましい。また,摘出子宮(剖検例も含む)の組織学的検討を後述の剖検マニュアルの内容を踏まえて当該施設の病理または法医学教室に依頼するのが望ましい[10]。

Ⅰ. 肉眼的所見:産道に外傷がないか詳細に検索する(ホルマリン固定後に行うのが望ましい)。とくに子宮頸部にみられる裂傷は小さなものでも記載する。子宮体部・底部の浮腫状変化の有無を観察する。肺は浮腫状で出血を伴い,右室が拡大し,肝臓はうっ血を示すことがあるが特異的な所見ではない。ときに肺動脈内に胎便・胎脂・毳毛がみられることがある。

Ⅱ. 組織学的所見:肺血管内に羊水成分を見いだすことが診断に重要である。羊水成分として胎児皮膚由来の上皮成分・毳毛・胎脂・胎児の腸管や胎便に由来するムチン・胆汁色素があげられる。これらはHE染色で同定することができるが,見落としやすい傾向にあるので,アルシアンブルー染色(メルク社製)やcytokeratinの免疫組織化学染色を併用したほうがよい。凍結切片(ホルマリン固定後でも可。ただしパラフィン包埋はしない)でズダンⅢ染色を行い,胎脂由来の脂肪成分を検出することも有用である。

Ⅲ. 血清を採取し,浜松医科大学産婦人科教室での解析に供する。血清は遮光・冷凍保存する。羊水塞栓症登録事業では,羊水塞栓症が疑われた症例の臨床経過と患者血清を集積している。患者血清マーカーとして以下の項目を測定している。詳細・問い合わせは浜松医大産婦人科教室(http://www2.hama-med.ac.jp/w1b/obgy/afe2/top.htm)。

①亜鉛コプロポルフィリン(ZnCP1):正常値1.6pmol/ml未満。胎便中に含まれる物質で,HPLC法により測定する。405nmの励起光に対して580nm,630nmの蛍光を発する。

②シアリルTn(STN):正常値46IU/mL未満。ムチンを構成する母核構造の中の糖鎖。胎便中のムチンを認識する。

③C3:正常値80〜140mg/dL/C4:正常値11〜34mg/dL。抗原抗体反応を補助する酵素。炎症やアレルギーで活性化される。

④インターロイキン8(IL-8):正常値20pg/mL未満。炎症性サイトカインの1つ。DICやSIRS・ARDSなどでも高値となる。

Ⅳ. 死因が羊水塞栓症よりも他の疾患の可能性が高くても,分娩直後に死亡した女性では両肺に羊水成分がないか観察し,羊水が母体循環血液中に入りうるかどうか調べる。

Ⅴ. 羊水成分が肺血管床に見いだせなくても本疾患は否定できない。アナフィラキシー

ショック様の病態を示すことがある．肺内小動脈内には好中球が充満していることがある．

Ⅵ．肺動脈内に少数の羊水成分がみられることは正常妊娠でもみられることがあるが，多数の羊水成分が見いだせることは異常所見である．肺動脈の一部にトロホブラストがみられるものの，羊水成分が認められない場合は前述の臨床診断を参考にして判断する．

文献 >>>
1）妊産婦死亡症例検討評価委員会：母体安全への提言2014．日本産婦人科医会，2015．
2）Hasegawa J, et al: BMJ Open, 6(3): e010304, 2016.
3）Hasegawa J, et al: Circ J, 79(8): 1835-1840, 2015.
4）Hasegawa J, et al: Arch Gynecol Obstet. 291(1): 5-7, 2015.
5）Sugiyama T, et al: J Obstet Gynaecol Res, 36(4): 852-855, 2010.
6）Deutscher M, et al: Clin Infect Dis, 53(2): 114-123, 2011.
7）Zimbelman J, et al: Pediatr Infect Dis J, 18(12): 1096-1100, 1999.
8）石渡勇，他：日本の妊産婦を救うために2015．東京医学社，2015．
9）Oba T, et al: J Matern Fetal Neonatal Med, 29(21): 3449-3453, 2016.
10）Kanayama N, et al: J Obstet Gynaecol Res, 37(1): 58-63, 2011.
11）Kanayama N, et al: J Obstet Gynaecol Res, 40(6): 1507-1517, 2014.

19 小児救急

渡辺 太郎

ココだけは外せない！最重要事項

1 日本の重篤な小児救急患者の医療は欧米に比べて著しく整備が遅れていることが約10年前に指摘され，すべての重篤な小児患者に必要な救命救急医療を受けられる体制の整備が進められているが，現時点でまだ十分とはいえない。そのような状況のなか，救命救急センターの役割として，小児科医と連携して小児の救命救急医療を担うことが期待されている。

2 小児に対する苦手意識をもつ救命医は少なくないが，重篤な救急患者の診療で成人と小児で全く異なる領域というわけではない。小児の重篤な救急患者の診療において，小児科医と共同して小児特有の知識・技能を補うことや事前に緊急時に必要なデバイスや薬剤を準備しておくことが重要である。

3 2015年にわが国でMicrocuff®が導入されたことにより，小児においてもカフあり気管チューブでのカフありの利点を活かした呼吸管理が可能となった。

4 『AHA（American Heart Association）ガイドライン2015』が発表され，小児の救命処置について胸骨圧迫の深さ（約1/3）やテンポ（100〜120回/分）の変更，ショック抵抗性VFまたはpulseless VTに対する抗不整脈薬治療の変更など細かい変更はみられたが，本質的には大きくは変わっていない。

5 児童虐待に関する児童相談所への相談対応件数は年々増加傾向にある。児童虐待の早期発見は医療者の責務であるが，児童虐待は疑わなければ発見することが難しい。医療界には「女性を見たら妊娠を疑え」という格言があるが，それと同じように「小児の外傷をみたら虐待を疑え」というような時代になってきている。

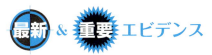

- 従来，小児患者はカフなしETT（気管チューブ）が選択されてきたが，最近のメタ解析で抜管後の再挿管の必要性と気管挿管期間はカフありETTとの有意差は認められなかった[1]。
- 小児の院外心停止後のROSC（自己心拍再開）した昏睡患者を無作為化し，低体温群（32～34℃）と正常体温群（36～37.5℃）に割りつけた大規模な前向き研究で1年後の神経学的転帰に有意差がなかった[2]。「成人と同様に発熱回避でよいかもしれない」という最近の潮流に沿った結果といえる。
- 全国の児童相談所での児童虐待に関する相談対応件数は，児童虐待防止法施行前の平成11年に比べて，平成26年度は7.6倍に増加している（図1）。

図1 ▶ 児童虐待相談の対応件数の推移

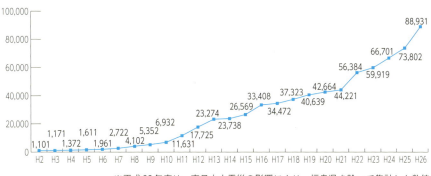

※平成22年度は，東日本大震災の影響により、福島県を除いて集計した数値
（厚生労働省調べ）

王道的実臨床

Q 小児救急の現状は？

- 2005年に世界保健機構より，「日本の新生児死亡率は世界で最も低いのに対し，1～4歳の死亡率は世界で21位である」と報告された。また，2007年に厚生労働科学研究費補助金（子ども家庭総合研究事業）より，「1～4歳児の病院内死亡の55％が，病院内死亡5人以下（2年間）の病院において発生していた」と示された。

- この結果を受けて，2009年より「重篤な小児患者に対する救急医療体制の検討会」で議論され，「小児救命救急センター」や「小児集中治療室（PICU）」の設置による重篤な小児救急患者の集約化・重点化の必要性が指摘され，必要な救命救急医療を受けられる体制の整備が進められてきている．しかし，小児救命救急センターは2016年時点で9施設（厚生労働省調べ）であり，PICUは2015年時点で28施設249床（日本小児集中治療連絡協議会調べ）と，増加傾向にあるが，欧米の水準には依然及ばないのが現状である．
- このような状況のなかで，救命救急センターの役割として，まず重篤な小児救急患者を受け入れて，小児科医との連携を基に初期の安定化をさせた後に，高度な専門的医療が必要な患者については専門施設に搬送するなど，小児の救急救命医療を担うことが期待されている．

Q 小児救急において成人との違いは？

- 日本では小児の救急患者の多くを小児科医が診療にあたることが一般的であるため，救急医が小児にかかわる機会はほとんどなく，小児に対する苦手意識をもつ医師は少なくない．ここでは小児の重篤な救急患者の診療において，苦手意識の原因と思われる成人との違いをあげていく．

①個体差が大きい

- 体格によって気管チューブや喉頭鏡など用いるデバイスが異なり，挿管や蘇生時などに必要な薬剤の投与量も体重ごとで異なる．しかし，小児科医でも重篤な小児患者に遭遇する場面は少なく，緊急時に必要なデバイスや薬剤などを的確に指示することは難しい．
- そのため，身長からデバイスのサイズや薬剤の投与量を決める小児用蘇生テープ（Broselowテープ，図2）を用いたり，あらかじめ体重別の薬剤表を作成したりと，各施設で事前に準備をしておくことが重要である．小児の気管チューブのサイズや喉頭鏡の種類，薬剤の投与量につい

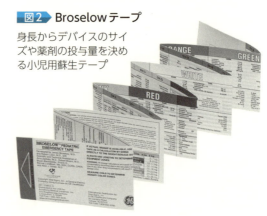

図2 ▶ Broselowテープ
身長からデバイスのサイズや薬剤の投与量を決める小児用蘇生テープ

表1 小児の正常バイタルサイン

①心拍数

年齢	心拍数(/分)		
	覚醒時	平均	睡眠時
＜3カ月	85～205	140	80～160
3カ月～2歳	100～190	130	75～160
2～10歳	60～140	80	60～90
＞10歳	60～100	75	50～90

②呼吸数

年齢	呼吸数(/分)
＜1歳	30～60
1～3歳	24～40
4～5歳	22～34
6～12歳	18～30
13～18歳	12～16

③血圧

年齢	血圧(mmHg)
0～28日	＜60
1～12カ月	＜70
1～10歳	＜70＋(年齢×2)
＞10歳	＜90

PALS AHAガイドライン2010年準拠

ては後述する(p.241参照)。

②バイタルが年齢で違う

- 小児のバイタルはPALS(Pediatric Advanced Life Support)で用いられている基準(表1)が広く浸透しているが、2011年にflemingらが新しいcentile chartを発表するなど[3]、近年、小児のバイタルサインの正常値の見直しが始まっており確定したものがない。

③重症が少ない

- 外来を訪れる小児患者はそのほとんどが軽症であり、そのなかで重症を見極めるには、見つける努力が必要である。小児の臨床状態の評価にはPALSガイドラインで推奨されている体系的アプローチが有用である。「第一印象」「一次評価」「二次評価」と進めていき、それぞれの段階で臨床状態を分類し、適切な治療の介入をする。体系的アプローチに関しては後述する(p.243参照)。

④輸液路の確保

- 乳幼児は、目視で血管の走行が確認できないことがほとんどである。蘇生時に静脈路確保が困難であれば、速やかに骨髄針で輸液路を確保することは成人と変わらない。上肢および下肢の血管の走行を知っておくことや、ときには血管エコーなど道具を駆使する必要がある。
- 中心静脈ラインについても、体格によってサイズや挿入長などを考慮しなければなら

表2 ▶ 中心静脈ライン

①体重別カテーテルサイズ

体重	カテーテルサイズ
＜10kg	4Fr（18〜19G相当）
10〜20kg	15G
＞20kg	12G

②身長による挿入長

- 右内頸静脈挿入長（cm）＝身長（cm）÷10
- 左内頸静脈挿入長（cm）＝身長（cm）÷10＋1

※必ず挿入後にカテーテル先端を胸部X線写真で確認し，三尖弁にあたる可能性があるなど深すぎる場合は，適切な位置に調整する

（国立成育医療研究センター）

ない。筆者の施設では，体重によって用いている中心静脈ラインのサイズを，身長によって挿入長を決定している（表2）。

Q 小児の気管チューブはカフなしがよい？

- 従来，小児患者はカフなしETT（気管チューブ）が選択されてきたが，最近のメタ解析で抜管後の再挿管の必要性と気管挿管期間は，カフありETTとの有意差は認められなかった[1]。また，従来のカフ付き小児用ETTはカフのサイズが大きすぎて，ETT先端が深くなる，カフが声門にかかるなどの問題を抱えていたが，2015年にわが国でもこれらの問題点を解決したMicrocuff®というカフサイズの小さいETTが発売された（図3）。
- 過度のカフ圧による気管壁の損傷も懸念されるが，厳密なカフ圧管理のできる施設であれば，チューブリークによる換気不全の改善や自発呼吸と同期しやすくなるなどの利点も多い。

図3 ▶ Microcuff®チューブ

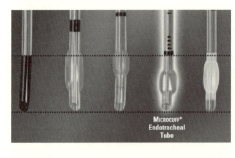
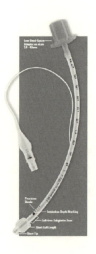

Q 小児の救命処置について『AHAガイドライン2015』で変わったことは？

- 『AHAガイドライン2015』が発表されて変更となった，小児の救命処置についての主要な点について解説する。

①一次救命処置とCPRの質
- 胸骨圧迫の深さは胸部前後径の約1/3とし，これは乳児の場合は約4cm，小児の場合は約5cmに相当する。また，胸骨圧迫のテンポは100〜120回/分とした。早すぎる胸骨圧迫は圧迫の深さが不十分となり，死亡率を増加させるためである。
- また，小児の心停止の原因の大部分は呼吸原性であるため，救助者は人工呼吸と胸骨圧迫を行うことを推奨とした[4]。ただし，人工呼吸を施行することができない場合は，少なくとも胸骨圧迫だけは行うべきとしている。

②二次救命処置
- 敗血症性ショックの状態にある小児に対して，初期輸液20mL/kgをボーラス投与（5〜10分以内）し，患者を再評価することは妥当である。しかし，重症熱性疾患の小児に対する大量輸液を検討した大規模な無作為化比較試験で，輸液のボーラス投与が予後不良と関連することが明らかとなった[5]。重症熱性疾患の小児では，輸液のボーラス投与に関してはきわめて慎重に行うべきとしている。
- また，小児のショック抵抗性VFまたはpulseless VTに対しての抗不整脈薬としてアミオダロンに加えて，リドカインも治療法として適切であるとした[6]。

③心拍再開後の管理
- 小児の院外心停止後にROSCした昏睡患者の低体温療法の大規模なRCTで有用性は示せず[2]，これを受けて，院外心停止後のROSCした昏睡患者の目標体温は低体温（32〜34℃）以外に正常体温（36〜37.5℃）についても妥当とした。
- また，収縮期血圧の目標として，各年齢における正常値の5パーセントタイルを上まわる収縮期血圧を維持するよう，輸液や血管作動薬/血管収縮薬を使用することを推奨している。これはROSC後に低血圧が生じた小児では，院内死亡率が高く，神経学的予後が不良であったとの報告がなされたためである[7]。
- 以上，小児の救命処置についての主要な変更点について解説した。細かい変更点はいくつかあるが，前回の『AHAガイドライン2010』に比べて大きくは変わっていない。

ちょっとDEEPなTIPS
わが国における児童虐待に対する動向

Q 児童虐待を疑った場合は?

- わが国における児童虐待は増加の一途を辿り，児童虐待に関する児童相談所への相談対応件数は児童虐待防止法施行前の1999年に比べて，2014年度は7.6倍の88,931件と著しく増加している。
- 児童虐待は「身体的虐待」「性的虐待」「ネグレクト」「心理的虐待」に分類され，このうちの「身体的虐待」「ネグレクト」により医療機関を受診する被虐待児の多くは重症で，たとえ重症ではなくても，虐待が見逃され，帰宅した後に死に直結することがある。このような状況のなかで児童虐待を早期に発見することは医療者の責務といえるが，医療機関からの通告頻度に関しては増えていないのが現状である。
- また，「身体的虐待」を受けた小児は外傷患者として，脳神経外科，整形外科などの外科系医師，もしくは救急医の診療を受けることが多く，ふだんから小児に携わる医師でない場合，虐待を疑うべき子どもの様子や親との関係の違和感などに気づくことができず，虐待の発見をさらに難しくしている可能性がある。小児の救急に携わる医療者にとって児童虐待は決して珍しいものではなく，医療界には「女性を見たら妊娠を疑え」という格言があるが，それと同じように「小児の外傷をみたら虐待を疑え」というような時代になってきていることを認識しなければならない。
- 児童虐待を疑った場合には，児童相談所への通告が義務である。2015年7月より児童虐待の通報や子育ての悩みなどを24時間受けつける児童相談所全国共通ダイヤルが変更された（図4）。

図4 児童相談所全国共通ダイヤル

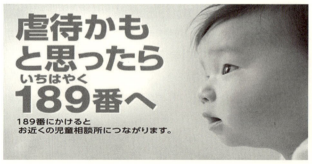

2015年7月より児童相談所全国共通ダイヤルが変更された

■ 基礎知識再確認メモ

年齢別カフなし気管チューブと緊急時の薬用量

▶ 国立成育医療研究センターにおける，小児の年齢別カフなし気管チューブサイズ・固定長と喉頭鏡ブレード形状・サイズの目安（表3）と，小児の緊急時の薬用量（表4）を参考に示す。

表3 ▶ 小児の年齢別カフなし気管チューブサイズ・固定長と喉頭鏡ブレード形状・サイズの目安

年齢	チューブサイズ（mm）	固定長（cm）	喉頭鏡ブレード形状・サイズ
新生児	3.0	9〜10	ミラー　0号
6カ月	3.5	11	ミラー　1.5号
1歳	4＋年齢（歳）/4	12	ミラー　1.5号
2〜3歳	4＋年齢（歳）/4	13	ミラー　1.5号
4歳	4＋年齢（歳）/4	14	ミラーまたはマッキントッシュ　2号
5歳	4＋年齢（歳）/4	15	ミラーまたはマッキントッシュ　2号
6〜7歳	4＋年齢（歳）/4	16	ミラーまたはマッキントッシュ　2号
8歳	4＋年齢（歳）/4	17	マッキントッシュ　3号
10歳	4＋年齢（歳）/4	18	マッキントッシュ　3号
12歳	4＋年齢（歳）/4	21	マッキントッシュ　3号

※カフ付き気管チューブのサイズ選択はカフなし気管チューブサイズから0.5mm下げる
※カフ付き気管チューブはカフによる声帯損傷のリスクがあるため，カフが声帯にかからないように固定長を調整する。Microcuff®ではブラックラインを声帯の位置より浅めない

表4 ▶ 小児の緊急時の薬用量

①蘇生時

薬品名	溶解法	1回投与量（成人量を超えない）
アドレナリン（エピネフリン）ボスミン®（1mg/mL）	1アンプル＋生食9mL（計10mL）	0.1mL/kg IV
炭酸水素Na メイロン®（8.4%）	原液	1mL/kg IV
グルコン酸Ca カルチコール®（425mg/5mL）	原液	1mL/kg IV
20%ブドウ糖（4g/20mL）	原液	2.5〜5mL/kg IV
アミオダロン アンカロン®（150mg/3mL）	1アンプル＋5%ブドウ糖57mL（計60mL）	VF/脈なしVT 1mL/kg IV 脈ありVT 1mL/kg（10分で投与）

②挿管/麻酔導入時

薬品名	溶解法	1回投与量(成人量を超えない)
硫酸アトロピン アトロピン注® (0.5mg/mL)	原液	0.02mL/kg IV (min 0.2mL, max 1mL)
ミダゾラム ミダゾラム注® (10mg/2mL)	1A＋生食8mL (計10mL)	0.1mL/kg IV
フェンタニルクエン酸塩 フェンタニル注® (100mg/2mL)	原液	0.04mL/kg IV
ロクロニウム エスラックス静注® (25mg/2.5mL)	原液	0.1mL/kg IV

③痙攣時

薬品名	溶解法	1回投与量(成人量を超えない)
ミダゾラム ミダゾラム注® (10mg/2mL)	1A＋生食8mL (計10mL)	0.1mL/kg IV
ホスフェニトインNa ホストイン静注® (750mg/10mL)	原液0.3mL/kgと生食を合わせて計20mLとする	20mLを20分で投与
フェノバルビタールNa ノーベルバール静注® (250mg/V)	1Vを生食25mLで希釈	2mL/kg (30分で投与)
チオペンタールNa ラボナール注® (300mg/12mL)	原液	0.04mL/kg IV
ジアゼパム ダイアップ坐剤注® (4・6・10mg)	必要に応じて切断	0.5mg/kg挿肛

■ いまさら聞けない解説

体系的アプローチ

▶ 重篤な小児救急患者の診療をするにあたり，臨床状態を把握し迅速に介入するうえでPALSガイドラインの体系的アプローチ（図5）という方法について解説する。

図5 ▶ 体系的アプローチ

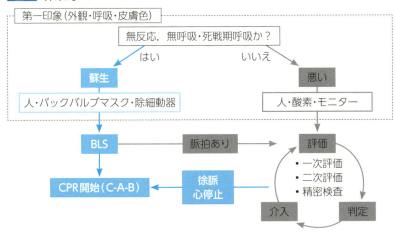

①第一印象

▶ 入室して最初の数秒間で視覚と聴覚を用いて，患者のおおまかな全身状態を評価し，緊急度を判断する。「蘇生」と判定すれば速やかにBLS（Basic Life Support），CPR（Cardio Pulmonary Resuscitation）を行う。「悪い」と判定すれば，一次評価に移行する。

第一印象	数秒間で迅速に離れた場所から観察
外観	意識（例：無反応，不機嫌，清明），筋緊張
呼吸	呼吸努力，異常な呼吸音
皮膚色	皮膚色の異常（例：チアノーゼ，青白い，紫斑）

②一次評価

▶ ABCDEアプローチを用いて，実際に患者に触って診察し，心肺機能やAVPUスケールなどから神経機能を評価し，臨床状態を把握する。呼吸障害とショックを迅速に見極め，さらに重症度を判定する。呼吸障害は「呼吸窮迫」と「呼吸不全」，ショックは「代償性ショック」と「低血圧性ショック」に分類される。異常の判定に伴って「気道の確保」「輸液路確保」「モニター/除細動の準備」など適切な介入を行いながら，二次評価に移行する。ただし，「致死的な障害の徴候」を認識したら，ただちに救命処置を開始しなければならない。

● 一次評価

評価	迅速なABCDEアプローチに基づく身体診察 簡潔に心肺／神経機能の評価を行う			
A	気道の開通				
B	呼吸数		D	AVPUスケール
	呼吸努力			瞳孔径
	胸郭運動とエア入り			対光反射
	呼吸音の異常		E	外表所見
	酸素飽和度			体温
C	皮膚色			毛細血管再充満時間
	心拍数・リズム			皮膚の温かさ
	脈拍（中枢・末梢）			血圧

判定	ABCDEの異常を判定 心肺機能の重症度を判定	
	重症度	
呼吸障害	呼吸窮迫	呼吸仕事量の増加，呼吸努力の増加している状態
	呼吸不全	血液中酸素量，換気が不足している状態
循環障害 ショック	代償性 ショック	主要臓器の血流を保とうと代償機能が働いている状態 血圧が正常なショック
	低血圧性 ショック	代償機能が破綻し，正常の血圧が保てない状態 急速に心停止の方向に向かう

● AVPUスケール

小児において迅速に意識状態のおおまかな重症度を評価する方法		
A（Alert）	意識清明	目覚めており，活動的で刺激に対して適切に反応
V（Voice）	声に反応	呼びかけたときだけ反応
P（Pain）	痛みに反応	爪床をつねるなどの痛み刺激にだけ反応
U（Unresponsive）	無反応	どんな刺激にも反応しない

▶呼吸不全の徴候：以下に示す徴候のいくつかがみられる場合は呼吸不全の可能性を強く疑う．
- 著しい頻呼吸
- 徐呼吸，無呼吸
- 呼吸努力の増加，減少，または消失
- 肺末梢への気流の低下や消失
- 頻拍
- 徐脈
- チアノーゼ
- 混迷，昏睡

▶ショックの徴候：ショックとは組織の酸素や代謝の需要と供給のバランスが不均衡になっている全身の循環障害のことである。ショックの一般的な徴候を以下に示す。
- 頻脈
- 末梢動脈の触知不良
- 毛細血管再充満時間の遅延
- 皮膚色の変化（蒼白，まだら模様，チアノーゼ）
- 四肢の冷感
- 意識の変容
- 尿量の低下

▶致死的な障害の徴候
- 完全な気道閉塞，重度気道閉塞
- 無呼吸，徐呼吸
- 触知不能な脈拍，低血圧，徐脈
- 無反応，意識低下
- 著しい低体温，重大な出血，急性腹症に一致する腹部膨満，敗血症性ショックに一致する点状出血／紫斑

③二次評価
▶ SAMPLE聴取法と焦点を絞った身体診察を進めて，呼吸障害とショックを病態別に分類する。

● SAMPLE聴取法

Signs and symptoms	自他覚症状（発症時の症状）
Allergies	アレルギー（薬物・食物など）
Medications	薬物（種類・最終投与の時刻／用量）
Past medical history	病歴（既往・基礎疾患・手術歴）
Last meal	最後の食事（内容と時刻）
Events	イベント

● 焦点を絞った身体診察

頭部（触診）	大泉門
顔面（視診）	眼球の陥凹，鼻閉・鼻汁，口腔内所見
頸部（視診）	頸静脈怒張
頸部（触診）	気管の偏位，皮下気腫
胸部（視診）	呼吸数，呼吸努力，胸郭拡張
胸部（聴診）	呼吸音，心音
胸部（打診）	鼓音・濁音
腹部（視診）	腹部膨隆
腹部（触診）	肝腫大
四肢（触診）	ツルゴール低下，下腿浮腫

▶呼吸障害は小児の心停止における主要な原因であり,「上気道閉塞」「下気道閉塞」「肺組織病変」「呼吸調節障害」の4つのタイプに分類する。病因別の主な特異的な管理をまとめたフローチャートを示す。

●呼吸器系緊急事態の管理フローチャート

気道確保,必要に応じて吸引,酸素,パルスオキシメータ,心電図モニター,必要に応じてBLS		
上気道閉塞	クループ	・アドレナリン噴霧吸入 ・副腎皮質ステロイド薬
	アナフィラキシー	・アドレナリン筋注(または自己注射器) ・サルブタモール ・抗ヒスタミン薬 ・副腎皮質ステロイド薬
	異物誤飲	・楽な体位をとらせる ・専門医に相談
下気道閉塞	細気管支炎	・鼻腔吸引 ・気管支拡張薬を試みる
	喘息	・サルブタモール±イプラトロピウム ・副腎皮質ステロイド薬 ・アドレナリン皮下注 ・硫酸マグネシウム ・テルブタリン
肺組織病変	肺炎	・サルブタモール ・適応があれば抗菌薬
	肺水腫	・呼気終末陽圧を用いた非侵襲的または侵襲的換気補助を考慮 ・血管作動薬を考慮 ・利尿薬を考慮
呼吸調節障害	頭蓋内圧亢進	・低酸素を避ける ・高 CO_2 血症を避ける ・高体温を避ける
	中毒/薬物加療	・可能な場合は解毒剤 ・中毒センターに連絡
	神経筋疾患	・非侵襲的または侵襲的換気補助を考慮

文献8)より引用

▶ショックは,その状態を迅速に把握し,ただちに介入することが転帰の改善にもっとも重要である。ショックは大きく,「循環血液量減少性」「血液分布異常性」「心原性」「閉塞性」の4タイプに分類できる。タイプ別の主な特異的な管理をまとめたフローチャートを示す。

●ショックの緊急事態の管理フローチャート

酸素, パルスオキシメータ, 心電図モニター, 静脈路/骨髄路, 必要に応じてBLS, ベッドサイドでの血糖検査		
循環血液量減少性ショック	非出血性	・生理食塩水/乳酸リンゲル液20mL/kgのボーラス投与。必要に応じて反復投与 ・3回目の上記投与後に膠質液を考慮
	出血性	・体外出血のコントロール ・生理食塩水/乳酸リンゲル液20mL/kgのボーラス投与。必要に応じて2, 3回反復 ・適応があれば赤血球濃厚液を輸血
血液分布異常性ショック	敗血症性	・生理食塩水/乳酸リンゲル液20mL/kgのボーラス投与。必要に応じて反復 ・血管作動薬 ・早期の抗菌薬投与
	アナフィラキシー	・アドレナリン筋注 ・アドレナリン持続静注 ・抗ヒスタミン薬 ・サルブタモール ・副腎皮質ステロイド薬
	神経原性	・生理食塩水/乳酸リンゲル液20mL/kgのボーラス投与。必要に応じて反復 ・血管収縮薬
心原性ショック	徐脈性/頻脈性不整脈	・PALSの不整脈のアルゴリズムに準拠
	その他(心筋炎, 心筋症など)	・生理食塩水/乳酸リンゲル液5〜10mL/kgを10〜20分かけて投与 ・血管作動薬 ・専門医への相談
閉塞性ショック	動脈管依存性	・プロスタグランジンE1 ・専門医へ相談
	緊張性気胸	・胸腔穿刺減圧 ・胸腔チューブの挿入
	心タンポナーデ	・心膜穿刺 ・生理食塩水/乳酸リンゲル液20mL/kgのボーラス投与
	肺塞栓症	・生理食塩水/乳酸リンゲル液20mL/kgのボーラス投与。必要に応じて反復 ・血栓溶解薬, 抗凝固薬を考慮 ・専門医への相談

文献8)より引用

④まとめ
▶小児はいったん心停止に陥ると一般的にその予後は悪い。そのため，心停止に至る前に呼吸や循環の異常と重症度を認識し，適切な治療で介入をすることで，心停止を未然に防ぐことが重要である。その方法として体系的アプローチは有用である。

文献
1) Shi F, et al: J Anesth, 30(1): 3-11, 2016.
2) Moler FW, et al: N Engl J Med, 372(20): 1898-1908, 2015.
3) Fleming S, et al: Lancet, 377(9770): 1011-1018, 2011.
4) Goto Y, et al: J Am Heart Assoc, 3(3): e000499, 2014.
5) Maitland K, et al: N Engl J Med, 364(26): 2483-2495, 2011.
6) Valdes SO, et al: Resuscitation, 85(3): 381-386, 2014.
7) Topjian AA, Crit Care Med, 42(6): 1518-1523, 2014.
8) American Heart Association：PALSプロバイダーマニュアル AHAガイドライン2010準拠．シナジー，2013．

脳死移植問題

林 宗博

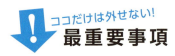

最重要事項

1 臓器移植法（1997年制定）から2010年の「改正臓器移植法」施行により，脳死下臓器提供はそれまでの13年間の実績（86件）を改正後2年（92件）で越えた。この法改正のもとになったのは，世界的に不足している臓器提供の現状に対する2008年の国際移植学会における「移植が必要な患者の命は自国で救える努力をすること」を提唱したイスタンブール宣言である。また，WHO（世界保健機関）も臓器移植に関する新指針を2010年に採択している。法改正により臓器提供件数の増加が期待されている。

2 現在の臓器提供は1997年の法施行以来，心停止後・脳死下の双方の提供が行われているが，年間提供総数が100件を越えたことは2006～2012年までの7年間のみである。2010年の改正法施行以降は心停止後の提供件数が減少し，脳死下臓器提供が50～60件/年程度が続き，臓器提供件数は伸びていない。

3 2010年の改正法施行後の脳死下臓器提供をみると，2016年8月末に400例に達した提供件数のうち，脳死下臓器提供の意思表示があったのは改正法後の314例中80例程度（約25％）に過ぎず，数多くの症例がオプション提示による「家族承諾」により提供されているという現状がある。

4 『救急・集中治療における終末期医療に関するガイドライン』[6]の終末期の定義では，「終末期の判断」の第一項に「不可逆的な全脳機能不全であると十分な時間をかけて診断された場合」と明記されている。このなかには「脳死診断後」も含まれると記述されている。「法的脳死」とは同義ではないが，内容的にはほぼ同じ事象と考えるべきである。ということは，私たちの行う救急・集中治療と密接な関係であるとの認識が重要である。

5　移植医療にとって重要なことは「移植が必要である患者」の需要に対して，「移植に必要な臓器を提供する患者」という供給の関係を成立させることである。臓器を提供するには今日の現状では「脳死」を判断することが必要不可欠であり，その最前線に立つのが私たち救急・集中治療医であることは肝に銘じておくべきである（厳密には「心停止後提供」も存在するが，心肺肝移植を考えると，「脳死下臓器提供」が望まれているのは事実である。

6　脳死下で臓器提供が可能な施設は以下の「5類型に該当する施設」である[1)2)]。
①大学附属病院（特定機能病院だけではなく，附属病院すべてを指す）
②日本救急医学会の指導医指定施設（2016年現在109施設）
③日本脳神経外科学会の基幹施設または研修施設
④救命救急センターとして認定された施設（2016年現在284施設）
⑤日本小児総合医療施設協議会の会員施設
　上述5分類に重複する施設も多数存在するが，総数は860施設前後である。以上の5類型のうち，施設名を公表している施設は390施設である（日本臓器移植ネットワーク，2015年6月現在）。

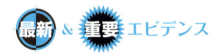

❶脳死とされうる状態

- 「法に規定する脳死判定を行ったとしたならば，脳死とされうる状態」は，『法的脳死判定マニュアル』に以下のように規定されている[1)]。

> 　器質的脳障害により深昏睡，及び自発呼吸を消失した状態と認められ，かつ器質的脳障害の原疾患が確実に診断されていて，原疾患に対して行い得るすべての適切な治療を行った場合であっても回復の可能性がないと認められる者。
> 　ただし，下記1)〜4)は除外する。
> 　1)　生後12週（在胎週数が40週未満であった者にあっては，出産予定日から起算して12週）未満の者
> 　2)　急性薬物中毒により深昏睡，及び自発呼吸を消失した状態にあると認められ

る者
　3）直腸温が32℃未満（6歳未満の者にあっては，35℃未満）の状態にある者
　4）代謝性障害，または内分泌性障害により深昏睡，及び自発呼吸を消失した状態にあると認められる者

かつ，下記①～④のいずれもが確認された場合。

①深昏睡

②瞳孔が固定し，瞳孔径が左右とも4mm以上であること

③脳幹反射（対光反射，角膜反射，毛様脊髄反射，眼球頭反射，前庭反射，咽頭反射，及び咳反射）の消失

④平坦脳波

- 「脳死とされうる状態」は上述の条件を満たすことはもちろんであるが，法的脳死判定にあたり，必須とは記されていないが脳波に合わせて「聴性脳幹反応：ABR」を実施してⅡ波以降の消失を確認しておくことが望ましい，とされている。確かに「脳幹反射の消失」は重要な所見であるが，補助検査としてのABRで脳幹機能を評価する（理想的には「Ⅱ波以降の消失」）ことは必須であると考えるべきである。
- 薬物中毒を排除するために「脳死とされうる状態」を判定する24時間前には影響することが予測される中枢神経作用薬（静脈麻酔薬，鎮静薬，鎮痛薬，向精神薬・抗てんかん薬），筋弛緩薬などの投与はすべて終了されている必要がある。
- 同様に，代謝障害や内分泌障害をきたすような状況（肝性昏睡，糖尿病性昏睡，尿毒症性脳症等）も排除されたうえで管理されていなければならない。

❷法的脳死判定前の確認事項

- 『法的脳死判定マニュアル』による法的脳死判定前の確認事項は以下の7項目である[1]。

〔1〕意思表示カードなど，脳死の判定に従い，かつ臓器を提供する意思を示している本人の書面（存在する場合）

〔2〕法的脳死判定対象者が18歳未満である場合には虐待の疑いがないこと

　1）児童から臓器提供を行う施設に必要な体制が整備されていること

　2）担当医師等が家族に臓器提供のオプション提示をする場合，事前に虐待防止委員会の委員などと診療経過等について情報共有をはかり必要に応じて助言を得ること

　3）施設内の倫理委員会等の委員会において，虐待の疑いがないことの確認手続きを経ていること

〔3〕知的障害等の臓器提供に関する有効な意思表示が困難となる障害を有する者でないこと

　　知的障害等の臓器提供に関する有効な意思表示が困難となる障害の疑いが生じた場合，乳幼児においては，病歴（既往歴，発達歴等），身体所見（既往疾患の症状），過去の医学的検査や発達検査の結果等に基づいて，障害の有無を判断する．年長児や成人では，これらに加え，過去の教育，療育，生活（家庭，学校，職場）等の状況も，判断の根拠とすることができる

〔4〕臓器を提供しない意思，および脳死判定に従わない意思がないこと

〔5〕脳死判定承諾書（家族がいない場合を除く）

〔6〕臓器摘出承諾書（家族がいない場合を除く）

〔7〕小児においては，年齢が生後12週以上（在胎週数が40週未満であった者にあっては，出産予定日から起算して12週以上）

- この7項目の確認を怠ることのないよう十分に配慮する必要がある．そのうえで，
  〔2〕の18歳未満に関する規定は有名であり，文字どおり「児童虐待」を十分に排除することを目的としたものである
  〔3〕の知的障害等には精神疾患の既往も含まれる．それゆえ，自傷行為による器質的脳障害をきたした場合は必須であるが，そうではない場合も含めて有効な意思表示が困難でなかった（判断能力がある）状況の確認が必要である．究極的には「〔4〕が証明されること」が求められる
  ことに十分注意する．

❸脳死下臓器提供のフローチャート

- 日本臓器移植ネットワークの「脳死下臓器提供のフローチャート」を図1に示す[3]．
- 改正法施行後の臓器提供にかかる平均所要時間は62時間57分（法改正後83例までの統計）で，法改正前の平均所要時間（46時間10分）より大幅に延長している．その理由は「脳死とされうる状態」の判断から，オプション（選択肢）提示を家族に行い，家族内で合議のうえ，その結果（意思表示）を受けてから「臓器移植ネットワークへの連絡」という手順を経る場合が多いことが影響していると考えられる（筆者の施設の経験では49時間18分/6例である）．

❹ドナー・コーディネーターとの協働

- 移植医療は，ドナー・コーディネーターの献身的な働きをなくして成立しない．臓器提供・移植医療にかかる経験をもっているので，実際の臓器提供の場面で初対面となる前に，可能なら地域のコーディネーターと何らかの機会に顔を合わせておくことを

図1 脳死下臓器提供のフローチャート

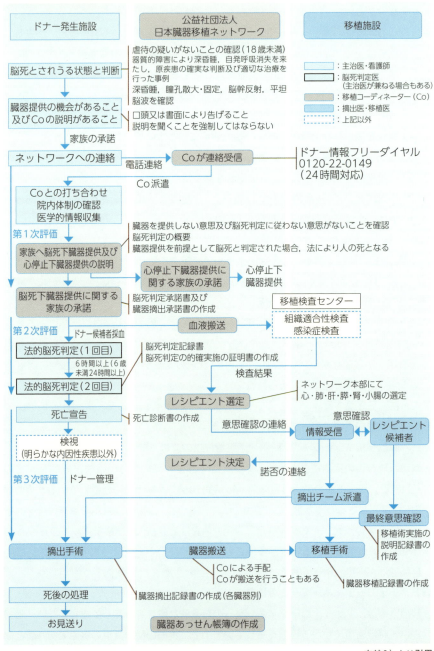

文献3）より引用

すすめる。
- ドナー・コーディネーターと協働しはじめたら目標は同じである。臓器を提供される尊い逝く人と家族のご意思の成就のために務めるべきである。
- ドナー・コーディネーターについては,『臓器提供施設の手順書（第2版）』（日本臓器移植ネットワーク）の第7章「コーディネーターの役割」を参照いただきたい[3]。

❺メディカル・コンサルタント制度（第2次評価）

- 法的脳死判定が始まる（脳死下臓器提供に関する家族の承諾を得た後）と，ドナーの提供可能な臓器の判断と臓器摘出までの全身管理の助言のため，「メディカル・コンサルタント」がドナーを診察に訪れる。基本的に，①心臓移植施設からの心臓と肝臓，腎臓，膵臓等の評価のために心臓超音波検査と全身CT（少なくとも単純検査，可能なら造影検査）に血液検査結果等を確認して，全身管理の指針を提示，②肺移植施設から肺の状態評価を気管支鏡と画像から評価をして助言する。
- 最終的には「良好な提供臓器の状態保持」が求められるので，輸液・輸血や血管作動薬・強心剤の使用について，肺については無気肺の解消のための方策（気管支鏡による喀痰吸引，人工呼吸管理方法）について助言する。管理に悩んでいるときは相談するほうがよい結果をもたらすので遠慮なく相談すべきある。

  ※第1次評価：コーディネーターの患者情報収集から「ドナー適応」を判断
  ※第3次評価：臓器摘出チームによる最終的な臓器摘出の判断

- 呼吸・循環管理の指標は,『臓器提供施設の手順書（第2版）』（日本臓器移植ネットワーク）の第12章「法的脳死判定後と摘出術中の呼吸・循環管理」を参照いただきたい[3]。

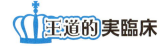

Q 臓器提供となる患者の特徴は何か？

- もともと，臓器提供を目標として集中治療を行うことなどありえるわけがない。基本病態は臓器提供例の原疾患を考慮すると，多くの症例は発症当時より重篤な状態にあることが予測される「くも膜下出血」や「頭部外傷」で「蘇生後脳症」を含めると80％超を占めており，「救命」を目指して集中治療が開始されているはずである。通常に私たちが目指している集中治療の先に「臓器提供の選択肢がある」と考えるべきである。

- 重篤な患者の集中治療は常に「脳死」と隣り合わせではない。私たち救急・集中治療医はさまざまな重篤病態の集中治療を実践しているからである。たとえば重症敗血症の患者が臓器提供者になりえるかといえば，少なくとも全身感染症の制御がなされたうえで「全脳機能不全（＝脳死）状態」となる症例でなければならず，こういった症例に巡り会うことはまずない。
- 脳死下臓器提供の検証から，提供者の基礎疾患は脳血管障害をはじめとした1次性脳損傷と，蘇生後脳症による2次性脳損傷がすべてであった。
- 臓器提供者を年代別にその原疾患をみると図2のようになっており，若年者では頭部外傷，加齢とともに脳血管障害が主体となる。厚生労働省の「脳死下での臓器提供事例に係る検証会議」における102例の検証のまとめを図3に示す[5]。

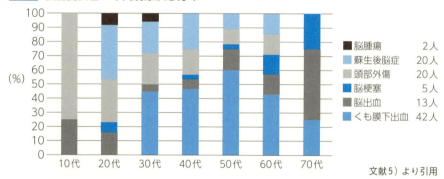

図2 臓器提供者の年代別原疾患分布

文献5）より引用

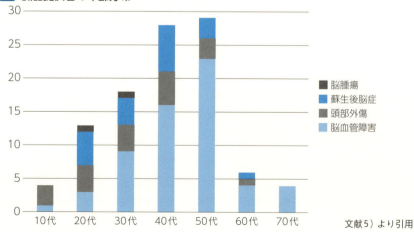

図3 臓器提供者の年齢分布

文献5）より引用

Q どのようにオプション提示をすべき？

- 2011年の法改正により，「家族承諾」による「脳死下臓器提供」が可能となったが，法施行後の臓器提供症例の74.6％（241/323：2016年10月現在）が「オプション提示による家族承諾」により提供されている。
- オプション提示に至る，すなわち「脳死とされうる状態」に至るまでの集中治療と家族に対する重篤な状態の説明の積み重ねと，「終末期状態」を医療者全体（多職種）と患者家族の双方の間で理解されたときに初めて提示される選択肢の1つであると考える。そのため，家族より意思表示がされうるような状況（意思表示カードを所持しているなど）でなければ，経験的に予測ができたとしても慎重に対処すべきである。
- 基本的には終末期状態に至る前までの診療姿勢を問われると考えるべきである。

Q 脳死下臓器提供の律速段階はなに？

- 改正臓器移植法の制定により，脳死下臓器提供症例数が年間60例前後とはいえ，増加しているのは事実である。一方，芦刈らの2012年の報告によると，法改正前よりも改正法後の臓器提供平均所要時間は延長したとなっている[7]。この統計では，①「脳死とされうる状態にあると判断してから，臓器移植ネットワークへの第一報まで」の時間と，②「コーディネーターから家族への説明と承諾を得るまで」の時間が延長している。以下，それぞれの時間はどのような時間なのかを解説する。
  ①「脳死とされうる状態と判断してから臓器移植ネットワークへの第一報まで」の時間とは，臓器提供の意思表示が確認されれば，それほど厄介ではないが，「オプション提示」であれば家族からの意思表示を得るまでの時間経過が生じることは紛れもない。また，それを受けて病院内での脳死判定に進むためのコンセンサスを得ることに時間経過が伴うことは容易に想像できる。ただ，「脳死とされうる状態」を確実に判断するためには，無呼吸テストを除く法的脳死判定に準じた項目を満たしていることが必要となるため，脳死下臓器提供に備えた院内の手順（マニュアル）を作成しておく必要がある。
  ②「コーディネーターから家族への説明と承諾を得るまで」の時間については，説明時間にそれほど差異はない。承諾を得るにあたり，家族背景についてしっかりと聴取して準備を進める必要がある。親族はもちろん，実生活だけでなく，法的な関係についても把握しておく必要がある。この点が不明瞭であると，「臓器提供をしない」といった意思表示が何人からもなされていないことを証明できず，このこと自体が

脳死下臓器提供の条件を満たせない根拠となりえるので注意が必要である。結果として，「承諾」を得るまでに時間を費やすこととなる。筆者の経験でも最終的な承諾を得るまでに約2日を費やした経験がある。実際の法的脳死判定を行う際にも律速段階は存在する。

③脳波検査：『法的脳死判定マニュアル』に脳波を実施する際の「Ⅷ 脳波活動の消失の確認」が記載されているが[1]，この基本条件を満たしたうえで実施しなければならないので，生理機能検査技師と実施要件を確認しておく必要がある。30分間以上の経時記録が必要となるので，ある意味，確実にかかる時間としての律速段階となりえる。検査実施中のアーチファクトの出現などにより検査時間の延長を強いられる可能性があるので，実施前の条件整備は必須である。ABRも続けて実施すべきであるが，この検査自体はそれほど時間を要するものではない。

④無呼吸テスト：確認事項は「自発呼吸がないこと」と$PaCO_2$レベルの上昇（60mmHg以上）であるが，テスト開始前には100％酸素投与下で人工呼吸を10分間実施したうえで$PaCO_2$レベルが35〜45mmHgであることが求められる。収縮期血圧の条件を加味したうえでテストを開始するが，テスト前あるいはテスト中に血行動態の変動（血圧低下ばかりでなく血圧上昇・頻脈も起こる）や$PaCO_2$上昇を超える酸素化能の著しい低下などによりテストの中止を余儀なくされる。また，テスト中に「ラザロ徴候」ではなくとも，胸壁が筋攣縮運動により呼吸運動に類似する，あるいは呼吸運動ではないが「ラザロ徴候」が出現すれば，その現象の判断を余儀なくされ，テストは中止されることになる。無呼吸テストでの$PaCO_2$の上昇率は平均4.7mmHg/分の早さで上昇するとの統計があり，テスト開始時の$PaCO_2$を40mmHgに調整した場合の試験終了の目安である$PaCO_2$60mmHgに達するまで4分15秒程度を要する。なお，脳波記録終了時点で酸素100％に変更しておき，ABR記録中に無呼吸テストが準備（$PaCO_2$レベルを35〜45mmHg調節）できると時間が節約できる)。

以上が法的脳死判定における律速段階となりえる因子である。

ちょっとDEEPなTIPS
脳死移植問題にかかわる概念

Q 臓器提供にかかる考えのあり方は？

- 第一の問題点は，オプション提示をする医療者側の心（構え）にある．
- 救命のために尽くせる治療を施すことに専心していた現状から，「終末期」となりえる状況を把握した時点で，そのまま「オプション提示」に切り替えることが可能であろうか．目の前にいるのは「救命」する対象であったはずの患者である．しかしどうだろう？　その感情の切り替えができるのは，救命することが適わない患者とその家族に正面から向かい合って治療を続けた医療者であるからこそではないだろうか．だからこそ「オプション提示」なのだと理解している．
- こういった終末期に至った場面での選択肢は，①そのまま最期を迎える時間を待つ（Withholding），②すべての治療を終了させて最期を迎える（Withdrawal），③臓器提供である．この選択肢を救命するための治療の選択肢と同じように提示するも医療者の役目，半ば「義務」ではないかと思う．
- こういった境地に至れば，救えなくなった命から臓器をいただくことにより「つながる命の救命」ができることを目標にすることは必然ではないだろうか．救急・集中治療医として「救命」というコンセプトは目の前の患者に尽くす，これはもちろんのことである．その救命が適わないときに，その先にある「命を救おう」と考えるのはそぐわないのだろうか．

Q 臓器提供は提供する患者にとっての治療か？

- 救命することが適わなくなった終末期の患者にとって，継続される集中治療は何の意義があるのだろうか．終末期を迎え，最期を遂げることが確認された患者や家族にとっては最期を迎えるための大切な時間となる．
- 臓器提供も同じであるが，患者本人ないしは家族からの「意思表示」に従い，その尊い思いに応える術は「無事に臓器を提供していただけるよう治療を続けること」と考えるべきである．私たちの施す治療により，より多くのレシピエントに臓器が移植されることは，患者本人や家族にとってこのうえない喜びや満足感を私たちと共有できなければ意味がない．
- 「死しても新たな命としてどこかで生きている」という目標のために治療を続ける．

そして最期は私たちが送り出すのである。決して意味のない治療ではない。

Q オプション提示後の治療

- 正確には「法的脳死判定後の治療：臓器提供のため死亡が確定した後の治療」であるが，厳密にはオプション提示をする時点で「終末期」を迎えているはずである。ここからは「臓器を提供するための治療」となる。よりよい全身状態を維持するために，輸血や血液製剤（アルブミンなど）の投与を要することは十分にありえる。
- メディカル・コンサルタントが診察をする時点では，とくに無気肺の改善が間に合わなくなる事態も想定されるため，
  ①オプション提示後に限らず，自発呼吸消失後の呼吸理学療法ならびに気管支鏡を用いた吸痰作業は必須となる可能性がある
  ②レシピエントは移植手術後に免疫抑制治療を受けるため，ドナーの感染症管理はとても重要である。ドナー自身もコンプロマイズド・ホストなので，各種（喀痰・尿などの）培養検査と抗生剤は必須である
  ③ドナーが感染患者・担がん患者でないこともチェックすべき項目で，入院時の感染症チェックに加え，HTLV-1，HIVやAFP，CEA，CA19-9などの腫瘍マーカーのチェックも必須である（臓器移植ネットワークの移植検査センターでも検査される）
  ④提供する臓器の状態の判断材料として体幹部CT検査が必要となる（病態により頭部CT検査は繰り返し行われている。体幹部CTを必要としない状態も十分にあるが，脳死とされ状態を判断するうえで頭部CTを実施する際に「体幹部CT検査：少なくとも単純，可能であれば造影検査」を実施しておくと有益である。これにより無気肺も容易に診断でき，その後の管理に有益な情報をもたらしてくれる）

  以上の①～④を考慮する。

Q 精神疾患を有するドナーの場合は？

- 法的脳死判定前の確認事項の〔3〕に規定されている事項が関与する。
- 基本的に精神神経科ないしは心療内科の受診・通院歴があれば，治療歴を紹介することと，臓器提供・脳死判定を受けるに当たり，その判断能力，就労や生活歴を確認することが必要である。可能であれば，診療に携わっていた医師による精神状態・生活歴についての証明があるとよい。
- 究極的には前述のとおり，「臓器を提供しない意思，および脳死判定に従わない意思

がないこと」が証明できることである。

■基礎知識再確認メモ

法的脳死判定基準
▶実際には，生後12週以上〜6歳未満，6歳以上〜18歳未満，18歳以上で対応が異なる。18歳未満では「被虐待児としての院内対応」が求められる（表1）。
▶生命徴候の確認（低体温，収縮期血圧など）について，年齢により基準値が異なる（表2）。

表1 ▶ 年齢による法的脳死判定

年齢	6歳以上	生後12週*〜6歳未満
判定基準	昭和60年度厚生省脳死判定基準	平成11年度厚生省小児脳死判定基準
判定医（第9章参照）	6学会専門医2名以上	6学会専門医2名以上
判定施設（第4章参照）	5類型	5類型
2回の判定間隔	6時間以上	24時間以上
その他	18歳未満については被虐待児への院内対応	被虐待児への院内対応

※在胎週数が40週未満であった者にあっては，出産予定日から起算して12週

文献3）より引用

表2 ▶ 生命徴候の確認

①体温　直腸温，食道温等の深部温	
・6歳未満	≧35℃
・6歳以上	≧32℃
②血圧の確認	
・1歳未満	≧65mmHg
・1歳以上13歳未満	≧（年齢×2）+65mmHg
・13歳以上	≧90mmHg
③心拍，心電図等の確認をして重篤な不整脈がないこと	

文献1）より引用

■基礎知識再確認メモ

法的脳死判定の判定医の資格
▶『「臓器移植に関する法律」の運用に関する指針（ガイドライン）』では，「脳死判定は，脳神経外科医，神経内科医，救急医，麻酔・蘇生科・集中治療医，小児科医であって，それぞれの学会専門医，または学会認定医の資格をもち，かつ脳死判定に関して豊富な経験を有し，しかも移植にかかわらない医師が2名以上で行うこと」としている[4]。

▶実際の脳死判定に際しては，「移植にかかわらない医師」であるからドナーの主治医を除く上述の専門医・認定医であればよく，主治医と同一診療科の医師でもかまわない。ただ，可能であれば1名は診療科以外の判定医であることがよいであろう。また，脳死判定医の1名は2回の判定に携わる必要がある。

ラザロ徴候
▶無呼吸テスト時などに上肢，体幹の複雑な運動を呈することで，1984年に米国のマサチューセッツ総合病院にて脳死と診断された患者の人工呼吸器を取りはずした後（脳死判定の無呼吸テスト実施と同等の環境下）に観察されている。

▶「ラザロ」とは，新約聖書でイエス・キリストにより死から蘇らされた人物の名である。脊髄反射，脊髄自動反射とともに記載されている自動運動以外の注意事項である。『法的脳死判定マニュアル』の「2 法的脳死判定の実際」「Ⅴ 深昏睡の確認」を参照いただきたい[1]。

文献 ≫≫ 1) 厚生労働省：法的脳死判定マニュアル．2011．
http://www.mhlw.go.jp/file/06-Seisakujouhou-10900000-Kenkoukyoku/noushi-hantei.pdf
2) 日本臓器移植ネットワーク．
https://www.jotnw.or.jp/jotnw/facilities/01.html
3) 日本臓器移植ネットワーク：臓器提供施設の手順書．第2版，2014．
https://www.jotnw.or.jp/jotnw/law_manual/pdf/plant.pdf
4) 厚生労働省：「臓器移植に関する法律」の運用に関する指針（ガイドライン）．1997（2012一部改正）．
http://www.mhlw.go.jp/bunya/kenkou/zouki_ishoku/dl/hourei_01.pdf
5) 厚生労働省：脳死下での臓器提供事例に係る検証会議による102例のまとめについて（修正版）．
http://www.mhlw.go.jp/stf/shingi/2r985200000266vc-att/2r98520000026olj.pdf
6) 日本集中治療医学会，日本救急医学会，日本循環器学会：救急・集中治療における終末期医療に関するガイドライン～3学会からの提言～．2014．
http://www.jsicm.org/pdf/1guidelines1410.pdf
7) 芦刈淳太郎：我が国における脳死下臓器提供の現状．今日の移植，27：297-302，2014．

21 災害医療

加藤 聡一郎　山口 芳裕

ココだけは外せない！ 最重要事項

1　災害対応：災害の種類や規模，被災範囲は多岐にわたるため，これらを網羅する定型的対応は存在しえない。そのため日々の準備，訓練とそのフィードバックが欠かせない。

2　大規模災害発生時の医療機関：大規模災害発生時，医療機関は施設全体を「通常診療モード」から「災害対応モード」に切替える。そのために，災害規模に相応する施設対応基準を，職員全体がよく理解しておく必要がある。

3　災害医療へのニーズ：過去，災害医療のイメージは，発災直後の現場医療や，急性期の救急医療・集中治療に偏っていた。近年は各種災害対応の経験から，慢性疾患の診療体制，メンタルヘルスケア，医療ロジスティクス，避難所特有の問題等，さまざまな分野のニーズが認知されている。

4　必要な知識と技術：救急・集中治療をはじめとした各種臨床医学領域，公衆衛生学を中心とした基礎医学領域に加えて，消防学，社会学，情報工学，マネジメント学等の幅広い領域が関連する。

5　カウンターパート：通常診療とは異なり，医療従事者—患者間で完結しないことがしばしばある。場面ごとに「何を目的に，誰と，何をすべきなのか」，カウンターパートを把握して行動しなければならない。

6　特殊災害対応：NBC（p.279）に代表される特殊災害では，事前に原因ごとの特徴や対応原則を把握しておき，関係機関との共通言語や連携のもとで活動する。病院内外を問わず，十分に訓練されたチームで対応する必要がある。

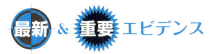 エビデンス

- 首都直下型地震の被害想定（図1）：東京湾北部地震（M7.3想定）で最大14.7万人，多摩直下型地震（M7.3想定）で最大11.5万人の負傷者が見込まれる。そのうち重傷者は，それぞれ2万人超，1.1万人超と予測されている（平成24年東京都防災会議地震部会「首都直下地震等による東京の被害想定」報告書）。中央防災会議では，想定地震を東京湾北部地震から都心南部直下地震へ変更し，より多くの死傷者を見込んでいる。
- 南海・東南海トラフ地震の被害想定（図2）：東海地方が大きく被災するケースでは，20万人を超える死者と30万人を超える負傷者が想定されている（平成24年中央防災会議「南海トラフ巨大地震の被害想定について 第一次報告」）。
- 防災・減災のあり方：地震を引き起こすプレート境界は全国に多数存在しており，プレートは移動し相互に作用するため，正確な被害予測は難しい。国や都道府県は，防災・減災対策の対象となる地震をもとに被害想定を示しており，各関係機関はこれらの被害を可能なかぎり防ぎ減らす方策を検討している。医療分野には，活動対象を急性傷病や災害派遣医療チーム（DMAT：Disaster Medical Assistance Team）に限らず，慢性疾患を含めた適切な医療資源配分と，組織間・地域間連携の強化が求められている。

図1 首都直下型地震における震源地別の震度分布想定（東京都の想定）

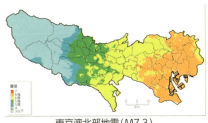

東京湾北部地震（M7.3）

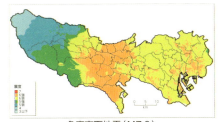

多摩直下地震（M7.3）

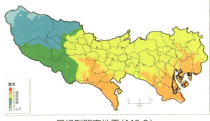

元禄型関東地震（M8.2）

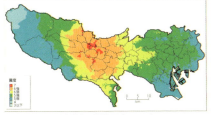

立川断層帯地震（M7.4）

文献1）より転載

図2 南海トラフ巨大地震における震源地帯別の震度分布想定

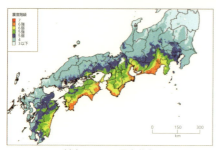

基本ケースの震度分布

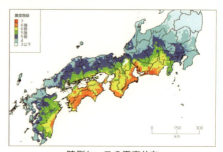

陸側ケースの震度分布

文献2)より転載

王道的 実臨床

Q 災害の定義や種類は？ 災害医療のサイクルとは何？

- 日本における災害対応は，災害救助法，災害対策基本法およびこれらに派生する各種法令に基づいている。
- 「災害」の定義はいくつか知られるが，災害対策基本法では「暴風，竜巻，豪雨，豪雪，洪水，崖崩れ，土石流，高潮，地震，津波，噴火，地滑りその他の異常な自然現象又は大規模な火事若しくは爆発その他その及ぼす被害の程度においてこれらに類する政令で定める原因により生ずる被害」と定められている。
- 日本では，発生原因と対応の特徴から「自然災害」「人為災害」「特殊災害」の3つに大別されることが多い。各事案はこのいずれか，もしくは複数に属する。
- 主に災害の規模を反映した「大規模災害」「集団災害（多数傷病者発生事案）」「局地災害」といった表現もある。
- これらの言葉の意味は重複することがあり，また，複合して発生することもある。たとえば，2011（平成23）年の東日本大震災は，地震（自然災害）で始まり，大きな津波被害（自然災害）を伴い，二次的に発生した原子力発電所事故が核災害（特殊災害）をもたらした「複合災害」であった。
- 災害医療は，しばしばサイクルとして表現される（図3）。災害発生を中心に，「発災前（当該災害へ向けた前回災害発生後からの準備）」と「発災後（当該災害への対応と復旧・復興，次回災害発生に向けた準備）」が，無限のループを構成する。サイクル

■図3 災害医療マネジメントのサイクル

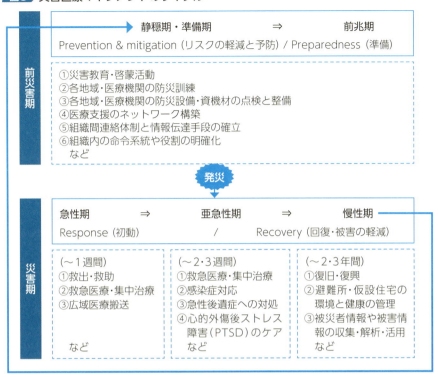

に絶え間はなく，災害への備えを常に怠ってはならないことを示している。
- 救急医療のエキスパートとしては，医療提供に限らず，前災害期の準備や計画立案，災害期の医療機関や災害対策本部における専門的判断にも貢献が求められる。

Q 大規模災害の急性期に，被災地域内の医療機関に求められる対応は？

- 被災地域内の医療機関は，発災直後にまず施設全体を「通常診療モード」から「災害対応モード」に切替える。
- 発災直後は被害の全容を把握しきれず，施設職員の気持ちの切替えに時間を要することがある。このスイッチが遅れると初動対応の貴重な時間を失い，その損失を後から取り戻すにはより多くの時間を要する。

- 災害規模に相当する施設対応基準を，全職員がよく理解しておく必要がある．そのためには，災害対策マニュアルや事業継続計画（BCP：Business Continuity Plan）の整備と啓蒙が求められる．
- その全体像については，CSCATTTが共通言語として知られる（概説は「基礎知識再確認メモ」（p.287）に記載したが，詳細については成書を参照されたい）．
- 被災地域内の医療機関に問われる課題と準備を以下に要約する．合わせて自施設のマニュアル等を確認し，全体像の整理に役立てていただきたい．

❶組織体制の構築
- 米国で発展したインシデントコマンドシステム（ICS：Incident Command System）が災害対応組織やその指揮・統制の構築に参考となる（図4）．医療機関で用いられるものを，HICS（Hospital Incident Command System）と呼ぶこともある．
- 現場指揮者は，「安全確保」「関係者への情報提供」「関係各所との連携」に最大の責務があり，これを遂行するため専属スタッフを指名できる．
- 災害規模や対応期間に応じて，各部門，各係の規模を拡大する．現場指揮者は，各部門の責任者に指定の権限を委譲していく．
- 指揮・統制を効果的に行うため，1人の責任者が扱うチームや係の数は最大5までに制限する．これを超えるときは，複数チームを職種・技能別にグループ化し，おのおのにスーパーバイザーをおくことで効果的な監督環境を維持する．
- 責任者が扱う情報量を適正に保ち，責任者と部下の1：1関係を明確にすることで，命令の行き違いや報告漏れを防ぐ．
- ICSに代表される既存のシステムを参考に，国，組織環境，イベント種別や災害形態にあわせて，最適な組織体制の構築が求められる．

❷安全確保
- 災害発生時の最優先事項は，「自分」「環境」「管理下にある被災者」の安全確保である．
- 大規模災害では，身体的・精神的負荷がかかるなか，職員一丸となって災害対応にとりかかる必要がある．そのためには，職員とその家族の安否確認は重要な課題である．組織単位で活用できる伝言ダイアル等もあり，施設全体で取り組むべきである．

❸診療継続可否の判断・傷病者受入体制の確保
- 早い段階で診療継続の可否にかかわる重要な情報を収集する必要があり，平常時からその方法を準備し，訓練しておく．
- 燃料，医療用の危険物質や有毒物質，廃棄物の管理状況に注意する．
- 医療機関は，職員，業者，患者家族や見舞客，報道関係者，学生など不特定多数の人が出入りすることを考慮しなければならない．

図4 ICSの基本的な組織図と各部門の役割・資源・特徴

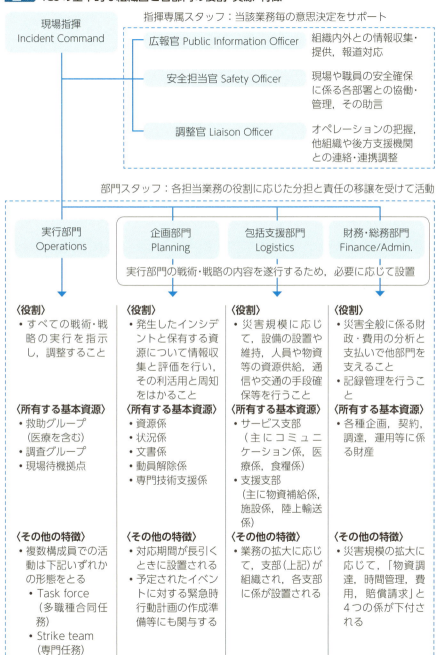

文献3）より作成

表1 ▶ 米国の病院調査における災害時病院避難のモデル

離院もしくは退院の可否	救急外来患者	入院患者	備考
離院もしくは退院が可能	40％	20％	1施設あたりの入院患者数は8〜1,157名とばらつきあり
離院もしくは退院が困難（病院の管理下にある患者として避難が必要）	60％	80％	
離院もしくは退院が困難な患者の内訳			入院患者：大規模医療機関ほど(E)の割合は減少し(A)〜(D)の割合は増加する傾向 救急外来患者：特定の傾向はみられない
・NICU入室適応患者（A）	0.1％	6.3％	
・ICU/PICU入室適応患者（B）	4.1％	6.0％	
・要モニタリング患者（C）	16.3％	6.6％	
・寝たきり・車いす・酸素投与患者（D）（A）〜（C）を除く	25.6％	50.5％	
・車やバスで移動可能な患者（E）	53.9％	30.6％	

文献4）より作成

- 通常，消防や自衛隊は，各自治体の緊急医療体制に則り適切な施設へ傷病者を搬送する。しかし一般市民はこれと関係なく，近くの医療機関を目指して押し寄せる可能性がある。
- 被災状況や資源を鑑みて診療継続の可否（縮小するならばその範囲）を判断し，業務継続が困難であれば病院避難も検討する。
- 米国ロサンゼルスの病院避難に関する調査報告では，想定される要避難者率とその搬送形態が示されている（表1）。施設ごとに同様の検証が成されることに期待する。

❹通信手段の確保

- 施設内の情報共有，および施設外との連絡に必要な手段を確保する。
- 施設外との連絡には，衛星電話や無線を含む複数系統の手段を整備しておく。
- 施設によって通信手段のどこに脆弱性が存在するかは異なるため，ふだんから施設設備管理者と認識を共有しておく（筆者の施設は院内PHS基地局が被災に強い一方で，無線通信の有用性は限られており，これを勘案した連絡体制を想定している）。
- 広域災害救急医療情報システム（EMIS：Emergency Medical Information System）は，全国の病院被災状況や日本DMAT派遣可否の情報を統括できる。インターネットを介した災害時の情報収集・発信ツールのひとつとして活用されている。
- あらかじめ，発災時のEMIS入力担当者を指定し，入力方法に習熟しておく必要がある。
- EMISは自由に入力可能な半面，情報発信者が入力しないかぎり，被災がないのか，ニーズがないのか，入力できない状況なのかは区別できない。また，必ずしもリアルタイムに情報が更新されず，正確性の保証は難しいため，その他の通信手段をあわせて活用する必要がある。

❺備蓄と受援
- 医薬品・診療材料，水・食料，燃料，毛布・ベッド，通信手段，ライト，テント等は，医療機関で備えるべき項目にあげられる。
- 災害規模が大きいほど，被災地域外から支援が届くまでには時間がかかる。
- 災害拠点病院では3日分の備蓄が1つの目安とされるが，水の確保等で大量備蓄が困難なものもある。解決策として，地下水の利用や，地域業者・団体との協定を活用した優先供給計画が有用である。
- 支援受入（受援）体制も重要であり，受け入れた資源をどこでプールし，いつ，どこに，どのくらい配分するか計画し，コントロールする。

❻災害時初期診療とトリアージ
- 施設の初期診療対応は，院内被災状況，医療資源，災害のフェーズ，院外からの支援状況等に応じて強度を調整する。
- 被災傷病者の管理には，トリアージが活用される。トリアージについては別項で詳細を述べる。

❼情報発信
- メディア対応は軽視されがちだが，正しい情報発信は医療機関の義務であり，またそこから得られるメリットも大きい。
- 特殊な環境下で，正しく理解され，支持される対応を行うために，「リスク・コミュニケーション」の方法論が知られている。米国災害教育で，メディア対応のレクチャーとして採用しているものもある。
- 言語Vervalと非言語Non vervalの双方に及ぶ法則があり，その知識は責任者・広報担当者の助けとなる（図5）。

Q 災害時に行われるトリアージの種類や特徴，注意点は？

- 医療におけるトリアージとは，傷病者の重症度と緊急度に応じて治療優先順位を段階分けすることである。そのなかでも，日常の救急診療におけるトリアージ（診察前トリアージ）と，災害時におけるトリアージは異なる概念に基づく。
- 災害時は日常の救急診療と比較して，より多くの傷病者をより少ない医療資源で診療する必要がある。限られた人的・物的医療資源のなかで，最大多数の傷病者に最善の医療を提供するため，迅速性と妥当性が求められる。
- トリアージのカテゴリーは一般的に，
  - 赤（Ⅰ）：最優先治療（重症）群
  - 黄（Ⅱ）：待機的治療（中等症）群

図5 ▶ リスク・コミュニケーションにおけるテンプレートの例

27/9/3 Template & Rule of 3 Template:
ストレスがかかる状況下，もしくは感情的な質疑に対する説明の法則

伝える（伝わる）のは3メッセージまで

Key Message 1	Key Message 2	Key Message 3
──────────── 話す順番 ────────────▶		
最も重要な内容	**3番目に重要な内容**	**2番目に重要な内容**
< **9** seconds < **27** words	< **9** seconds < **27** words	< **9** seconds < **27** words
〈支持的情報を3つ〉 1. 最も重要な事実 2. 3番目に重要な事実 3. 2番目に重要な事実	〈支持的情報を3つ〉 1. 最も重要な事実 2. 3番目に重要な事実 3. 2番目に重要な事実	〈支持的情報を3つ〉 1. 最も重要な事実 2. 3番目に重要な事実 3. 2番目に重要な事実

IDK Template：答えを知らない（I Don't Know）質疑に答えるときの法則
"I don't know…" → 理由を説明 → "But,…" 知っていること（Know）を説明
"知らないことから，廻って知っていること（部分）の説明につなげる"

1N = 3P Template：ネガティブな情報を提示しなければならないときの法則
<u>1</u>つのネガティブな情報を提示しなければならないとき
これを打ち消すためには<u>3</u>つ（以上）のポジティブな情報が必要

Covello VT：Center of Risk Communicationの講義資料より作成

- 緑（Ⅲ）：保留（軽症）群
- 黒（0）：死亡・無呼吸（治療困難）群

に分けられ，その順番で優先的に治療を行う。医療資源等に応じて介入が変わる「灰（治療期待群）」を，「黒」と区別して設けることがある。

- トリアージは各段階で繰り返される。再評価の主な目的は，経時的な病態変化への対応である。発災現場で多数傷病者を振り分ける一次トリアージを行い，医療救護所や病院へ搬送する段階で再トリアージ，もしくはより詳細な二次トリアージを行うこともある。
- トリアージ環境や実施者の違いによる過不足をなくすため，いくつかの手法が知られている。
  ① START法：Simple triage and rapid treatmentの略。初期トリアージに用いられる代表的な手法である（図6）。START変法として日本国内で最も普及している。
  ② SALT法：Sort, Assess, Lifesaving, Interventions, Treatment, and Transportationの略。

図6 START法のアルゴリズム

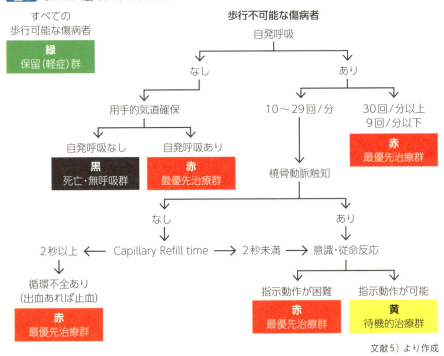

文献5）より作成

初期トリアージとしてSTART法に並ぶもう1つのアルゴリズムで，米国救急医学会や米国外傷学会が推奨する手法である。STEP 1で集団から評価優先順位を振り分けて，STEP 2で緊急処置を含む傷病者個人の評価を行う（図7）。

③ PAT法：Physiological and Anatomical Triageの略。二次トリアージの代表的ツールであり，生理学的・解剖学的評価による最優先治療群の選定と，受傷機転評価や災害時要支援・要援護者評価による待機的治療群の拾い上げを目的とする（図8）。

- 病院の救急外来受診患者を対象としたRetrospective studyで，START法とSALT法の間に，臨床的予後の差はないと報告されている。しかし，災害形態や初期対応者の職種，医療資源によっては，SALT法で防ぎえた災害死をより多く救える可能性もある。災害対応の精度や質の向上を目指すなかで，この点も十分検討する必要がある。
- 保留（軽症）群の多くは，軽微な処置で帰宅可能となる。しかし，放射線災害や化学災害等で時間とともに症状が大きく変化する病態もある。繰り返しのトリアージや，PAT法を併用した段階的なトリアージが求められる。

図7 ▶ SALT法のアルゴリズム

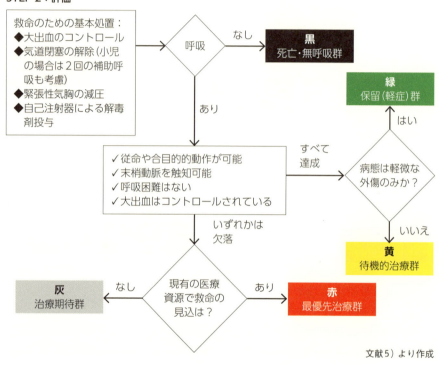

文献5）より作成

- 大規模震災では移動手段の確保が難しい。高度な医療機関に軽症患者が押し寄せることや，小規模施設に重症・中等度患者が停滞することを想定した，傷病者移送の事前計画も必要になる。
- 死亡・無呼吸群の多数発生時は，安置場所の確保，個人の特定とリストの作成，面会や患者家族にかかわるケア，広報など，日常医療と異なる対応に迫られる。

図8 ▶ PAT法のアルゴリズム

評価の流れ

第1段階：生理学的評価（バイタルサイン）
第2段階：解剖学的評価（全身診察）
　→ 該当あり → **赤** 最優先治療群

第3段階：受傷機転評価
第4段階：災害時要支援・要援護者評価
　→ 該当あり → **黄** 待機的治療群 or **赤** 最優先治療群

評価項目

第1段階【生理学的評価】
バイタルサイン
- [意識] JCS≧Ⅱ桁，GCS≦8
- [呼吸] ≦9回/分，≧30回/分
- [脈拍] ≦50回/分，≧120回/分
- [血圧] SBP≦90mmHg，≧200mmHg
- [SpO₂] ≦90％

JCS：Japan Coma Scale; GCS, Glasgow Coma Scale

第2段階【解剖学的評価】
全身診察による以下の外傷の存在（疑い例を含む）
- [頭部/顔面] 頭蓋骨骨折（開放性），頭蓋底骨折，顔面・気道熱傷
- [胸部] 気管・気道損傷，心タンポナーデ，緊張性気胸，フレイルチェスト，開放性気胸
- [腹部] 腹腔内出血，腹部臓器損傷
- [骨盤/四肢] 骨盤骨折，両側大腿骨骨折，四肢麻痺，四肢切断，クラッシュ症候群（筋挫滅症候群）
- [皮膚/軟部] デグロービング損傷，重症熱傷（15％以上），穿通外傷（臓器や大血管に到達）

第3段階【受傷機転評価】
特殊な受傷機転の除外
体幹部挟圧，1肢以上の挟圧（4時間以上），爆発，高所墜落，異常温度環境，NBC災害等による被ばく・汚染

第4段階【災害時要支援・要援護者評価】
傷病者の背景
小児，高齢者，妊婦，基礎疾患のある傷病者，旅行者，外国人

Q 災害期の病院外診療には，どのような種類と特徴がある？

- 災害期の病院外診療には，発災地域内およびその直近，広域医療搬送拠点等の中継地で行う「災害現場の医療」，緊急車両やバス・航空機の中で行う「搬送中の医療」，避難所や被災家屋への「巡回診療」など，いくつかの診療形態が存在する。
- 急性期の病院外診療には思わぬ危険が潜むため，いかなる場面でも個人防護を含む安全管理は徹底すべき大前提である。救助者が要救助者になってしまう，またそのリスクを負うことは，最大の損失であり絶対に避けなければならない。
- 消防を中心とした専門機関との，共通言語と相互理解が欠かせない。彼らは現場活動や安全管理に関する専門家であり，連携なくみだりに現場へ進入したり，勝手に活動・行動したりしてはならない。
- 災害現場の医療には，病院前救急診療（PHEM：Pre-hospital Emergency Medicine）とその延長線上にある一般的な災害時初期診療に加えて，「瓦礫の下の医療」と和訳されるCSM（Confined Space Medicine）がある（表2）。
    ①一般的な災害現場の医療は，傷病者の発生した建物や直近の救護所テント内，救急車内等の安全が確保された場所で行い，病院につなぐために比較的短時間の処置が選択される。
    ②一方CSMは，しばしば危険物が存在する限られたスペースで，救助チームの一員として，比較的長時間に及ぶ医療を提供するものである。都市捜索救助活動（USAR：Urban Search and Rescue）に特有の医療形態として発展し，日本では2005（平成17）年のJR福知山線脱線衝突事故を機に広く知られるようになった。
    ③しかし日本のCSMに対する理解はいまだ不十分で，教育や訓練，組織間連携，メディカルコントロールのあり方は未成熟である。今後CSMが発展・普及するためには，訓練コースや施設設備の充実だけでなく，地域・自治体レベルで詳細な活動体制の構築が必要である。

Q 大規模災害時の多数傷病者発生に対する現在の取り組みは？

- 近年，「自助」の促進をはかる教育・啓蒙活動に加えて，「共助」「公助」の確立と組織間連携の強化が推進されている。これらの取り組みの一部を，進行中の事例も含めて紹介する。

❶透析患者

- 電気や水の不足，施設設備の被害は，被災地域内の透析治療継続を妨げる。これに対して「日本透析医会災害時情報ネットワーク」が全国規模で構築されている（https://

表2 「瓦礫の下の医療」の概要

活動場所	・瓦礫の中や下，閉鎖空間など
主な対象疾患	・恒常性維持にかかわる病態 　・頭部外傷，多発外傷，骨折・裂傷等の外傷 　・低体温，脱水，粉塵吸引等による生体影響 　・長時間の圧迫による圧挫症候群
主な対応原則	・特殊な環境に曝されている傷病者に対して生存および予後に影響を与える病態の解除
処置内容を規定する主因子	・傷病者の状況と災害現場の環境（処置の難易度）
求められる知識と技能	・呼吸，循環の安定化に必要な基本的処置を困難な環境で遂行する技術と経験 ・比較的長時間の管理を想定した資機材と経験（鎮痛管理や精神的ケアを含む） ・特殊環境下で可能な範囲の骨折部固定
その他の特徴	・十分な訓練の修了を前提に，自分と現場の安全確保を行ったうえで傷病者に接触もしくは閉鎖空間へ進入する ・傷病者を目前にしても安全確保ができなければ撤退せざるをえないことがある ・救助活動に参加する救助・救急隊員が医療対象となることもある

www.saigai-touseki.net/）。
- 平常時には災害対策の準備や啓発活動を担っている。震度5強以上の地震，国や地方自治体に災害救助法が適用されるような広範囲の被害が発生した場合，透析医療機関や透析患者の状況把握，医療資源確保に向けた情報収集活動を開始する。

❷周産期患者
- 東日本大震災では，周産期医療体制にも大きな混乱を生じた。被災自治体では，平常時の周産期医療コーディネートが機能せず，施設・地域ごとの調整を迫られた。日本DMATや東京DMATは，それぞれの指揮命令系統で周産期患者の転院搬送にかかわったが，いずれも偶発的なものであった。
- 医療・保健・行政等が連動した小児・周産期医療ネットワークの形成や，災害医療コーディネーターを中心とした災害拠点病院と総合周産期母子医療センターの協働が提言されており，公的な検討会等の取り組みにつながっている。

❸在宅人工呼吸器療養者
- 全国各地で，難病患者の災害時個別支援計画（避難計画）の策定や関係機関とのネットワーク構築が行われている．
- 地域難病連絡協議会や地方自治体では，減災に向けた啓発・教育，難病患者向けの災害時対応ハンドブックの発行等が行われている．
- 重症の神経難病患者について，日本神経学会は災害支援ネットワークを開設し，災害時に迅速で組織的な患者搬送・受入体制の提供を目指している（https://www.neurology-jp.org/network/index.html）．

❹重症熱傷患者
- 日本熱傷学会では，1995（平成7）年の阪神淡路大震災後，全国の熱傷診療予備能力を調査しているが，この結果，圧倒的な医療資源不足が示唆されている．
- 治療や管理が特殊な重症熱傷診療に対して，米国では日常的に州を超えた集約化が行われている．平常時は予後の改善や地域の医療保障であり，災害時は対応計画の基盤となっている．
- 筆者施設では，半径200km圏内を中心に，重症熱傷患者の日常的な広域医療連携システムを試験運用しており，適切な初期診療の提供と，重症度や施設対応能力に応じた早期の専門施設搬送を促進している．全国に同様の活動が広がれば，災害時に各ブロックの基幹拠点施設間が連携して，全国的なネットワークへ発展することが期待される．

❺診療録・診療情報
- 2015（平成27）年，日本医師会，日本救急医学会，日本集団災害医学会，日本診療情報管理学会，日本病院会の5団体合同委員会から「災害時標準診療録」が公開された．
- 医師法に定められた基本8項目に加えて，緊急度・重症度の明示（トリアージタッグとのリンク），衣食住や予防接種等の災害時特有情報，感染症サーベイランスやアラート情報，保険診療に移行可能な保険診療情報関連項目を盛り込んでいる．
- IDの作成方法や，保管義務がある診療録と治療場所が移動していく災害時傷病者との関係性に，本格的な運用へ向けた課題が残されている．
- 疾病分類の国際標準化と災害時診療データの利活用は，情報整理と今後の災害医療の発展にとって重要な点である．フィリピン保健省とWHOが合同で作成したSPEED（Surveillance in Post Extreme Emergencies and Disasters）を日本向けに改変した，J-SPEEDが開発されている．2016年熊本地震で試験的に運用され，一定の成果を上げており，今後の応用・発展に期待がかかる．

ちょっとDEEPなTIPS
一歩踏み込んだ有事に備える災害医療

Q NBC災害に対峙するための医療とは?

- NBC災害とは，核（Nuclear），生物（Biological），化学物質（Chemical）による災害を指す．放射性物質（Radioactive）や爆発物（Explosive）を加えて，CBRNもしくはCBRNEと表現されることもある．産業事故等による人為的発生と，テロ等による作為的発生が想定され，その境界は不明瞭なこともある．
- 被害は容易に，気がつかないうちに拡散する可能性があり，二次被害の防止は，医療継続の可否にかかわる重要事項である．
- 救命救急センター等の医療機関およびDMAT隊員等の病院前医療従事者は，各原因物質の特徴を把握し，その対応原則を十分に理解しておく必要がある．
- 病院内外を問わず，除染評価や汚染傷病者の被覆，搬送・転送判断等に，十分訓練されたチームで対応すべきである．
- ここでは，NBC災害の共通原則を中心に紹介し，一部で各災害の特徴を付記した．

❶想定と検知
- どのような事案でも，まずはNBC災害の可能性を念頭におく．
- 災害発生時刻やイベントの種別，発生状況（集団発生や特有の症状等）を確認し，傷病者数，傷病程度，原因物質とその暴露形態，除染や現場医療ニーズの把握に努める．
- 医療機関では，最初の傷病者搬入までの見込み時間を確認し，受入準備と管理責任者への報告を行う．
- N災害は線量計で比較的容易に検知可能である．C災害は，物質によっては検知可能である．剤の種類によって，特徴的な症状で疑われることもある．テロによるB災害は，発症までの潜伏期間が他より長く，イベント発生直後の検知は困難である．

❷ゾーニング
- 初期対応者，傷病者および活動環境を守るため，正しいゾーニングが欠かせない．ゾーン間で傷病者と医療資源の出入りを厳密に管理し，危険度に応じて適切な防護を行う．
- 汚染されている危険区域をホットゾーン（Hot zone），汚染されていない安全区域をコールドゾーン（Cold zone）とし，除染，スクリーニング，患者受け渡し等を行う中間区域をウォームゾーン（Warm zone）とする．
- N災害と一部のC災害はモニタリングが可能であり，比較的ゾーニングがしやすい．一方でB災害のゾーニングはしばしば難しい．

❸個人防護

- 米国疾病管理予防センター（CDC：Centers for Disease Control and Prevention）は，緊急時対応者向けに個人防護のあり方を告示している。このなかで，米国環境保護庁（EPA：Environmental Protection Agency）が示す個人防護服のレベル分け（Level A～D）から，実際に適用する場面を以下のように解説している。
    - ① Level A：危険が不明または数量化不可能で，皮膚，呼吸器および眼の保護に最大レベルが要求される場合
    - ② Level B：呼吸用保護具の最高レベルが必要だが，皮膚の保護はより低いレベルが必要とされる場合
    - ③ Level C：空気中の物質の種類と濃度が既知で，カートリッジ式呼吸器（空気清浄）の使用基準を満たす場合
- 現時点で日本の医療従事者が，Level AやBを装着し現場活動をすることは，習熟の難しさや危険度，装着環境下で提供できる医療の質から想定しにくい。
- 実際に，東京DMATの特殊災害チーム指定医療機関では，Level Cまでの活動を想定した計画・訓練を行っている。実現可能な範囲で最大効果を得るために，今後も消防・警察等の関係機関と協力し，各種調整や合同訓練が行われる必要がある。
- 病院前除染においても，原則的にLevel Cの対応が求められる。
- 防護服装着下の作業は熱がこもり，また緊張を強いる環境であるため，熱中症を含む体調管理に配慮が求められる。交代や水分補給を計画的に行う（作業区域内での飲食は内部汚染予防のため許されない）。
- 着衣よりも脱衣のほうが難しいため，習熟者は最後まで活動区域内に残り，他の作業者の脱衣をサポートすることが勧められる。

❹被ばくと汚染の違い

- 被ばくには，内部被ばくと外部被ばくがある。体内に取り込まれた放射線源は，完全に排泄されるまで持続的な内部被ばくをもたらすため，非常に危険である。顔面や手指の適切な防護が必要で，汚染の可能性がある活動区域内で飲水や経口摂取は行わない。
- 外部被ばくと表面汚染とは明確に区別して扱われる。
- 創部の表面汚染は内部被ばくのリスクとなる。逆に健常皮膚の表面汚染は，適切に除染することで外部被ばくを十分に低減できる。

❺除染

- 混乱を防ぐため，対応指揮者は，当該汚染がどの程度の被ばくリスクや生体影響を有するか，どのような除染が求められるか，正しく理解している必要がある。
- 基本的な除染方法として，明らかな汚染物質をただちに除去する粗除染

（Gross decontamination），適切な方法で脱衣することによる乾的除染（Dry decontamination），大量の水で洗い流す水的除染（Wet decontamination）の3つに分けられる。
- 正しい乾的除染で，Nの90％，Cの70％以上が除去可能とされている。脱衣したものや，汚染区域内の所有物は，すべてビニール袋に入れ二重に封をし，所有者と，汚染物であることを明記しておく。
- 水的除染による汚染拡大は1つのリスクであり，適応，除染スペースの管理，除染中の傷病者の防護（とくに内部汚染を防ぐ顔面周囲の保護），モニタリングに注意を要する。
- 米国REAC/TS（Radiation Emergency Assistance Center / Training Site）は，N災害で「合理的に達成可能な範囲での除染（ALARA：As low as (is) reasonably achievable）」を重視している（この方法論には，医学的な生体影響の有無が判断の背景にある。グラウンドレベルが合理的に達成可能ならば，当然それを目指す）。
- C災害では，除染が治療に直結することもあり，徹底的な除染が重視されている。

❻症状と特異的治療
- N，Cについて，症状と治療の特徴をまとめた。Bは原因物質が多岐にわたるため，ここではテロで想定される原因物質を示すにとどめる。
- いずれも専門施設との連携が不可欠であり，災害種別の専門機関や医療機関を把握し，連絡や相談ができるように準備しておく。
- N災害：
  ①被ばく48時間以内の前駆症状として食思不振，下痢，嘔気・嘔吐，発熱，リンパ球減少，結膜炎等が知られる。
  ②嘔吐症状と被ばく線量には相関関係が示されており，早期に被ばく線量を推定する一助となる（表3）。
  ③動物実験によるLD50/60（無治療の場合，60日間以内に50％の対象が死亡する線量）は3.5〜4.0Gyとされている。

表3 ▶ 嘔吐症状と被ばく線量の相関関係

被ばく線量（Gy）	0	1	2	3	4	5	6	7	8	9	10
嘔吐する人の割合（％）	—	19	35	54	72	86	94	98	99	100	100
嘔吐までの時間（h）	—	—	4.63	2.62	1.74	1.27	0.99	0.79	0.66	0.56	0.48

REAC/TS資料より引用，一部改変

表4 化学剤の標的臓器と症状の特徴

臓器	症状	神経剤	血液剤(シアン化合物)	びらん剤	窒息剤	無傷害化学剤(催涙剤)
眼	瞳孔異常	縮瞳				散瞳
眼	結膜炎・充血	○		○		○
眼	流涙	○	○		○	○
眼	複視・霧視	○				
気道	分泌亢進	○		○		○
気道	咳嗽	○	○	○	○	○
気道	鼻粘膜刺激・鼻汁	○	○	○	○	○
呼吸	呼吸困難・頻呼吸	○	○	○	○	
呼吸	チアノーゼ	○		○	○	
循環	頻脈	○	○	○	○	○
循環	徐脈	○				
消化器	悪心・嘔吐	○	○	○		
皮膚	皮膚障害部の灰色化			○		
皮膚	発汗	○				
皮膚	びらん・水疱			○		
皮膚	疼痛・皮膚刺激			○		○
神経・筋	失禁	○				
神経・筋	線維束攣縮	○				
神経・筋	痙攣	○	○			

※主要な症状および特徴的なものを中心に掲載

④全身被ばくによる急性放射線障害は,1Gy以上で造血障害,6〜8Gy以上で消化器障害,20Gy以上で神経血管障害をきたす。

⑤DTPAに代表されるキレート剤,甲状腺の取り込みを防ぐヨウ素剤などは,被ばく後の使用時間によって効果が決まるため,適応の有無は専門施設に確認することが勧められる。

● C災害:

①主に神経剤,血液剤,びらん剤,窒息剤,無傷害化学剤(催涙剤,催吐剤等)に分けられる。身体症状に特徴的な所見を認めることがあり,重症度の評価や原因物質の推定につながる(表4)。

②拮抗剤や治療薬が存在するものもある。

③神経剤に対する硫酸アトロピンやPAM(Pralidoxime iodide:プラリドキシムヨウ

化メチル）の有効性は，1995（平成7）年の地下鉄サリン事件で広く知られるようになった。
- ④血液剤（シアン化合物）には亜硝酸薬やチオ硫酸ナトリウムの使用も想定されるが，投与の調整に難があり，副作用も軽視できない。その点，ヒドロキソコバラミンは管理が容易で重宝されるが，大変高価であり常備には問題となる。
- ⑤各種拮抗剤の皮下注射キット導入はテロ対策の観点でメリットも大きいが，多くは海外で承認・販売されており，保険適用等に医薬品特有の問題が生じる。
- B災害：
- ①CDCは，伝染性や致死率，社会的なインパクトの強さから，生物テロで想定される特定の疾患に対してfact sheetを提供している。
- ②その対象は本稿執筆時点で，炭疽菌，ボツリヌス中毒，ブルセラ症，ペスト，天然痘，野兎病，ウイルス出血熱の7つである。

❼国際情勢の動向

- 国際的なテロの動向として，単純な爆弾からDirty Bombへ，単発攻撃から多段階攻撃へ，国外テロリストの潜入から国内テロリストの感化へ，といった傾向が知られている。
- 時代や背景によってその特徴は異なり，また常に変化が生じているため，国家レベルでの情報収集が重要となる。医療側は，これらの情報提供を受けて，問題を反映させた対応計画の準備が求められる。

Q 福島第一原発事故後の緊急被ばく医療体制とは？

- 原子力災害への対応は，原子力災害対策特別措置法が基本となる。本法は，災害対策基本法，核関連物質や原子力災害防止に係る各法律とあわせて，また一部読み替えで適用される。原子力災害から国民の生命，身体および財産を保護することを目的として制定されており（本稿執筆時点で平成26年11月に最終改正），原子力災害対策指針の根拠法である。
- 原子力災害発生時，内閣総理大臣は原子力規制委員会から必要な情報を受けて，原子力緊急事態宣言を発出し内閣府に原子力災害対策本部を設置する。
- 現在，緊急被ばく医療体制は，福島第一原子力発電所事故の反省を踏まえた新たな体制への転換期にある（表5）。
- 原子力規制委員会は，「原子力災害時の医療体制の在り方に関する検討チーム（旧緊急被ばく医療に関する検討チーム）」を設けて，医療提供体制，準備すべき設備・資機材から安定ヨウ素剤の予防服用に至るまで議論を重ねている。

表5 原子力災害に対する緊急被ばく医療体制の推移

これまでの緊急被ばく医療体制	項目	これからの緊急被ばく医療体制
東海村JCO臨界事故（1999年） ・被ばく傷病者の段階的受入 ・専門医療機関の支援	計画の根底にある災害とそこで生じたニーズ	東日本大震災・福島第一原子力発電所事故（2011年） ・救急・災害医療と放射線医学の融合 ・広域災害・複合災害における多数傷病者対応
初期被ばく医療機関 ・汚染の有無にかかわらず初期診療や救急診療を実践	原子力災害対策指針に基づく各対応機関の呼称と期待される役割	原子力災害医療協力機関 ・原子力災害対策等を支援（医療以外の機関を含む） ・自治体が行う安定ヨウ素剤配布等も支援
二次被ばく医療機関 ・高線量被ばく患者に対する専門的な診療の実施		原子力災害拠点病院（以下，拠点病院） ・被ばく医療の中心（各道府県に1～3カ所指定） ・原子力災害時は汚染の有無にかかわらず傷病者を受入 ・原子力災害医療派遣チームの所有
三次被ばく医療機関 ・高度専門的な除染，線量評価および診療の実施 ・医療機関連携体制の構築と医療従事者に対する研修 ・認定施設：広島大学，放射線医学総合研究所		高度被ばく医療支援センター ・拠点病院で対応困難な事案の高度専門的診療および支援，高度専門教育研修等を実施 ・原子力災害時に現地で防災・医療関係者に助言する専門派遣チームを保有 ・認定施設：長崎大学，弘前大学，広島大学，福島県立医科大学，放射線医学総合研究所 **原子力災害医療・総合支援センター** ・拠点病院の派遣チームに研修を実施 ・事故発生時に派遣チームの活動を調整 ・認定施設：長崎大学，弘前大学，広島大学，福島県立医科大学
・日常的に機能する救急医療体制を活用 ・地域医療事情に詳しい者を現地医療総括責任者に指名	救急・災害医療との関係性	・救急・災害医療機関が被ばく医療に対応できる体制づくりを平時から促進 ・「原子力災害医療調整官（救急・災害・被ばく医療の体制に詳しい医療行政担当責任者等）」を長としたグループを災害対策本部内に設置
初期被ばく医療機関の医療従事者等 ・専門的なチームの指定や訓練等に明確な規定はない	初期対応の医療チーム	原子力災害医療派遣チーム（拠点病院に所属） ・原子力災害特有の知識をもつ医師，看護師，診療放射線技師等から4人以上で組織 ・DMATが兼務する場合は特定の研修を受講

※記載内容および各センターの認定施設（五十音順）は本稿執筆時点のもの

Q 大震災を経験するたびに期待される「病院船（災害時医療支援船）」の歴史と実現に向けた課題は？

- 病院船は，発展途上国の医療支援活動，災害対応等において重要な役割を果たすことが報告されている．本稿で詳細な病院船の定義には触れないが，軍隊をもたない現代日本は，"狭義"の病院船を実質的に所有しえず，これまでに明確な災害対応を目的とした病院船の運用実績がない．
- 2011（平成23）年の東日本大震災では，地震の被害が広域にわたり，原発事故に伴う規制とあわせて交通網が大打撃を受けた．放射線災害対応拠点であるオフサイトセンターは，地震によるインフラ崩壊でその指揮機能を喪失した．一方で，日本の太平洋沿岸からは米国海軍航空母艦による救援活動が行われ，「トモダチ作戦」として広く知られた．捜索救助活動を行うヘリの給油拠点としても活用され，繰り返されてきた"広義"の病院船への待望論が再燃した．
- 2014（平成26）年8月に「海洋国日本の災害医療の未来を考える議員連盟」による政府への申し入れがあり，船舶を用いた実証実験や訓練，課題の検証等が提言された．
- これを受けて2015（平成27）年9月の総合防災訓練で，海上自衛隊護衛艦と海上保安庁巡視船を用いた実証実験が行われた．大型ヘリコプター甲板や一定の医療設備をもつ最新護衛艦で，はじめての本格的な医療救護活動訓練となった．
- この訓練に医療側は，厚生労働省（日本DMAT），東京都（東京DMAT），日本赤十字社（日赤救護班）の災害医療派遣チームが参加した．護衛艦内という特殊な環境で，指揮命令系統のあり方，医療資機材の配備計画，通信環境等に多くの課題が抽出された．
- まもなく発生した2016（平成28）年の熊本地震では，主要道路の橋梁崩落により，再び交通網が遮断された．被災県から隣接被災県へと，陸路山越えによる迂回傷病者搬送も余儀なくされた．
- これらの経験から，被災地域の洋上で，医療機能をもつ災害拠点的船舶を夜間や荒天でも飛行可能なヘリコプター等と有機的に運用する体制は，日本の列島構造に適した災害対応システムになりえる．
- しかし病院船の実現には，国家レベルで明確化すべき課題が多く，災害等の危機的事象に対応する省庁横断的な組織体制が求められる（図9）．
- 高速移動性能，輸送力，傷病者収容能力，手術処置に必要な船内環境といった，医療の多様なニーズをかなえる船舶は限られている．平常時の運用方法やコストの問題をふまえると，病院船群として複数の船舶に役割を分担し，災害時に統合運用することも検討に値する．

図9 病院船構想の実現に向けた課題

1. 安全保障・危機管理体制における病院船の位置づけ

> 危機管理関係機関が病院船に求める役割の範囲は？

〈例〉
- 災害指揮機能（Off Site Center）が必要か？
- 行政や自治体の機能が必要か？　避難所機能が必要か？
- 対象は「消防＋医療」？　「自衛隊＋消防＋医療」？　「医療単独」？

2. 医療面からみた病院船のニーズとシーズ

> "洋上からのアプローチによる災害医療（病院船の医療機能）"
> に期待することは？

〈例〉
- 高度救命救急センターを併設する1,000床規模の大病院を求めるか？
- 総合病院機能を求めるか？
- 広域搬送拠点（＋α）となる浮遊体でよいか？

"必要"な船舶の想定

効果的で実現可能な病院船構想

3. 平時利用方法と運用母体

> 恒常的な運用体制とするために必要となる
> "平時利用"の方法と"最適な運用母体"は？

〈例〉
- 危機管理体制における統制リーダー等の人材育成拠点？
- データ解析やライブラリ化の拠点？
- 平時の医療支援活動（発展途上国支援、医療サービス）？

"可能"な船舶の想定

文献10）より作成

■基礎知識再確認メモ

行政の災害医療対応計画(一例)
▶厚生労働省は,都道府県が定める三次保健医療圏に1施設の基幹災害拠点病院を,二次保健医療圏に1施設の災害拠点病院を整備することとしている。
▶都道府県は防災計画を定め,自治体毎の災害対応・災害医療対応を構築している。各医療機関は,そのなかで期待される役割や位置づけを認識しておく必要がある。
▶大規模災害発生時,自衛隊や緊急消防援助隊,DMAT等の災害派遣要請は,主に被災都道府県(知事)から発せられる。
▶災害時の円滑な医療提供を目的に,コーディネート機能を発揮できる体制整備が推奨され,各都道府県で災害医療コーディネーター制度の設置が進んでいる。都道府県と市区町村それぞれにコーディネーターを設置しているところも多く,各階層で災害医療にかかわる調整を担う。

ロジスティックス
▶兵站を指す用語から転じて物流全般,また災害医療においては連携や調整,管理を担う業務を指す用語として用いられる。具体的に災害医療では,情報収集,通信手段・移動手段の確保,活動場所の選定と現地調整,チームスタッフの安全確保および生活・活動環境整備と健康管理,資機材・医薬品等の調達と廃棄物を含めた保管管理,撤収の調整,活動終了後のチームスタッフのケア等があげられる。

CSCATTT
▶多数傷病者発生事案に対する医療機関の戦略的アプローチの基本原則を表す略語。MIMMS(Major Incident Medical Management and Support)の専門用語だが,災害時の幅広い場面で適応されている。

C	Command & Control	指揮と統制
S	Safety	安全
C	Communication	情報伝達
A	Assessment	評価
T	Triage	トリアージ
T	Treatment	治療
T	Transport	搬送

METHANE
▶同じくMIMMSで用いられる,災害時に現場で収集し医療機関等へ伝達すべき初期情報を表す略語。

M	Major incident	大事故災害の「待機」または「宣言」
E	Exact location	正確な発生場所
T	Type of incident	事故・災害の種類
H	Hazard	危険性の現状と拡大の可能性
A	Access	到達経路・進入方向
N	Number of casualties	負傷者数と重症度
E	Emergency services	緊急対応すべき機関(現状と今後必要となる対応)

■基礎知識再確認メモ

DISASTER

▶ NDLS (National Disaster Life Support) で特殊災害対応アプローチの基本原則を表す略語。

D	Detection	検知
I	Incident Command System	インシデントコマンドシステム
S	Safety and Security	安全とセキュリティ
A	Assessment	評価
S	Support	支援
T	Triage and Treatment	トリアージと治療
E	Evacuation	後方搬送
R	Recovery	回復

バックグラウンドレベル

▶ N災害で用いられる言葉の1つ。
▶ 非災害環境下で，宇宙線や地球上の放射性物質等、種々の自然発生放射線源から受ける放射線量のこと。
▶ 災害環境下で測定結果がバックグラウンドレベルであれば、その場面で災害に伴う被ばくは起こらないといえる。

文献 >>>
1) 東京都ホームページ「首都直下地震等による東京の被害想定──概要版」
http://www.bousai.metro.tokyo.jp/_res/projects/default_project/_page_/001/000/401/assumption_h24outline.pdf
2) 内閣府ホームページ「南海トラフ巨大地震の被害想定について（第二次報告）」
http://www.bousai.go.jp/jishin/nankai/taisaku_wg/pdf/20130318_shiryo2_2.pdf
3) ICS Resource Center
http://training.fema.gov/emiweb/is/icsresource/
4) Richard M Zoraster, et al: Am J Disaster Med, 6(3): 173-186, 2011.
5) Bhalla MC, et al: Am J Emerg Med, 33(11): 1687-1691, 2015.
6) 加藤聡一郎，他：熱傷，41（5）：221-230，2015.
7) 久保達彦：産業医学ジャーナル，39（4）：1-5，2016.
8) CDC「Guidance on Emergency Responder Personal Protective Equipment (PPE) for Response to CBRN Terrorism Incidents」
https://www.cdc.gov/niosh/docs/2008-132/pdfs/2008-132.pdf
9) CDC「Emergency Preparedness and Response; Bioterrorism」
http://emergency.cdc.gov/bioterrorism/
10) 加藤聡一郎，他：日本臨牀，74（2）：298-302，2016.

22 早期リハビリテーション

中村 俊介

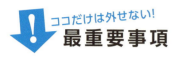

最重要事項

1 早期リハビリテーション（以下，リハ）は廃用予防，早期のADL拡大，さらに患者の状態を改善させることを目的とした積極的な治療アプローチの1つである。救命救急・集中治療の領域においても，疾病や外傷によって生じた障害や今後生じる可能性のある障害に対して，柔軟に提供される必要がある。

2 日本リハビリテーション医学会の診療ガイドライン委員会によって，リハを安全に実施するためのガイドラインが策定され，積極的なリハを実施しない場合や途中でリハを中止する場合，いったん中止して回復を待って再開する場合などの基準は示されている。早期リハの実施に際しては，これらの基準や過去の報告，エキスパートコンセンサスを考慮し，個々の患者の状態を多職種のチームで評価して，開始の可否を判断する。

3 効果的かつ効率的な早期リハを進めるためにはチーム医療の実践が重要である。またチームが成熟し，提供する医療の質を向上させるためには，カンファレンスにおける協議とフィードバックが不可欠となる。

4 集中治療を受ける重症患者は，せん妄を発症することが多く，ICU退室後も神経筋障害（ICU-AW：ICU-acquired weakness）や認知機能障害などICU後症候群（PICU：post-ICU syndrome）と呼ばれる問題を生じる場合がある。これらは機能予後不良の要因であり，発症予防を目的する早期リハは米国や日本の痛み・不穏・せん妄管理のための診療ガイドラインで推奨されている。

5 救命救急・集中治療の領域における呼吸リハは，安定した呼吸管理の維持，呼吸状態の改善，呼吸器合併症の防止，早期抜管などを目的として行われ，早期離

床，体位管理，リクルートメントと気道管理が手技として用いられる。

6 重症の循環器疾患を有する患者の早期リハでは，早期心臓リハのプログラムを利用し，自覚症状および循環動態を評価しつつ段階的な活動性拡大（安静度解除）を進める。ただし，長期の集中治療を要する患者を対象とした早期心臓リハの開始や中止の基準に関する報告は少なく，リハの実施に際しては多職種で協議し，プログラムの内容をチームで検討する。

7 集中治療が行われている患者は，種々の理由で経口摂食を制限された状態のことが多く，廃用で摂食嚥下障害を生じる可能性があるため，予防的アプローチが必要となる。的確に機能を評価し，間接また直接的な摂食嚥下訓練を進めることが重要である。

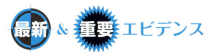

最新 & 重要エビデンス

- ICUにおける早期リハの実施率について，正確なデータは示されていない。近年，日本リハビリテーション・データベース協議会（JARD：Japan Association of Rehabilitation Database）に多施設からのデータ登録が進められている。
- 脳卒中急性期リハビリテーションについては，リハ専門医が担当した患者の訓練量が多く，リハ専門医が主治医としてかかわることとFunctional independence measure (FIM) effectivenessに有意な関連があることが報告されている[1]。
- 早期リハでは，医師，看護師，理学療法士や作業療法士，言語聴覚士が連携，協働するチーム医療の展開が重要となる。Schweickertらは，医師，看護師，理学療法士，作業療法士のチームによる介入で，ICUに滞在する患者の人工呼吸器装着期間の短縮が得られ，退院時における機能的自立度が良好となることを報告している[2]。
- 重症患者におけるICU退室後の長期的なQOLが低いことが報告されている[3]。早期離床やベッドサイドからの積極的な運動療法の効果について，ICU滞在期間[4,5]や人工呼吸器装着期間，退院時の自立度[2]などを評価した報告は存在するが，長期的な機能予後やQOLを評価した報告はない。今後は，回復期や退院後の生活期における医療・福祉の担い手と連携し，情報を共有して，それらを解析する必要がある。その実践のためにも急性期・回復期・生活期のシームレスな医療・福祉の展開が重要となる。
- Critical illness neuromyopathyを主な臨床症候とするICU-AWは，人工呼吸器装着期

間の延長や離床後の四肢運動機能の回復遅延の原因として認識されている。ICU-AWの発生にかかわる危険因子として，多臓器不全，安静，高血糖，副腎皮質ステロイドホルモンや神経筋遮断薬の使用などが報告されている[6]ため，その予防には多臓器不全に至らないための積極的な集中治療，不要な安静の回避，血糖管理，適切な薬剤の使用が重要となる。早期離床やベッドサイドからの積極的な運動療法のICU-AWに対する予防効果は期待されているが，現在のところ明確なエビデンスは乏しい[2]。

- ICUにおけるせん妄（ICU-AD：ICU-acquired delirium）はICU-AWとともにICU後の予後不良因子である。米国集中治療学会の『ICUにおける成人患者の痛み・不穏・せん妄管理のための診療ガイドライン』（Clinical Practice Guidelines for the Management of Pain, Agitation, and Delirium in Adult Patients in the Intensive Care Unit）[7]および『日本版・集中治療室における成人重症患者に対する痛み・不穏・せん妄管理のための臨床ガイドライン：J-PADガイドライン』[8]では，せん妄の予防とその期間短縮に有効な非薬物療法として，早期離床および早期運動療法が推奨されている。

- ICU-AWおよびICU-ADの発生を予防する目的でABCDEバンドルが提唱されている[9]。これはICU患者に対する効果が報告されているAwakening and Breathing Coordination, Delirium monitoring, Exercise / early mobilityという複数の介入を「束」として実施しようとするものである。

- 鎮静薬の投与を中断し覚醒を評価するSpontaneous Awakening Trial（SAT），人工呼吸器による呼吸補助を最小限の設定にして呼吸器からの離脱の可否を評価するSpontaneous Breathing Trial（SBT）を毎日実施することで，ICU滞在期間の短縮，人工呼吸器からの早期離脱が得られたという報告がある（ABC trail）[10]。ABCDEバンドルの実施による効果として，人工呼吸器が不要な期間の延長，せん妄発生リスクの低下，ICU滞在期間における離床の促進といった効果についても報告されている[11]。

王道的実臨床

Q 救命救急・集中治療領域では，いつからリハを開始する？

- 救命救急・集中治療領域における多くの患者は全身状態が不安定であり，ベッド上での安静を余儀なくされることが多いため，安静に伴う合併症を生じる危険がある。安静臥床は多く臓器や組織に影響を与え，身体のみならず，精神面への影響もある。

- 不動による廃用症候群とは，疾病や外傷による直接的な機能障害のために身体活動が長期間低下した場合や全身管理下での治療のために活動制限を強いられた場合に生じる二次障害である。筋力低下，筋萎縮，関節可動域制限，拘縮，骨粗鬆症，筋持久力低下など筋骨格系の機能障害をはじめ，意欲や認知機能の低下，抑うつなどの精神神経機能の障害，心機能低下や起立性低血圧，深部静脈血栓症，肺活量低下，誤嚥性肺炎など循環・呼吸機能における問題が複合的に生じる。早期リハは，このような問題の発生を防ぎ，種々の機能の維持また改善，再獲得を目的として実施される。
- 廃用予防のためには，できるだけ早期からリハを開始することが重要である。しかし，リハが主たる病態の回復を妨げるものであってはならない。全身状態が安定化し，改善傾向となった後に開始することが重要となる。
- Hodgsonらは，人工呼吸管理下にある重症患者の早期離床における安全基準について，エキスパートコンセンサスと推奨を示している[12]。このなかでリスクは3段階に分類され（表1），呼吸器系，心血管系，神経学的また内科，外科など詳細な項目について，長座位までのベッド上での運動（In-bed exercises）と端座位からの離床の運動（Out-of-bed exercises）に分けて，それぞれのリスクが示されている（表2）。
- 人工呼吸管理下の患者に対して気管挿管の72時間以内に理学療法，作業療法を開始したPolmannらの報告では，表3のようなリハ開始時・実施中の禁忌事項が設けられている[13]。ICUにおけるPT，OTの介入は人工呼吸管理下にある患者の90％に実施され，リハ実施中の禁忌事項のための中止は498回の中19回（4％）であった。その理由は人工呼吸器との不同調と興奮であったが，有害事象は生じていない。
- 救命救急・集中治療領域における早期リハについて，その禁忌や開始基準，中止基準として確立されたものはない。早期リハは全身状態や主要臓器の機能の改善を妨げるものであってはならない。早期リハの禁忌や中止基準となるのは，その実施や継続によって全身管理を含め，集中治療の効果が低下すると判断できる状態である。一方，開始基準となるのは，それらの効果を妨げず，かつ早期リハの効果が期待される状態

表1 ▶ Hodgsonらのリスク分類

●	不都合なイベントが起こるリスクは少ない
▲	不都合なイベントの潜在的リスクと影響は●よりは高い，しかし早期離床による効果のほうが比重は大きいかもしれない
■	不都合なイベントの潜在的リスクと影響は著明である シニアの理学療法士と看護師による協議の上で正当性が提示されるまでは，積極的な離床はすべきではない

文献12）より引用

表2 運動別にみたリスク項目（Hodgsonらの分類）　　※分類の記号は**表1**参照

		In-bed exercises	Out of bed exercise
❶呼吸器系の項目			
①挿管			
・気管内チューブ		●	●
・気管切開チューブ		●	●
②呼吸機能指標			
・FiO_2	≦0.6	●	●
	>0.6	▲	▲
・SpO_2	≧90%	●	●
	<90%	▲	■
・呼吸数	≦30bpm	●	●
	>30bpm	▲	▲
③人工呼吸			
・HFOVモード		▲	■
④PEEP			
・≦10cmH_2O		●	●
・>10 cmH_2O		▲	▲
・人工呼吸器と不同調		▲	▲
⑤救援治療			
・酸化窒素（NO）		▲	▲
・プロスタサイクリン		▲	▲
・腹臥位療法		■	■
❷心血管系の項目			
①血圧			
・高血圧性緊急症に対する降圧薬の静注療法		■	■
②平均動脈圧			
・目標範囲以下で症状を生じている		▲	■
・血管作動もしくは機械的なサポートでも目標範囲以下		▲	■
・サポートなし，もしくは軽度のサポートで，目標範囲の下限値より上		●	●
・中等度のサポートで，目標範囲の下限値より上		▲	▲
・高度のサポートで，目標範囲の下限値より上		▲	■

		In-bed exercises	Out of bed exercise
・重度な肺高血圧症（確認済み，疑わしい）		▲	▲
③不整脈			
1）徐脈			
・薬物療法（イソプレナリンなど）が必要もしくは緊急ペースメーカ植込みの待機中		■	■
・薬物療法の必要性は無いもしくは緊急ペースメーカ植込みの待機ではない		▲	▲
2）経静脈ペースメーカもしくは心外膜ペーシング			
・dependent rhythm		▲	■
・安定した基本的なリズム		●	●
3）安定した頻脈性不整脈			
・心拍数>150bpm		▲	■
・心拍数120～150bpm		▲	▲
・120bpm未満の頻脈性不整脈		●	●
4）デバイス			
・IABP		●	■
・ECMO	大腿部あるいは鎖骨下へのカニューレ挿入	●	■
	Single bicaval dual lumenカニューレの挿入	●	▲
・左心室補助装置		●	●
・肺動脈カテーテル，連続アウトプットモニタリング装置		●	▲
④他の心血管系指標			
・4mmol/L以上の乳酸を伴うすべての原因のショック状態		▲	▲
・急性のDVTと肺塞栓（確認済み，疑わしい）		▲	▲

		In-bed exercises	Out of bed exercise
• 重度な大動脈弁狭窄症（確認済み，疑わしい）		●	▲
• 心筋虚血		▲	■
❸神経学的項目			
①意識レベル			
• RASS	−1〜+1	●	●
	−2または+2	▲	▲
	<−2	▲	■
	>+2	■	■
②せん妄			
• 陰性		●	●
• 陽性，簡単な指示を遂行できる		●	▲
• 陽性，指示を遂行できない		▲	▲
③頭蓋内圧			
• 想定範囲外の頭蓋内圧亢進に対する積極的介入		■	■
• 頭蓋内圧亢進の積極的介入の必要が無く，頭蓋内圧をモニタリング中		●	▲
④他の神経学的項目			
• 頭蓋骨切除術		●	▲
• 腰部ドレーン（クランプなし）		●	■
• 帽状腱膜下ドレーン		●	▲
• 脊髄の保護措置（clearanceあるいは固定の前）		■	■
• 急性期脊髄損傷		●	▲
• クリッピングしていない動脈瘤のくも膜下出血		●	▲
• 動脈瘤クリッピング後の血管れん縮		●	▲
• コントロールされていない痙攣発作		■	■

	In-bed exercises	Out of bed exercise
❹外科的項目		
• 不安定な骨折（骨盤，脊柱，下肢長管骨）	▲	■
• 開放した大きな手術創傷（胸部/胸骨，腹部）	●	▲
❺内科的項目		
• 確認されたコントロールされていない活動性出血	■	■
• 活動性出血の疑い，出血のリスクの増大	●	▲
• 身体もしくは薬物によるクリーニングにもかかわらず許容範囲を上回る体温の発熱	▲	▲
• 低体温療法	▲	▲
❻他の項目		
• ICU-acquired weakness	●	●
• 持続的腎代替療法（大腿部の透析カテーテルも含む）	●	●
• 大腿部の動脈と静脈のカテーテル	●	●
• 大腿部のシース	▲	■
• すべての他のドレーンとアタッチメント（経鼻胃チューブ，中心静脈カテーテル，胸腔ドレーン，創部のドレーン，肋間カテーテル，尿道カテーテル）	●	●

文献12）より引用

表3 ▶ Pohlmanらのリハビリテーションの禁忌事項

開始時の禁忌事項	継続の禁忌事項
A. 平均血圧＜65	A. 平均血圧＜65
B. 心拍数＜40bpm, ＞130bpm	B. 心拍数＜40bpm, ＞130bpm
C. 呼吸数＜5, ＞40	C. 呼吸数＜5, ＞40
D. SpO_2＜88%	D. SpO_2＜88%
E. 頭蓋内圧亢進	E. 著しい人工呼吸器の不同調

F. 消化管出血	F. 患者が苦痛を訴える
	  a. 言葉以外の合図, ジェスチャーで示される
	  b. 暴れる

G. 心筋虚血	G. 新たな不整脈
H. 手術を受けたばかり	H. 心筋虚血の懸念
I. 患者の興奮で30分以内に鎮静薬を増量	I. 気道確保のデバイスの安全性に対する懸念
J. 不安定な気道確保（デバイス）	J. 膝が崩れる
	K. 気管内チューブの事故抜去

文献13）より引用

である。日本集中治療学会早期リハビリテーション検討委員会では，エキスパートコンセンサスの策定が進められ，平成28年度に公表される予定である。

Q 早期リハにおける呼吸リハの位置づけ，効果と実際はどのようなもの？

- 救命救急・集中治療の領域において早期離床やADL拡大を進めていくうえで，安定した呼吸状態を維持することは重要となる。また人工呼吸管理に関連した合併症を予防し，早期の人工呼吸器離脱，早期抜管を達成することも重要である。呼吸リハは，これらを目的とするアプローチであり，重症の呼吸器疾患のみならず，高度の侵襲による呼吸障害からの回復を促進するためにも重要となる。
- 呼吸リハでは，早期離床，体位管理，リクルートメントと気道管理が手技として用いられる。体位管理（positioning）は酸素化の改善，換気仕事量の軽減を目標に行う手技である（図1）。起座位には機能的残気量の増加，

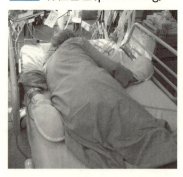

図1 ▶ 体位管理（positioning）

- また腹臥位には背側含気量の低下を予防する効果があり，ともに肺コンプライアンスが低下した状態における肺胞虚脱を防止する効果が期待される[14]。
- ARDSにおける腹臥位療法については，酸素化を有意に改善させることがメタ解析で示されている[15]。また，重症度の高いARDSでは28日目，90日目の死亡率を有意に減少させることも示されている[16]。
- リクルートメントと気道管理は，虚脱した肺胞に含気を回復させ，気道内に貯留した分泌物を除去し通気を確保するための一連の手技である。その主な手技は体位管理，マニュアルハイパーインフレーション，呼吸介助，気管内吸引となる。肺胞は虚脱させないように管理することが重要であり，無気肺は人工呼吸器関連肺炎（VAP：ventilator-associated pneumonia）の発生を増加させる。ICUにおける積極的な理学療法はVAP発生を防止することが報告されている[14)17)]。
- 肺胞が虚脱した領域に対しては，マニュアルハイパーインフレーションやリクルートメントマニューバーを用いて含気の回復をはかり，バッグによる加圧と呼吸介助による呼出のアシストで分泌物の排出を促進させる。
- 適切なPEEP（Positive End-Expiratory Pressure）の作用するCPAP（Continuous Positive Airway Pressure）やNon invasive ventilationでは，そのリクルートメント効果によって，周術期における呼吸器合併症が減少し，再挿管リスクの高い患者の呼吸不全発生率は低下することが示されている[18)19)]。

Q 摂食嚥下機能に対する早期リハとして，どのようなアプローチを行う?

- 救命救急・集中治療の領域では，種々の要因の関与によって摂食嚥下障害を生じる[20]。気管挿管を行っている症例では，チューブによる口腔・咽頭・喉頭の炎症や潰瘍・肉芽・瘢痕形成，披裂軟骨脱臼，反回神経麻痺などを生じる危険がある。嚥下頻度の低下から廃用性筋萎縮による嚥下筋の筋力低下，口腔・咽頭・喉頭の浮腫による感覚障害から嚥下反射の減弱や反射による咽頭閉鎖の不全，せん妄や意識障害，鎮静薬の投与による認知機能の低下なども摂食嚥下障害の要因となる。
- 摂食嚥下機能の評価は，まず口腔内の観察から始める。口腔や咽頭に乾燥や炎症がある場合，嚥下は困難となる。唾液の貯留，舌苔の付着，動揺歯や齲歯の有無についても観察し，嚥下運動，舌運動，咀嚼の機能も同時に評価する。続いて発声してもらい，嗄声の有無，構音を評価し，挺舌や軟口蓋挙上，咽頭反射の有無など口腔内の運動機能を評価する。

- 口頭指示に応じることのできる患者には空嚥下を行ってもらい，その可否とともに喉頭挙上についての評価を行う。30秒間に空嚥下を何回できるか数える反復唾液嚥下テスト（RSST：repetitive saliva swallowing test）はスクリーニングとして有用であり，3回未満は異常となる。また，3mLの冷水を飲ませる改訂水飲みテスト（MWST：modified water swallow test）もスクリーニングとして普及している（表4）。これらのテストの際，頸部で呼吸音および嚥下音の聴診を行い，喉頭侵入の有無を評価する。
- 嚥下機能検査として，嚥下造影検査（VF：videofluoroscopic examination of swallowing）と嚥下内視鏡検査（VE：videoendoscopic examination of swallowing）がある。
- VFは造影剤入りの模擬食品を用いてX線透視下で嚥下運動を録画するもので，口腔・咽頭・喉頭・食道の動き，誤嚥の有無などを評価できる。情報量は多いが，検査室に移動する必要がある。
- VEは鼻咽頭ファイバーで喉頭をみながら水分や食物を嚥下するところを観察する検査である。嚥下の瞬間は咽頭腔が収縮するために視野が取れず，誤嚥するところを直接みることはできない。食物の残留や喉頭からの排出で誤嚥を評価する。ベッドサイドで施行できるため，救命救急・集中治療の現場で有用性が高い（図2）。
- 摂食嚥下機能に対する早期リハは，気管挿管中であっても開始可能である。口腔ケアはVAP発症を減少させるためにも重要となる。摂食嚥下訓練は，食形態調整，姿勢調整，機能訓練が基本である。機能訓練には食物を用いない間接訓練と実際に食物を用いて行う直接訓練があり，まずはリスクの少ない間接訓練から開始する。
- 間接訓練には頸部の可動域訓練，開口訓練，口唇・舌・頬の訓練や口腔・咽頭のアイ

表4 ▶ 改訂水飲みテスト

手順　①冷水3mLを口腔底に注ぎ嚥下を指示する
　　　②嚥下後，反復嚥下を2回行わせる
　　　③評価基準が4点以上なら最大2施行繰り返す
　　　④最低点を評価点とする

評価基準
1. 嚥下なし，むせるand/or呼吸切迫
2. 嚥下あり，呼吸切迫
3. 嚥下あり，呼吸良好，むせるand/or湿性嗄声
4. 嚥下あり，呼吸良好，むせなし
5. 4に加え，反復嚥下が30秒以内に2回可能

図2 ▶ 嚥下内視鏡検査（videoendoscopic examination of swallowing）

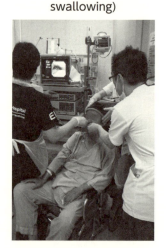

スマッサージなどがあり，意識レベルなど全身状態に合わせて進める。直接訓練を開始するにあたっては，全身状態が安定していること，嚥下反射がみられること，咳が可能であることなどを確認する。直接訓練では嚥下を意識化させ，横向き嚥下，交互嚥下，複数回嚥下などを行い，体幹角度や体位の調整，食形態の調整を行う。
- 経鼻胃管が嚥下機能に影響を与えるか否かについては，報告によって結果が異なる。急性期における栄養管理は，合併症発生率の低下や予後の改善効果に加えて，嚥下機能の回復の点からも重要である。そのため8～10Frのできるだけ細い経鼻胃管を適切な位置に留置し，摂食嚥下リハを積極的に行い，不要となればただちに抜去することが重要となる。

ちょっとDEEPなTIPS
早期リハビリテーションにおけるコツとワザ

Q 深部静脈血栓症を発生した場合，いつからリハを開始する？

- 深部静脈血栓症（DVT：deep venous thrombosis）は血流の停滞や血管内皮障害，血液凝固能の亢進などが原因となり，深部静脈に血栓を生じ，静脈のうっ滞をきたす。90％以上は下肢および骨盤内の静脈に発生し，下肢の腫脹や疼痛などを認めることもあるが，症状のないことも多い。
- DVTと肺塞栓症（PE：pulmonary embolism）は連続した1つの疾患群としてとらえられ，静脈血栓塞栓症（VTE：venous thromboembolism）として診断，治療，予防に関するガイドラインが作成されている[21)22)23)]。
- DVTに対しては，予防することが最も重要である。発生リスクを評価し，そのリスクに応じて，非薬物療法である理学療法（早期離床，下肢挙上，関節運動，弾性ストッキング，間欠的空気圧迫法），薬物療法として抗凝固療法が行われる。
- 急性期脳卒中患者に対する弾性ストッキングの使用はDVTやPEの発症を低下させず，むしろ皮膚損傷や潰瘍，壊死などが増加したことが報告されている[24)]。一方，自力歩行が困難となった急性期脳卒中患者に対する下肢への間欠的空気圧迫法は，30日後のDVT発生を有意に抑制し，生存率の改善も示唆される結果ではあったが，間欠的空気圧迫法による皮膚損傷の頻度は有意に高く，また機能的予後を改善させるものではないことが報告されている[25)26)]。
- D-dimerの測定，下肢静脈超音波検査や造影CTでDVTを診断した場合，急性期治療として抗凝固療法を開始する。歩行や下肢の運動によって血栓が血管壁から遊離し，

PEを生じる危険があるため，急性期はベッド上での安静臥床が望ましいとされているが，明確なエビデンスはない。
- 抗凝固療法が行われている急性期DVT患者における新たなPEの発生，DVTの悪化，DVT関連死について，安静臥床と早期離床を比較し検討したメタ解析では，すべてにおいて有意差がみられなかったこと，DVTに伴う患肢の疼痛の緩解に関しては，早期離床群で良好であったことが報告されている[27]。
- 安静臥床による下肢の血流停滞から深部静脈の血栓の増大や新たな血栓が発生するリスクを考慮すると，早期離床が望ましい。DVTを診断した場合は，まずは抗凝固療法を速やかに開始し，全身状態の安定が確保されていれば，D-dimerの測定，下肢静脈超音波検査や造影CTなど画像での定期的評価を行いつつ，早期離床を進める方針とする。この際，患者・家族に対して，DVTの病態やPEのリスクを含めた早期離床の問題点について十分な説明を行う必要がある。

Q ECMO施行時，どのように早期リハを実施する？

- ECMO（extracorporeal membrane oxygenation）は，救命救急・集中治療領域における重要な治療戦略の1つである。とくに従来の人工呼吸管理では対応困難な重症呼吸不全に対して適応されるrespiratory ECMOは報告例も増え，普及しつつある。
- 一方，ECMOによる管理を受けた患者の長期予後に関する報告では，身体機能の低下[28]，QOLの全般的な低下による就労復帰困難[29]が示されている。これにはECMO管理中の長期の不動化のみではなく，ICU-AWやICU-ADと同様に，原疾患とその合併症，集中治療中に使用した薬剤の影響などが複合的に関与すると考えられる。そのため，ECMO管理時もABCDEバンドルの実施，早期リハが重要となる。
- 近年，機器やカニューレの改善などの影響もあり，ECMO管理中のリハの成績について，報告がなされるようになった[30)31)32]。リハを実施する場合に問題となるのは，原疾患の運動への耐容性，リハ実施時の機器の安全性の確保，患者の疼痛や不安などである。これらの問題に対応するため，経験豊富な多職種で構成されるmobilization teamが必要となる[30)32]。また，スタッフ間で相互理解のもとに計画を立案し，手順を定め，実践することが重要となる[32]。
- 多職種でのカンファレンスでは，リハの施行についてDVTや出血合併症の有無，鎮静のレベルを確認し，人工呼吸器の設定内容，不整脈の有無や昇圧剤の投与量を含めた循環動態の指標から耐容性を評価し，開始の可否を判断する[33]。
- リハを実施する際はカニューレのねじれに注意し，ECMOの流量低下の有無を確認し

つつ進める必要がある．右内頸静脈に留置するダブルルーメンカニューレの場合，端座位からの離床の運動は「不都合なイベントの潜在的リスクと影響は高いが，早期離床による効果のほうが比重は大きいかもしれない」（表2）とされている[12]が，わが国ではダブルルーメンカニューレは未承認である．
- 国内のvenovenous ECMO管理は，シングルルーメンカニューレで脱血送血を行い，大腿静脈に穿刺を行うため，頭部挙上に伴って股関節が屈曲するとねじれを生じやすい．長座位までのベッド上での運動は「不都合なイベントが起こるリスクは少ない」が，端座位からの離床の運動は「不都合なイベントの潜在的リスクと影響は著明である」とされている[12]．しかし，経験の豊富な多職種からなるチームで協議し，その正当性を提示できる実績があれば，リハを実践することに問題はないと考える．
- リハの場面では，「ECMO管理を受ける患者は原疾患の影響によって，そもそも身体的な負荷への耐容性の乏しい」ということを留意して行わなければならない．呼吸や循環の状態に変化を生じた場合，患者から呼吸苦や胸痛などの訴えがあった場合は，リハを適宜中止することを考慮し，再びチームで協議を行うことが重要となる．

Q 救命救急・集中治療の領域において終末期を判断した場合はリハを終了するのか？

- 終末期医療に関しては，厚生労働省をはじめ，医師会や関連する学術団体からガイドラインが提示されている．また，2014年には日本救急医学会，日本集中治療医学会，日本循環器学会が合同で「救急・集中治療における終末期医療に関するガイドライン～3学会からの提言～」を公表している[34]．
- 救急・集中治療における終末期であると判断したとき，それまで行っていたリハについて，どのように対応するのという問題がある．早期リハが廃用予防や早期のADL拡大，状態改善を目的とした治療アプローチという位置づけのみであるならば，終了すべきであろう．しかし，リハは生命維持の延命措置として行っているものではないため，継続することで患者の尊厳を損ねることはない．
- 終末期にある患者を安楽な状態する有効なアプローチであるため，リハは患者の尊厳を守り，終末期医療の質を高めることが可能である．進行がん・末期がん患者における終末期のリハは，疼痛緩和など身体に対する作用や精神心理的側面への作用など，QOL改善の効果が示されている．しかし，救急・集中治療における終末期は期間が短く，いわゆるnarrative-based medicineの提供は困難になりがちという問題がある．
- 終末期におけるリハについては，提供するリハの内容だけでなく，リハをいつまで継

続するのか，という問題もある．とくに救命救急・集中治療領域では医療を提供する側のマンパワーや環境の問題もある．多職種チームで対応し，これらの問題の解決策を模索，検討することは医療の質を向上させるために重要であると考える．

■ 基礎知識再確認メモ

ADLの評価方法

- ADLとは「一人の人間が独立して生活するために行う，毎日繰り返される基本的な一連の身体動作」であり，その評価される範囲は従来，身辺動作（食事，整容，排泄，入浴，更衣）と移動動作とされてきた．近年，その概念は社会参加を含めたものにも拡大し，家事，買い物，交通機関の利用などの社会的な生活能力を含めた手段的ADL（IADL：instrumental ADL）も評価されるようになってきている．しかしながら急性期に評価を行う場合，IADLは実用的でないため，従来の基本的ADLが評価されることになる．
- 基本的ADLの評価方法にはBarthel Index（表5）が用いられることが多く，また基本的ADLにコミュニケーションと認知の評価を加えたFIM（表6）も広く用いられている．
- Barthel Indexは，食事，移乗，整容，トイレ動作，入浴，移動，階段昇降，更衣，排便および排尿コントロールの10項目について，それぞれの自立度に応じて0か

表5 Barthel Index

項目	点数			
	15点	10点	5点	0点
1. 食事		自立	部分介助	全介助
2. 車椅子とベッドの移乗 （ベッド上の起き上がりも含む）	自立	最小限の介助	部分介助	全介助
3. 整容 （洗顔，整髪，歯磨き，髭剃り，化粧）			自立	全介助
4. トイレ動作（トイレの出入，衣類の処理，清拭）		自立	部分介助	全介助
5. 入浴			自立	全介助
6. 移動（平地歩行，困難なときは車椅子駆動）	自立	部分介助	車椅子の駆動のみ自立	全介助
7. 階段昇降		自立	部分介助	全介助
8. 更衣		自立	部分介助	全介助
9. 排便コントロール		自立	部分介助	全介助
10. 排尿コントロール		自立	部分介助	全介助

表6 Functional independence measure (FIM)

運動項目		
セルフケア	1.	食事
	2.	整容
	3.	清拭
	4.	更衣(上半身)
	5.	更衣(下半身)
	6.	トイレ動作
排泄コントロール	7.	排尿コントロール
	8.	排便コントロール
移乗	9.	ベッド・椅子・車椅子
	10.	トイレ
	11.	浴槽・シャワー
移動	12.	歩行・車椅子
	13.	階段
認知項目		
コミュニケーション	14.	理解
	15.	表出
社会的認知	16.	社会的交流
	17.	問題解決
	18.	記憶

採点基準	
介助者なし	
7点	完全自立
6点	修正自立(時間必要,補助具使用)
介助者あり	
5点	監視(監視,指示,準備)
4点	最少介助(75%以上は自立)
3点	中等度介助(50%以上,75%未満は自立)
2点	最大介助(25%以上,50%未満は自立)
1点	全介助(25%未満のみ自立)

ら15点の配点で評価する。移乗と移動の配点が高く,すべて全介助であれば0点,すべて自立していれば100点となる。なお,自助具や装具,杖などを使用しても,自分ひとりで可能であれば自立となるが,助言や見守りが必要となれば部分介助になる。

▶ FIMは,運動項目と認知項目について評価する。運動項目のセルフケアを6項目,排泄コントロールを2項目,移乗を3項目,移動を2項目に分け,認知項目のコミュニケーションを2項目,社会的認知を3項目に分けて,計18項目についてそれぞれ1から7点の7段階の配点で評価する。すべてが25%未満の自立である全介助であれば18点であり,すべてが完全自立であれば126点となる。

▶ 救命救急・集中治療の領域では,対象となる疾病や外傷が多岐にわたるため,治療の効果,とくに長期的な効果について,広く客観的に評価するのは困難である。ADLの評価は,すべての患者に対して個々に治療の有効性を評価することが可能であり,Barthel IndexやFIMなどの評価法は有用となる。急性期に行ったリハの効果を回復期や生活期におけるADLから評価することは重要であり,少なくとも基本的な評価法は理解する必要がある。

■ いまさら聞けない解説

フレイル

- ▶ 医学の発展に伴って，わが国は人口の高齢化が進み，超高齢社会となった。しかしながら，健康寿命は平均寿命より男性で約9年，女性で約13年短いという現状がある。
- ▶ "frailty"は，高齢者における脆弱性の亢進した状態を示す用語として提案され，その後に要介護状態の前段階に位置づけられた。フレイル（frailty）とは，加齢に伴う臓器機能の変化や生理的予備能の低下によって，外的なストレスに対する脆弱性が増加し，障害，施設入所，死亡など負の転帰に陥りやすい状態ととらえられている。フレイルな高齢者は，軽度の感染症や外傷，手術などの外的ストレスにさらされると要介護状態となるリスクが高い。高齢者の生命・機能予後を推定し，包括的な高齢者医療を行ううえでフレイルは重要な概念である。
- ▶ フレイルについては，基礎疾患や加齢に伴う筋肉量減少（サルコペニア），低栄養などの影響によって筋力低下や身体活動量減少を生じ，身体機能や運動耐容能が低下する悪循環（フレイルサイクル）を形成することが示されている[35]。
- ▶ Friedらは体重減少，易疲労感，身体活動性の低下，歩行速度の低下，筋力低下の5項目を評価し，3項目以上が該当した場合をフレイルと定義して，フレイルが転倒や転落，罹病，ADL障害，入院，死亡の独立した予測因子になることを示している。また1～2項目が該当した場合をプレフレイルと定義して，フレイルとなるリスクが高いのと同様に，これら転帰について中等度のリスクがあることを示している[35]。
- ▶ 救命救急・集中治療領域では，治療の対象となる原疾患そのものの影響や全身性炎症性反応症候群の存在などによって，骨格筋量の減少や筋力低下，身体機能低下を生じやすく，また栄養障害を合併しやすいなど，悪循環に陥るリスクが高い。早期リハは，身体機能やADLの維持さらに向上を目的とした重要なアプローチの1つであるが，入院以前よりフレイルを呈している高齢者では，とくに重要となる。人口の高齢化が進む現状で救命救急・集中治療に携わる医療者は，フレイルに関する理解も深める必要がある。

文献

1) Kinoshita S, et al: J Stroke Cerebrovasc Dis, 24(5): 1019-1024, 2015.
2) Schweickert WD, et al: Lancet, 373(9678): 1874-1882, 2009.
3) Oeyen SG, et al: Crit Care Med, 38(12): 2386-2400, 2010.
4) Moon MC, et al: J Card Surg, 16(4): 319-326, 2001.
5) Malkoç M, et al: Int J Rehabil Res, 32(1): 82-88, 2009.
6) de Jonghe B, et al: Crit Care Med, 37(Suppl): S309-315, 2009.
7) Barr J, et al: Crit Care Med, 41(1): 263-306, 2013.
8) 日本集中治療医学会J-PADガイドライン作成委員会：日本版・集中治療室における成人重症患者に対する痛み・不穏・せん妄管理のための臨床ガイドライン．日集中医誌，21(5): 539-579, 2014.
9) Vasilevskis EE, et al: Chest, 138(5): 1224-1233, 2010.
10) Girard TD, et al: Lancet, 371(9607): 126-134, 2008.
11) Balas MC, et al: Crit Care Med, 42(5): 1024-1036, 2014.
12) Hodgson CL et al: Crit Care, 18(6): 658, 2014.
13) Pohlman MC et al: Crit Care Med, 38(11): 2089-2094, 2010.
14) Stiller K: Chest, 118(6): 1801-1813, 2000.
15) Sud S et al: Intensive Care Med, 36(4): 585-599, 2010.
16) Guérin C et al: N Engl J Med, 368(23): 2159-2168, 2013.
17) Ntoumenopoulus G et al: Intensive Care Med, 28(7): 850-856, 2002.
18) 安藤守秀，他：急性期呼吸リハビリテーションの無気肺の予防・介助に対する効果．日呼ケアリハ学誌，20(3): 249-254, 2010.
19) Ferreyra GP et al: Ann Surg, 247(4): 617-626, 2008.
20) Ferrer M et al: Am J Respir Crit Care Med, 173(2): 164-170, 2006.
21) Macht M et al: Crit Care Med, 41(10): 2396-2405, 2013.
22) 循環器病の診断と治療に関するガイドライン（2008年度合同研究報告）：肺血栓塞栓症および深部静脈血栓症の診断，治療，予防に関するガイドライン（2009年改訂版）．www.j-circ.or.jp/guideline/pdf/JCS2009_andoh_h.pdf
23) Gould MK et al: Chest, 141(2 Suppl): e227S-277S, 2012.
24) Torbicki A et al: Eur Heart J, 29(18): 2276-2315, 2008.
25) The CLOTS Trials Collaboration, Dennis M et al: Lancet, 373(9679): 1958-1965, 2009.
26) CLOTS (Clots in Legs Or sTockings after Stroke) Trials Collaboration, Dennis M et al: Lancet 382(9891): 516-524, 2013.
27) CLOTS (Clots in Legs Or sTockings after Stroke) Trials Collaboration: Lancet Neurol, 13(12): 1186-1192, 2014.
28) Schmidt M et al: Intensive Care Med, 39(10): 1704-1713, 2013.
29) Hodgson CL et al: Crit Care, 16(5): R202, 2012.
30) Turner DA et al: Crit Care Med, 39(12): 2593-2598, 2011.
31) Rehder KJ et al: Respir Care, 58(8): 1291-1298, 2013.
32) Abrams D et al: Crit Care, 18(1): R38, 2014.
33) Lee H et al: J Crit Care, 30(4): 673-637, 2015.
34) 日本集中治療医学会，他：救急・集中治療における終末期医療に関するガイドライン〜3学会からの提言〜．http://www.jsicm.org/pdf/1guidelines1410.pdf
35) Fried LP et al: J Gerontol A Biol Sci Med Sci, 56(3): M146-156, 2001.

23 ドクターヘリの運用

小林 誠人

ココだけは外せない！ 最重要事項

1 ヘリコプターを用いた救急医療体制は世界中で行われている。わが国では，救急医療に精通した医師がヘリコプターに乗り込み救急現場に出向く意味から，「ドクターヘリ」と命名された。

2 ドクターヘリの目的は，救急医を速やかに現場に運び，早期医療介入からの救命率向上，後遺症軽減である。

3 ドクターヘリは医療用に常時艤装され，要請から数分以内に出動する迅速性が求められる。時間を常に意識しなければならない医療システムといっても過言ではない。

4 ドクターヘリの運用は消防機関との連携が必須であり，迅速な要請，弾力的な運用方法，安全な運航など，一定の基準に基づき各基地病院，地域で創意工夫されている。

5 ドクターヘリを有効活用するためのシステム構築，ドクターヘリに乗り込む医療スタッフの質，そして基地病院の診療体制など，これらが整備，維持されたうえでドクターヘリの有効性が発揮される。

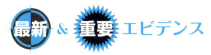 最新 & 重要 エビデンス

- 2001年に始まったドクターヘリ事業は，2017年1月1日現在，39道府県48機のドクターヘリが配置されている（図1）[1]。本事業は2007年に成立した「救急医療用ヘリコプターを用いた救急医療の確保に関する特別措置法」に基づき，全国配置が進められている。しかし，いまだ未配置県もあり日本の全国土をカバーするには至っていない。

- 日本航空医療学会から報告されるドクターヘリの出動件数は，機体数の増加とともに年々増加し，2015年度には47機で24,117件であった。1機あたりの平均出動件数は513件，最多は1,761件，最小は135件と地域差がみられる。

- 日本航空医療学会から報告された2015年度のドクターヘリの時間経過は，救急覚知からドクターヘリ要請：13分，要請から離陸：4分，離陸からランデブーポイントに着陸：13分，ランデブーポイントに着陸から再離陸（現場滞在時間）：21分，再離陸から搬送先病院着陸：9分であった（図2）。救急覚知から医療介入まで30分，救急覚知から病院搬入まで60分の時間経過になる。

- 客観的指標に基づくドクターヘリの有効性は示されておらず，2016年度からドクターヘリレジストリー（日本航空医療学会）による評価が行われようとしている。

図1 ▶ ドクターヘリの配置

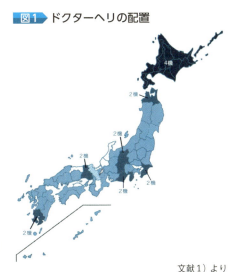

文献1）より

図2 ▶ ドクターヘリに関する時間経過①：全国平均

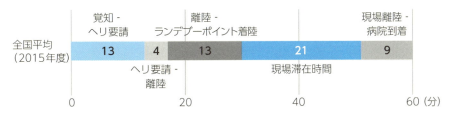

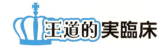

Q ドクターヘリの目的は？

- わが国における病院前救急医療は，消防機関に委ねられている。しかし，救急隊員の行える医療行為は救急救命士においても限られており，緊急度・重症度の高い事案に対して必ずしも適切な体制とはいいがたい。そのため，救急現場に医師を派遣し，病院前から診療を開始する「病院前救急診療」システムを構築することが，緊急度・重症度の高い患者の救命率および予後の改善をはかるためには必要となる。ドクターヘリは「病院前救急診療」における医師デリバリーシステムを担う1つの手段であり，早期医療介入からの救命率向上，後遺症軽減を目的としている。
- また根治治療開始までの時間を陸路搬送より短縮するため，高次機関への転医を担う場合もある。

Q ドクターヘリの要請はどのように行われる？

- ドクターヘリは消防機関，消防機関を介した医療機関，警察などの公的機関からの要請で出動する。
- 日本航空医療学会が制定するドクターヘリ出動要請基準を以下に示す。

> 救急現場において，傷病者の状態・現場状況が以下のいずれかに該当すると判断されたもの。
> a. 生命の危機が切迫しているか，その可能性が疑われる傷病者であって，ドクターヘリにより治療開始時間の短縮が期待できるもの。
> b. 重症傷病者または特殊救急疾患（切断指肢，環境障害など）であって，ドクターヘリにより搬送時間の短縮が期待できるもの。
> c. 救急・災害現場（多数傷病者発生事故を含む）において，医師による診断・治療，メディカルコントロールなどを必要とする場合。

- 本要請基準はドクターヘリの目的を網羅しているが，具体的にドクターヘリを要請すべき事案か否かを救急覚知内容から判断することは難しい。その結果，わが国のドクターヘリ要請は救急隊が現場到着し，傷病者の観察結果から要請に至る「現着後要請」が多くを占めている。

Q ドクターヘリによる活動はどのように行われている?

- 図3に活動フローを示す。

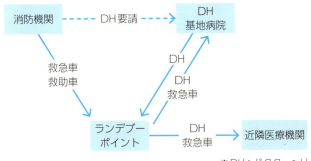

図3 ドクターヘリの活動

※DH:ドクターヘリ

① 救急要請が消防指令センターに入る。
② 指令センターは救急現場に救急車を向かわせる。
③ 指令センターはドクターヘリ適応であれば,ドクターヘリ基地病院の運航管理室にドクターヘリ要請を行う。
④ 指令センターと運航管理室は,救急現場に近く予め設定されたランデブーポイントを選定する。ドクターヘリは選定されたランデブーポイントに向けて離陸する。
⑤ 救急車は救急現場からランデブーポイントへ患者を搬送する。
⑥ 消防の支援のもと,ドクターヘリはランデブーポイントに着陸する。
⑦ ランデブーポイントに到着した救急車内でドクターヘリ医療スタッフによる初期診療が行われ,病態などを考慮した病院選定が行われる。なお,一般的に診療行為は救急車内で行われる。
⑧ 搬送先病院に応じた搬送手段(ドクターヘリ,救急車など)を決定する。
⑨ ドクターヘリ機内あるいは救急車内で継続的な治療を行いながら病院搬送を行う。
- 消防機関の要請,支援があってドクターヘリの活動が可能となる。
- 救急車内ですべての必要な診療行為と病院選定・交渉が行われる。現場滞在時間はこれらの因子に規定されている。

Q ドクターヘリの機内には何が配置されている?

- ドクターヘリは救急専用に艤装されており,基地病院ごとに機種の違いはあるが,以

図4 ドクターヘリの機内

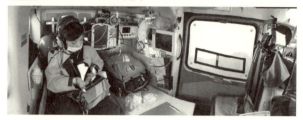

下のような医療器機が搭載されている（図4）。
①患者監視モニタ（12誘導心電図，除細動，経皮ペーシング）
②非侵襲的動的モニタ
③酸素飽和度モニタ
④酸素設備＆人工呼吸器
⑤資機材バッグ（気道管理，各種処置，薬剤，輸液など）
⑥外傷バッグ（開胸セット，携帯型超音波装置など）
⑦バックボード
⑧自動胸部圧迫システム
● 麻薬，鎮静薬，筋弛緩薬などの管理薬品は，医療スタッフが常時携帯し管理している。

Q 必ず基地病院に搬送する？

● 2015年度のドクターヘリ事業における基地病院への搬送率は52.7％であった（日本航空医療学会）。患者の病態，医療圏，生活圏，地域事情などを考慮した搬送先病院選定が行われる。

ちょっとDEEPなTIPS
ドクターヘリを有効活用するための方策とその効果

Q 早期医療介入はどうすれば実現する？

● より早期に医療が介入することで，患者予後を改善することは論をまたない。図5に示すように，当センターのドクターヘリでは119番覚知からドクターヘリ要請までの時間が6分と，図2に示した全国平均（13分）の半分以下になっている。これは119

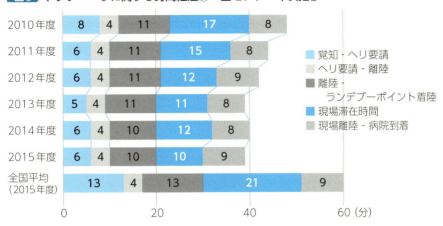

図5 ドクターヘリに関する時間経過②：当センター年次推移

番覚知とドクターヘリ要請が同時に行われる率（覚知同時要請率）の平均が85％と「キーワード方式」の効果でもあり，緊急度が高く切迫した事案ではとくに効果的である。

Q 「キーワード方式」とはどんなシステム？

- 前述の日本航空医療学会が制定するドクターヘリ出動要請基準をふまえ，当センターのドクターヘリ要請基準は，より迅速かつ簡便にドクターヘリの必要性が判断できるよう「キーワード方式」を導入している。これは一般市民からの119番内容に重症例を示唆する「キーワード」（表1）を定め，そのキーワードに合致すれば消防司令課員の裁量のみでドクターヘリを要請できるシステムである。1分1秒を争う救急医療において，いかに早く救急医が現場に向かえるかを考えた結果，このシステムを採用した。救急隊現着時，ドクターヘリが不要な状況（軽症など）であればキャンセル可能としている。また，救急隊現着後の要請基準も定め，積極的なドクターヘリ運用を行っている（表2）。
- キーワード方式によるドクターヘリの要請を消防に周知徹底することで，救命救急センターから50km離れた地域であっても，119番通報から20〜25分以内に初期診療を開始することが可能になった。

表1 ドクターヘリ要請基準①：キーワード方式

※原則は119番内容による下記のキーワード方式（同時要請）とする．

❶外傷	・自動車事故	・閉じ込められている ・横転している ・車外放出された ・車体が大きく変形している ・歩行者，自転車が自動車にはねとばされた
	・オートバイ事故	・法定速度以上（かなりのスピード）で衝突した ・運転者がオートバイから放りだされた
	・転落・墜落	・3階以上の高さから落ちた ・山間部での滑落
	・窒息事故	・溺れている ・窒息している ・生き埋めになっている
	・各種事故	・列車，バス，航空機，船舶，爆発，落雷
	・傷害事件	・撃たれた ・刺された ・殴られて意識が悪い
❷呼吸循環不全	・40歳以上の胸痛または背部痛（胸背部に関する痛みすべて）	
	・呼吸困難	・息が苦しい ・息ができない
❸心呼吸停止	・人が倒れている ・人が突然倒れた ・呼びかけても反応がない ・意識がない ・呼吸をしていない	・呼吸が変だ ・脈が触れない ・様子がおかしい ・痙攣している ・手足が急に動かなくなった

Q 弾力的かつ効果的な医療を提供するためには？

- 図5に示すように，現場滞在時間は経年的に短縮しており，救急覚知から病院搬入までの総時間が40分を切るに至った．
- ドクターヘリは比較的小型の機体を使用しており，搭乗定員は6～7名となっている．搭乗人員の内訳は運航スタッフとして操縦士1名，整備士1名，医療スタッフとして医師1名，看護師1名，そして患者と患者家族が通常である．しかし，当ドクターヘリは患者家族を原則搭乗させず，代わりに医師をもう1名搭乗させる「2 flight doctor制」を考案し運用している．
- 日常的に2名の医師が現場出動する有用性は，

表2 ▶ ドクターヘリ要請基準②：救急隊現着時

※救急隊現着時，ドクターヘリ要請を考慮すべき基準

❶外傷	①全身観察の異常 ②初期評価の異常 ③広範囲(全身の1/3以上)熱傷および気道熱傷 ④意識障害を伴う電撃症
❷呼吸循環不全	・病院搬送までに気道，呼吸(低酸素)，循環が保たれず，心停止の危険がある ・気管挿管，輸液，薬剤投与が必要と判断する場合 　例：喘息重責発作，急性心不全，急性心筋梗塞，消化管出血(吐下血)など ・アナフィラキシーショック
❸心呼吸停止	・救急隊現着後にCPAに陥った場合(救急隊による目撃ありCPA) ・救急隊現着時CPAで現場で心拍再開した場合 ※救急隊現着時CPA(目撃あり，なしにかかわらず)は現着後要請は行わない 　VF，PEAはこの限りではない
❹その他	・緊急手術を要する可能性のある疾患(急性腹症，頭蓋内疾患など) ・突然発症の四肢麻痺(血栓溶解療法の適応)

①2名の医師による現場医療の質の担保やon the job trainingが可能なこと
②重症事案であっても，院内同様の同時進行の初期診療が可能なこと
③重複事案では各事案に順次ドクターヘリで医師をデリバリーすることで，事案ごとに1名ずつの医師で弾力的に対応可能なこと

などがあげられる。

● ドクターヘリ機内は狭隘であるため，前述のように救急車内ですべての処置を終えた後に機内へ収容することが常識となっていた。しかし，2 flight doctorであれば，頭側に1名の医師，体幹部側にもう1名の医師を配置することで，飛行中の機内であっても開胸手術を含めた通常の医療行為(気道確保，人工呼吸管理，静脈路および骨髄路確保，胸腔ドレナージ，超音波検査，心電図検査など)がほぼ可能となる。機内での気管挿管の実際を図6に示す。

● 2 flight doctor制の成熟が現場滞在時間短縮に寄与し，結果として根治的治療開始までの時間も短縮していることが考察された。

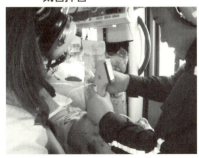

図6 ▶ ドクターヘリ機内における気管挿管

Q 基地病院および受入医療機関の診療・受入体制はどうあるべき？

- ドクターヘリを運用している基地病院およびドクターヘリ受入医療機関の受入体制，診療体制も重要である．当センターはドクターヘリの基地病院搬入率82％，通常の救急搬入応需率100％（年間約6,000件），日常的に軽症から致死的重症症例の診療を行っている．
- 複数名の救急・外傷外科医の常駐，緊急手術・緊急輸血体制の構築，集中治療体制の整備，そして看護部門，放射線部門，検査部門などを含めたチーム医療体制の構築，整備がなされている．
- 外傷事案を例にあげれば，ドクターヘリ医療スタッフから当センターへ病院前指示（ヘリポートからのtrauma pan-scan CTの指示，緊急手術の準備，緊急輸血の必要性など）が行われ，根治的治療開始，止血・蘇生手術までの時間が短縮されている．
- 重複要請，連続出動時には速やかな患者引き継ぎが必須となる．ドクターヘリのエンジンカットを行わず，ヘリポート内でドクターヘリ用から院内用のストレッチャーに患者を移し，ドクターヘリ医療スタッフから院内スタッフへの申し送りが行われる．この方法は「Hot-Loading」と呼ばれ，安全のためスタッフ全員に教育，シミュレーションを徹底する必要がある．当センターの「Hot-Loading」はドクターヘリ着陸，患者引き継ぎ，離陸まで2分以内に行っている．
- 救急診療システムの一環にドクターヘリが組み込まれているという意識を基地病院および受入医療機関がもち，活用していくことが重要な要件である．

Q 徹底したドクターヘリの活用は有効性を発揮する？

- 当ドクターヘリ事業（4年分）におけるドクターヘリ搬送群と救急車搬送群の後方視的検討結果を示す．
- 表3にウツタイン様式に基づく心肺停止症例（外因性を除く）の予後を示す．ドクターヘリは有意に予後を改善した．社会復帰（CPC 1 or 2）を目的変数とすると，ドクターヘリはオッズ比3.61（95％ CI 1.06-12.3）と社会復帰の要因であることが示唆された．
- 表4に外傷症例の予後を示す．TRISS Ps (trauma injury severity score, probability of survival) 50％以上の症例では死亡例（修正予測外死亡）はなく，搬送手段による救命率に差は認めなかった．TRISS Ps 50％未満の重症外傷症例が救命される予測外生存（UES：unexpected survivor）率は，ドクターヘリは有意に予後を改善した．生存を

表3 心肺停止症例におけるドクターヘリの有効性

	救急車	DH	P value
症例数	385例	189例	
心拍再開率	14.30%	34.40%	$P<0.05$
生存退院率	2.30%	6.40%	$P<0.05$
社会復帰率	1.30%	5.30%	$P<0.05$

表4 重症外傷症例におけるドクターヘリの有効性

	救急車12例	DH55例	P value
生存	2例	30例	
救命率	17%	55%	$P<0.05$

※現場到着時，心肺停止症例は除く

目的変数とすると，ドクターヘリはオッズ比6（95% CI 1.20-30.00）と生存の要因であることが示唆された。

- 当ドクターヘリ事業が有効性を証明できたのは，徹底的に時間にこだわったことが1つの要因かもしれない。またドクターヘリだけでは患者の予後は改善しない。ドクターヘリを有効活用するためのシステム構築，ドクターヘリに乗り込む医療スタッフの質，そして基地病院の診療体制など，これらが整備，維持されたうえでの病院前救急診療であり，その結果が患者の予後を改善するということを忘れてはならない。

■基礎知識再確認メモ

ドクターヘリの基本
- ドクターヘリは救急専用のヘリコプターで，国と自治体からの補助金で運営されている。
- 補助金は基地病院に配布され，基地病院と民間ヘリ会社が委託契約を結びドクターヘリは運用される。
- ドクターヘリは有視界飛行を原則としており，夜間，悪天候時などは飛行しない。
- 医療機器，医薬品を搭載し，基地病院（救命救急センター）の敷地内に待機，出動要請があればただちに医療スタッフが搭乗し出動する。
- 現場での治療を提供しつつ，病状・病態に応じた医療施設へ患者を搬送するシステムである。
- ドクターヘリが安全に着陸可能な，十分な広さを持った臨時着陸場を「ランデブーポイント」と称している。

■いまさら聞けない解説

ドクターヘリ航空事故

▶ 2001年から無事故で運航されていたドクターヘリ事業であるが，2016年8月に神奈川県でわが国初のドクターヘリ航空事故が発生した．着陸失敗による事故であるが，幸いにも人的被害は発生せず，搬送予定の患者予後にも影響はなかったと報告された．航空機を用いた医療システムであるドクターヘリ事業に安全運航は必須であり，医療スタッフを含め，関係者一同が再発防止とより一層の安全運航が周知徹底された．

文献 >>> 1) 救急ヘリ病院ネットワーク（HEM-Net）．
http://www.hemnet.jp

24 救命救急・集中治療における終末期

三宅 康史

ココだけは外せない！
最重要事項

1 わが国では世界に先駆けて高齢化が進行し，団塊の世代のすべてが65歳以上となったいま，フレイル，認知症，単身世帯，いわゆる下流老人などの増加とともに多死社会に突入した。

2 その一部は，在宅，施設での看取りによる終末期を迎えるが，生活歴の把握されていない単身者，終末期の理解の進んでいない環境，屋外発症では，急変症例として三次医療機関への救急車搬送が選択される可能性が高い。その絶対数は確実にそして大幅に増加する。病院前，救急外来での情報収集が十分できないなかでの，救命蘇生治療の開始，その後の集中治療への移行・継続そのものが，そのつど主治医，医療機関にとって患者の人生を左右する重大な判断を迫られることになる。

3 そのため，チーム医療を通じて多職種でかかわり，本人の意向を第一に，それが明確でない場合も家族・関係者とともに，状況に応じつつ尊厳をもって死を迎えられるよう皆の納得のいく治療選択が必要となる。そこに救命救急医・集中治療医にしかできない終末期を提供することが可能となる。

4 また，地域包括ケアの充実とともに，病院前，ER，集中治療室，その後の転院先など各段階で，後顧の憂いのない終末期判断ができるための学会主導の標準的なガイドラインの策定やモデルケースの提示も必要である。ただ，個々の症例に当てはめた場合，終末期に標準的な正答はなく，多くの関係者がともに考えたうえで，正しいと"信じる"判断をくだすことの繰り返しによって，毎日，数多くの死に向き合う救急・集中治療スタッフの満足度，その心のケアにも結びつく。

5 　今後も高齢者に対する医療費は大幅な増大が見込まれ，その抑制策が次々に打ち出されることが予想される．真に必要な経費，無駄な経費，一見無駄ではあるが人生最期の尊厳を守るために必要な経費を見極めながら，この問題にていねいに対処していく必要がある．

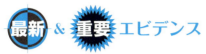

- 2015年9月15日現在，65歳以上3,384万人で総人口の26.8％，80歳以上も1,002万人で同7.9％である．65～69歳の男性の50.5％，女性の30.5％が就労している（総務省人口推計）．
- 医療費は2013年度に初の40兆円超．国民1人当たり31万4,700円で7年連続増加．うち65歳未満は前年度より1％減の16兆9,500億円（1人あたり17万7,700円），65歳以上は4.6％増の23兆1,100億円（同72万4,500円）となった（厚生労働省2015年10月7日付）．
- 2013年度の政府支出は高齢者の介護や年金に54兆6,237億円に対し，保育所整備や児童手当，育児休業給付など子育て向けには6兆568億円と9倍の開きがあり，欧米と比べ圧倒的に高齢者偏重である（国立社会保障・人口問題研究所）．
- 2013年126万人であった死亡者数は今後増え続け，2040年には166万人でピークを迎え，その80％以上が75歳以上の高齢者が占める．単身高齢者世帯，認知症症例も同様に増加し続け，医療機関での死亡割合（2005年で80％）は両者の影響で確実に増加することが予想される（厚生労働白書2007）．自宅で死を迎えられる人は20％に満たない現状（厚生労働省大臣官房統計情報部「人口動態統計」）で，施設や事業所利用中の高齢者本人と家族が「自宅を終の棲家としたい」と答える割合も30％にとどまっている（東京都社会福祉協議会：退院後，行き場を見つけづらい高齢者 社会資源実態白書 概要版 2013年4月）．
- 自身の終末期の治療方針の決定については，本人希望，家族の意向，主治医の意見を総合的に考える傾向が強まっているが，厚労省の終末期に関する意識調査（厚生労働省：人生の最終段階における医療に関する意識調査報告書：2014年3月）では，国民の間でも経年的に徐々に自然なかたちでの死が受け入れられつつある．

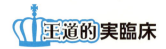

Q 救急・集中治療領域における終末期のあり方について，これまでどのような議論がなされてきた？

- 2014年に日本救急医学会，日本循環器学会，日本集中治療医学会合同の救急・集中治療における終末期に関する提言がなされ，その統一がはかられている。

- 突然重篤な病態に陥り，現代医療の粋を集めた先進医療を施したにもかかわらず回復不可能と判断された場合に，その後の治療をどのようにすべきかについて現場の要求に応えるように，日本集中治療医学会からは2006年に理事長名で「集中治療における重症患者の末期医療のあり方についての勧告」[1]が，翌2007年には日本救急医学会の救急医療における終末期のあり方に関する特別委員会から「救急医療における終末期医療に関する提言（ガイドライン）」[2]が示された。

- 日本集中治療医学会の勧告は，まず，急性期重症患者の末期状況を「集中治療室等で治療されている急性重症患者の終末期を意味するものであり，"不治かつ末期"の状態である」と定義したうえで，末期における治療の選択肢を示すとともに，患者自身の意思が最も尊重されること，実施にあたり家族の同意，治療の医学的な妥当性と透明性を求めている。そして，今後の検討課題についても言及している。

- 一方，日本救急医学会の救急医療における終末期のあり方に関する特別委員会の出した提言（ガイドライン）では，終末期の定義とともに，考えられる状況に応じて具体的な終末期の判断の手続き，治療の中止手順などを提示している。さらに，経過中の診療録の記載に関して，とくに詳細に助言がなされているのが特徴である。

- 2014年には日本救急医学会，日本循環器学会，日本集中治療医学会合同の救急・集中治療における終末期に関する提言がなされ，その統一がはかられた[3]。

- 今後も継続的に学会レベルで，高齢者，本人の意思確認ができない症例，意識がある程度あっても中期的に合併症の再発／再燃が避けられない症例，身寄りがなく重度の障害が生じた症例など，状況に応じた対応法を明確に提示しつづけながら，国民全体のコンセンサスを得ていく努力を怠らず相互理解を深めていく必要がある。

- 現実問題として，救命救急医療を必要とする急性期において，軽症例は別として救急医療機関の救急外来においても，十分な情報なしに中・長期的な治療方針や予後を推定するのは決して容易ではなく，系統的な検査や一定期間の経過観察によってようやく明らかにできる。もともとの生活まで治癒せしめられるかどうかを正確に予測する

には当然ながら時間と手間が必要であり，その過程を怠っては，救急・集中治療領域における終末期の考えは国民のコンセンサスを得られることはできないであろう。一方で，自らの最後をどのようにしてほしいかを家族に伝えていない高齢者は多く，ましてや働き盛りや若者では（読者の方々も同じであろうが）ほぼそのような機会は皆無といえる。いったん回復不能な病態に陥った場合には，意識障害のため本人の意思の確認がとれず，周囲の関係者も本人が元気であるがゆえに十分話し合う機会をもてずじまいになってしまっているケースが大多数である。そのため，関係者らの記憶と記録の断片をていねいにたどりつつ，治療にあたる医療者を含めた関係者全員で「今後」についてしっかり話し合う時間が必要となってくる。

Q 救急・集中治療領域における終末期の考え方にはどのようなものがある？

- 適切な治療によっても治癒が不可能で，延命のみしかない場合，本人・家族の同意と，医療者側が妥当と判断すれば，これ以降の積極的治療を患者の苦痛を排除したうえで中止または撤退することは許容される。
- すでに，日本救急医学会，日本集中治療医学会，日本循環器学会の3学会合同で，終末期の定義に関しては，以下のような基本的姿勢が示されている。
  ①適切な治療にもかかわらず，重要臓器の不可逆的障害が進行していること
  ②これ以降の救命治療は，延命の意味しかないこと
  ③正確な情報提供のうえで，患者本人・家族全員が同意していること
  ④医療側の医学的・倫理的意見も一致していること
  ⑤患者の苦痛に対し十分配慮されていること
- ①では，それが本当に適切といえる水準の医療であったか，②では実際に代わる治療法がないのか，③では情報が正しく伝わりかつ十分に理解されているか，家族は本当に全員そろっているのか，など当事者だけでは解決できない問題が残っており，①～③を遂行するにあたっては，④も含めて医療者側には第三者の参加による厳格な医学的，法的，倫理的な意見の一致と説明責任が存在する。⑤は，治療を受ける患者の権利であり，医療者は当然の責務としてこれを遂行しなければならない。
- がんなどの終末期との根本的な違いは，元気だった人が突然に陥った致命的状況に，家族がいまだ十分心の準備ができないことと，家族と搬送された医療機関の受け持ちスタッフが信頼関係を構築するにはあまりに時間が短いこと，である。また，高齢者の場合，それが本人・家族皆が求めた「安らかな死」であっても，最終段階でその事

実と責任を家族全員で受け入れる心の準備が浸透していないこともある．また，数年前，死亡を隠して死亡した本人の年金を家族が不正受給しながらそれを生活資金にあてていた事件が多数明らかになったニュースを覚えている読者も多いと思うが，そのために何があっても生きてもらわなければいけない家族の事情というものもありえることは知っておく必要がある．本人もそれを希望している可能性すらある．

- 救命救急や集中治療における終末期の治療方針として，
  ① withholding（それ以上の治療を控える，たとえば状態が悪化しても人工呼吸の設定を変更しない）
  ② withdrawal（生命維持治療からの撤退，すなわち人工呼吸器の取りはずしや挿管チューブの抜去，昇圧剤の終了，人工透析の中止など）

の2つの方法がある．①が選択されることが多いが，時間がかかり，結果として本人や家族の希望した理想的なかたちでの終末期にならない場合もある．②では早々に死亡する可能性が高く，たとえ家族との十分な信頼関係が構築されていたとしても，医療者側の精神的負担が大きい．

ちょっとDEEPなTIPS
救急・集中治療診療における終末期の現状と問題

Q 終末期のあり方に関して，実際にどのような問題が起こっている？

- 国民全体のコンセンサスはひろがりつつあるが，大きなハンディキャップを残して救命できた例，家族のいない例，どこまでも救命を求める例などの問題が生じている．
- 1人で暮らせない高齢者が都心に回帰している．コンビニでは安価で新鮮な1人用の食材が24時間販売されており，車はなくとも公共交通機関も整備されているうえに運賃は優遇を受けられるため，生活にはすこぶる便利である．リタイヤして悠々自適の田舎暮らし，東南アジアへの移住の果てに，伴侶の死，体力の衰え，生活への不便さ，貧困など身に染みるようになり，そして，いったん病気やけがをした場合の不安も募ってくる．歩ける程度なら，今後は連携の強化とともに診療報酬も優遇を受けることになる"かかりつけ医"へ通院ということになるが，歩けない，意識がない，何か重症そうだ，となればかかりつけ医に電話しても「すぐ119番してください」と言われるばかりか，夜間には電話が通じずに，結果的に救急車を呼ぶこととなる．1人暮らし

で体調不良や意識障害をきたせば，自分で電話もできず，誰にも気づかれないままに，数日後に，離れて暮らす家族が「電話に出ない」と心配し，警察や大家と一緒に踏み込んで発見され，救命救急センターへ搬送という事態に陥る．その時点で，未治療の原疾患（熱中症や脳卒中，痙攣発作ほか）に加え，脱水，急性腎障害，褥瘡，横紋筋融解症，呼吸器感染症などを合併し，複雑かつ重篤な状態まで進んでいることが多い．老人施設においても，119番に関してはさまざまな意見がみられ，東京消防庁が行った職員に対するアンケート調査（第18回事後検証会議資料：平成28年9月）では，「静かに看取る」はずの老人ホームで，急変や見回り時の心肺停止が発生したら，たとえ入所時に「延命希望せず」の同意を得ていても，現在の延命希望が不明なこと，心肺蘇生をあえて行わない法的な問題，いざとなったら救命を希望する家族の態度などから，119番を選択せざるをえない状況がある．その結果，呼ばれた救急隊は重症度に応じて，二次医療施設，三次医療施設を選定して搬送することになるが，東京消防庁のデータでは，救急告示医療機関は1998年に比べ2014年には約20％減少し322となっているにもかかわらず，救急車搬送数は40％増しの75万件を超えている．多死社会に対応する医療機関は徐々に減っているのである．

- 東京23区の城南地区にある昭和大学病院救命救急センター（筆者前任地）は，品川区，目黒区，大田区を中心に世田谷区の一部を含む約220万人の医療圏をカバーしている．65歳以上の高齢者は45万人（20％）であり，今後も高齢者の増加が見込まれる．2012〜2014年の2年間に同病院救命救急センターへ搬送され治療を受けた80歳以上の高齢者は，CPAで来院し外来で死亡した症例を除いて149人（24％）で，その内訳は図1のとおりである．家族との同居が110人（74％），独居が27人（18％），施設入所が12人（8.1％）であった．疾患別では感染症が30％を占め，蘇生後脳症，循環器疾患，外傷，脳神経系疾患の順であった．感染症，循環器疾患，外傷や環境障害で

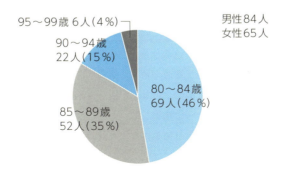

図1 ▶ 80歳以上の高齢者搬送例（2012年からの2年間）

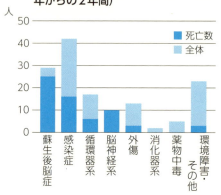

図2 80歳以上の救命救急センター入院例の疾患別症例数と死亡者割合（2012年からの2年間）

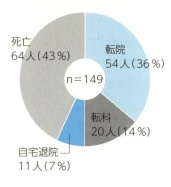

図3 80歳以上の救命救急センター入院例の転帰

は生存例が多い一方，蘇生後脳症や脳神経系疾患では死亡が避けられず，とくに脳神経系疾患では生存例は認めなかった（図2）。転帰については，死亡が64人（43％），自宅へ退院できた者は11人（7％）にとどまった（図3）。生存例の入院日数は平均14.3日であり，全体の6.2日に比較し2倍以上長くなっており，ADL（activity of daily life：日常生活動作）の自立例は入院前と比較し47例（55％）から退院・転院時には18例（21％）まで低下していた。高齢者でも，疾患によっては治療により救命できる例がある一方で，治療に時間を要し受傷前に比べADLの低下が著しい[3]。完全回復を目指して治療を行っても，本人，家族が望んだとおりに回復していない現実がここにある。

- 若年者では，終末期は意識の回復の可能性がなく，生命維持装置なしに生存しえない状況が続く症例に限られ，また症例数も多くないため，経過とともに家族とのコンセンサスが得られてくる可能性があり，上述した終末期の定義を満たせば，最後は医療者の精神的負担のみですむことになる。一方，高齢者は，そうではなく元の生活に戻るほどには回復できず，再悪化のリスクが常に付きまとう不安定な状況に至る症例が多い。転院先の大幅な制限，在宅医療に向けての家族の身体的・経済的負担の増大など，他の多くの要素が複雑に入り込むうえ，今後搬送例はどんどん増え続ける。消極的な終末期というか，経管栄養，胃瘻の留置，気管切開，維持透析の継続，持続する疼痛や苦痛のコントロール，家族のケアなどが，終末期判断の目安となると考えられるが，その正当性を誰とどのように構築していくのかを解決しなければならない。とくに家族のいない場合の判断はより慎重にならなければならない。逆に，どこまでも集中治療と延命を求める家族の場合には別の問題が存在する。

Q 救命救急センターや集中治療室では終末期をどのようにとらえ，実際にどのように対処している？

- まずは必要と思われる治療を施したうえで，本当に"終末期"かどうかをチーム全員で客観的に検証し，家族に本人の意向を確認し，最終的に終末期の判断に至れば，家族との"お別れ"の時間をつくる。
- 昭和大学病院救命救急センターでは，2013年度に搬送された1,009名のうちCPAで外来死亡した277人を除く救急医学科入院例は383人（38％）であった。このうち死亡例は83人（22％）で，DNAR（Do Not Attempt Resuscitation）が最終確認された症例は62人（75％）にのぼり，うち65歳以上が48例（77％）あった（図4）。65歳以上のうち48％が蘇生後脳症例であった。またその原疾患としては，脳血管障害，肺炎，心疾患，窒息，CKD（Chronic Kidney Disease：慢性腎不全）などが多い。一方，65歳未満の14例のうち蘇生後脳症は9例で，肺炎，心疾患，重症頭部外傷の順であった（図

図4 死亡患者に占めるDNAR症例の割合（2013年度）

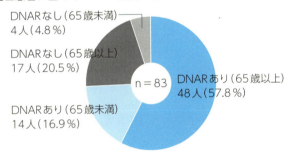

図5 DNAR症例の主病名

●65歳未満（n=14，22.6％）

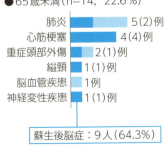

※（ ）内が蘇生後脳症

●65歳以上（n=48，77.4％）

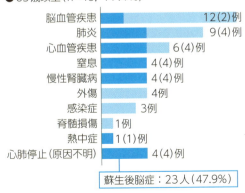

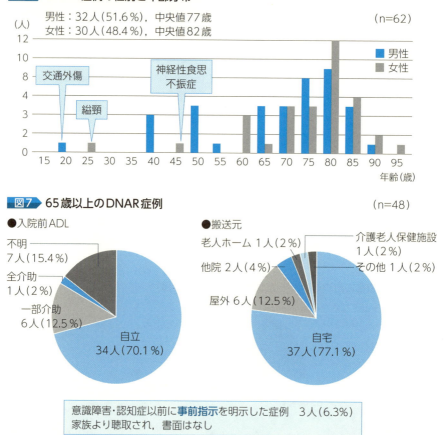

5)．年齢と性別の関係を図6に示す．圧倒的に高齢者が多く，65歳未満では，数は少ないが肺炎，心筋梗塞による蘇生後脳症が中心であった．長期に治療を継続する間に病状が回復不可能な状況に陥り，DNARの承認のもと，本人の苦痛を取り除く治療に移行した2例の疾患名は神経性食思不振症と神経変性疾患であった．DNAR例は，実際にはADLの自立している高齢者（70％）が自宅から（77％）の心肺停止など急変によって搬送されている例が多かった（図7）．事前指示例は3例のみ（すべて家族からの聴取による，書面の提示はなし）と少ないが，事前指示がなくとも早い時期にDNARの了解がとれているのが現状で，主治医が同居する家族から本人の意向を早期に確認しやすい環境であったことも影響したと考えられる[4]．最終的にDNAR症例の71％が来院後1週間以内に死亡に至ったが，重症脳血管障害，重症心疾患，蘇生

■図8▶ DNAR症例の入院期間

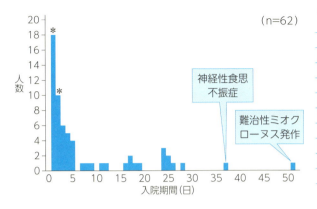

＊入院1〜2日目までの主病名
　（　）は蘇生後脳症

脳血管疾患	9 (2)
心血管疾患	4 (3)
心肺停止	4 (4)
肺炎	3 (3)
重症頭部外傷	3 (0)
窒息	2 (2)
神経変性疾患末期	1 (1)
敗血症	1 (0)
慢性腎不全	1 (1)
計	28 (16)

後脳症などが多く，回復不可能な状況を家族が理解したうえで，主治医と協議のうえ，withdrawal, withholdとなった例であった（図8）．

● 厚生労働省は2015年8月5日，「生活保護世帯が5月末時点で162万2525世帯と過去最高を更新した」と発表，世帯別では65歳以上の高齢者世帯が増え続けおり，単身者がその90％を占めるという．次いで9月21日敬老の日には，「65歳以上の高齢者の人口推計が3,384万人で総人口の26.7％と過去最高になり，80歳以上が1,002万人（総人口の7.9％）と初めて1千万人を超えた」と発表した．

● 救急搬送された際に，「これも寿命」「最近の生活ぶりから，このような状況はすでに覚悟していたはず」と考える場合がある一方で，家族にとっては「何一つしてやれなかった」「別れの言葉もかけられなかった」という自責の念が残ることも少なくない．まずは必要と思われる治療を施したうえで，本当に"寿命"かどうかを客観的に検証するとともに，家族に"お別れ"の時間をつくること，家族だけでなく治療に当たった医療者自身が「これでよかった」といえるところまで関与することは，今後，多死社会を本格的に迎えるわが国において，必要な手順であり欠くべからざる要件であり，医療従事者の仕事に対する満足度を上げるという意味でも重要といえる．ただ，その時間（と人とベッド）を救命救急センターで確保することができるであろうか．

● さらに，一命を取り留めて地域に戻った患者のその後を託される地域の医療機関や介護施設，在宅医療サービスにとっても，「救命の適応がないから返される」のではなく，「地域で尊厳ある人生を送る適応があるから戻ってきた」との認識をもってその任に当たることになろう．地域包括ケアとかかりつけ医制度，総合診療医制度が機能することにより，この問題を解決できる糸口になるのではないだろうか．

■基礎知識再確認メモ

射水市民病院の不起訴処分

▶ 2009年9月，がん末期の患者7人に対し人工呼吸器をはずし死亡させたとして書類送検されていた射水市民病院（富山）の2人の外科部長が，不起訴処分となった。

▶ がんの末期で，本人や家族の同意があれば，苦痛をいたずらに長引かせることが誰のためにもならないことは明白である。しかし，人工呼吸器という生命維持装置をはずす医療行為の中止によって人を直接死に至らしめることは，日本の社会（少なくとも警察レベル）においては医療サイドが考えるほど十分なコンセンサスを得られていないことを示した事件でもあった。

▶ 最終的に殺人には当たらないと不起訴を決定した富山地検が，脳死判定が行われていないこと，カルテへの記載が十分でなかったこと，独断的にその行為がなされていたことなどの不備を指摘しているが，このコメントは，不起訴に至るまでに終末期に関して医療関係者を含めた慎重な協議が繰り返されたことを裏づけている。

文献 >>>
1) 日本集中治療医学会：集中治療における重症患者の末期医療の在り方についての勧告.
http://www.jsicm.org/kankoku_terminal.html
2) 日本救急医学会 救急医療における終末期医療のあり方に関する特別委員会：救急医療における終末期医療に関する提言（ガイドライン）.
http://www.jaam.jp/htlm/info/info-20071116.html
3) 救急・集中治療における終末期医療に関するガイドライン──3学会からの提言.
http://www.jsicm.org/pdf/1guidelines1410.pdf
4) 橋本香織，他：日救急医会誌，25（8）：514，2014.
5) 山本大輔，他：日救急医会誌，25（8）：462，2014.

25 救命救急・集中治療における医療安全

中島 勉

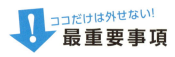
最重要事項

1　救命救急・集中治療の医療現場で働く職員は若手が多く，とくに大規模施設では初期研修医が短期間で交代して勤務していることが多い。上級医が出した指示の目的や注意点が正しく理解されているか，何か起きたときに適切に対応できるかに注意が必要である。

2　救命救急や集中治療で出会う患者は，状態が急激に変わってやってくることが多く，医療従事者と患者が初対面で意思の疎通がはかりにくい場合が多い。また，多くの診療科や職種の職員が働いていることが多く，同一職種でも経験や年齢に差があることも珍しくない。ただでさえ不安になりがちな状況であるうえ，コミュニケーションエラーを起こしやすいことを常に念頭において行動すべきである。

3　救命救急や集中治療では，複数の経路から多数の危険な薬剤が投与されていることが多く，投与方法によっては患者をより危険な状態にしてしまう。さらに，人工呼吸器，IABP（Intra Aortic Balloon Pumping），CHDF（Continuous Hemodiafiltration），ECMO（Extra Corporeal Membrane Oxygenation）など，生命維持に必要な高度な医療機器が多数用いられている。このような状況下では，たとえ個々の薬剤や医療機器について知っていたとしても，複雑さゆえにエラーが生じやすい。エラーを減らすため，KYT（p.334），5S（p.335）等の活動に取り組むことが望ましい。

4　虐待の被害者の治療に当たる機会が多く，虐待患者には特別な配慮が必要なことを知らなくてはならない。児童虐待，高齢者虐待，障害者虐待，配偶者暴力の4種の虐待防止が法で定められており（p.336），出会った際に適切な対処ができるようにしておかなければならない。

5 医師法21条による異状死体の扱いや，医療事故調査制度に基づく判断を要求されることが少なくない．初動を誤ると取り返しのつかない状態に陥ることがあるため，法で定められたルールを熟知し，現場で誤った対応をしないことが重要である．

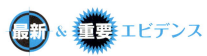

- 救急科に従事する医師は医師全体と比べて若手に偏っており，それに初期臨床研修医が加わることから，少ない上級医が多数の若手の指導をすることになる（図1）．
- 2007年4月，厚生労働省が設置した集中治療室（ICU）における安全管理指針検討作業部会から，「集中治療室（ICU）における安全管理指針」が報告された（http://www.mhlw.go.jp/topics/bukyoku/isei/i-anzen/hourei/dl/070330-5.pdf）．集中治療現場における医療安全に関する唯一の公的なガイドラインであり，集中治療部門で働く医療職はすべて知識として知っておくべき内容である．
- 日本臨床工学技士会から「医療機器安全管理指針（第1版）」（2013年）および「医療機器安全管理指針Ⅱ―適正使用のための研修―」（2014年）が公開されている（http://www.ja-ces.or.jp/ce/?page_id=761）．医療機器の管理および研修は救命救急・集中

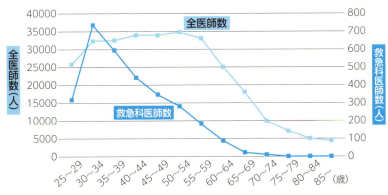

図1 わが国の医療施設従事医師数と救急科医師数（2014年）

「医療施設従事医師数・平均年齢，病院－診療所・診療科名（主たる）・年齢階級・性別」（http://www.e-stat.go.jp/SG1/estat/Csvdl.do?sinfid=000031336082）より抜粋して作成

治療における医療安全に必須であるため，上級医は内容を確認しておくことが望ましい。
- 厚生労働省から毎年公表される「児童虐待の現状」によれば，全国の児童相談所での児童虐待相談の対応件数は，児童虐待防止法施行前の1999年度の11,631件に比べて，2014年度は88,931件と7.6倍に増加している。虐待者となっているのは多い順に実母（52.4％），実父（34.5％），実父以外の父（6.3％）であることより，虐待を疑った場合に入院させることが重要であることがわかる。

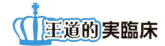

 職種や経験の違いを超えてコミュニケーションをはかるためには？

- 医療現場では経験年数や職種などの違いが原因で，コミュニケーションが十分にとれていない場面が少なくないとされている。本書の読者である救命救急・集中治療の上級医は，多くの場面で上の立場に立つことが多いはずであり，研修医をはじめとした若手医師や，看護師，薬剤師など他職種の職員と，十分にコミュニケーションがはかれていると感じているかもしれない。しかし自分が若かったころに，指導医やベテラン看護師と十分にコミュニケーションがはかれていたと感じられる人は少ないはずである。
- 救命救急や集中治療の医療現場は，ほぼ確実にチーム医療が展開されており，そこに関与する多くの医療従事者間のコミュニケーションの数だけリスクが生じる危険性がある。コミュニケーションに伴うリスクを軽減するためには，指示や指示受けのためにコミュニケーションをはかる際に，それに伴うリスクも伝えて共有するという「リスク共有コミュニケーション」を行うことが望ましい。
- それに加えて，立場や経験に差がある場合や，職種が異なる場合には，権威勾配が生じてコミュニケーションがはかりにくくなるのが一般である。そのような場合でも，必要なコミュニケーションを可能にする手法としてSBARがある。
- SBARは，チーム医療を行ううえでのトレーニングプログラムであるTeamSTEPPSで紹介されているツールの1つであり，状況（Situation），背景（Background），評価（Assessment），提案（Recommendation）の頭文字をつなげたものである。元は米

国海軍の潜水艇において，重要な情報を迅速に伝える際に使い始めたといわれている。以下に，初期研修医がICUの当直医に連絡する例を示す。

まず自分の所属・名前を示す。
「○○科研修医の××です」
次いで，連絡が必要となった状況（S）を簡潔に伝える。
「△△さんが，不穏になっていて，気管チューブが気になるようでしきりに触ろうとしています」
さらに，当該患者の背景情報など，現在の状況の理解を助ける情報（B）を伝える。たとえば治療経過や既往症など，いまの状況を補足するような情報が望ましい。
「○月×日に重症肺炎で入院したときから挿管人工呼吸管理下で抗菌薬が投与されていて，まだ抜管できる状態まで回復していません」
次いで自分の評価（A）を伝える。何が問題で連絡しているのかがわかるようにする。
「いまのままでは自己抜管の危険があります」
最後に，してほしいこと（R）をはっきりと伝える。
「自己抜管を防ぐために抑制をするか，鎮静剤を投与してはどうかと思いますが，いかがでしょうか？」

- 重大なインシデントやアクシデントのうち，コミュニケーションエラーが要因になっているものは多い。「指示された内容がおかしいと思ったので再度確認し，それでいいと言われて実施したところ，聞き間違いであった」というインシデントレポートは珍しくない。SBARの項目をきちんと伝えることでコミュニケーションに起因するエラーをなくすことは，リスクマネジメント上非常に有効である。上級医であるみなさんには，ふだんから若手医師や多職種の医療従事者に対して，SBAR等のコミュニケーションツールを用いるよう指導していただきたい。

Q 経験の浅いスタッフの危機管理の意識を高めるためには？

- ベテランであれば回避できるような危険な状況でも，経験の浅いスタッフにはその危険性を感じとることができず，本当に危険な状態にまで陥ってしまうことがある。もちろんベテランだからといって，すべての危険な状況を予期できるものではないが，事後的にみれば典型的なエラーが関与していて回避可能であったと感じられる場面が

多いのは確かである。
- これは産業界における労災事故の場合にも当てはまるものであり，予防のために産業界で事故防止のために開発された「KYT＝危険予知トレーニング」という手法が有効である。
- KYTとは，まだ起きていないエラーや事故の可能性を察知して，事前に適切な対処をする能力を身につける訓練である。医療現場への導入は看護師を中心に進められているが，あらゆる職種に対してリスク発見の感性を高めるために役立つものである。医療現場で実施される際には，現場の状況や作業の様子を描いたイラストや写真によるKYTシートを用いて訓練を行うことが多いが，事例発生時にタイムリーに実施するためには，院内で提出されたインシデントレポートを用いるインシデントレポートKYTが適切である。カンファレンスの時間の一部を使って，院内で実際に起きたヒヤリハット事例を題材に検討を行うことで，危険に対する感性を高めることができる。
- ここでは手軽に実施できるインシデントレポートKYTについて解説する。インシデントレポートKYTとは，インシデントレポート事例から，そのなかに潜んでいる問題点（原因や要因等）を話し合いで抽出し，その問題点に対して実行可能な対策を立案し，実施していく問題解決手法である。主な目的は，インシデント事例をテーマに話し合うことでの情報の共有化，背景要因を含めて原因を想定し，対策を話し合うことで，現場の実情をふまえた現実的な対策を立案，話し合いで対策を決定していくことによりメンバーの実施意欲向上などがある。具体的な実施手順を以下に示す。
  ①潜んでいる問題の抽出：1人がインシデントレポート事例を読み上げ，参加者全員で状況のなかに潜む危険要因を発見し，その要因の引き起こす現象を想定する。
  ②危険ポイントの絞り込み：各人が重要と思う項目を選んだ後，全員で話し合って最重要項目を決め，その項目について問題の背景を検討する（心理状況，周囲の環境，人間関係など）。
  ③対策の提案：最重要項目を解決するための具体的で実行可能な対策を出し合う。
  ④行動目標の決定：全員の合意のもとで対策を1つに絞り込み，対策から「チーム行動目標」を作成する。
- KYTには，危険予知や医療事故，ヒヤリハット防止のために役立つリスク感性の向上に加えて，問題解決能力育成やチームワークの育成にも役立つ。

Q 多くの点滴ライン・ドレーン・コード・チューブなどに埋もれた集中治療中の患者を安全に診療するためには？

- 救命救急・集中治療の現場は，混乱してヒトとモノにあふれていることが多い。混雑した現場には，モノの取り違えやコミュニケーションエラーだけでなく，危険な徴候の見落としなど，事故を誘発する危険性があふれている。現場の混乱は医療界だけのものではなく，作業が行われるあらゆる現場で問題となるものであり，その解決には産業界で開発導入され，能率の向上と事故の減少に役立ってきた5S活動が有効である。
- 5Sとは，整理（SEIRI），整頓（SEITON），清掃（SEISOU），清潔（SEIKETSU），しつけ（SHITSUKE）の頭文字をとったものである。それぞれの言葉には，通常用いられている意味ではなく固有の意味があり，5つの段階を連続して行うことで，現場の安全性の確保維持が可能になる。
  ①整理：必要なモノといまは必要でないモノをハッキリと分け，必要でないモノを除去する。
  ②整頓：必要なモノを使いやすいようにキチンと置き，誰でもわかるように明示する。
  ③清掃：常に掃除をし，きれいにしておく。
  ④清潔：整理・整頓・清掃の3Sを維持する。
  ⑤しつけ：決められたことを，いつも正しく守る習慣をつける。
- 5Sを妨げる人の意識としては，「現状で何も問題はない」「自分にとっては整理されている」「整理・整頓すると創造性がなくなる」「5Sと医療の質は無関係である」などがあげられる。しかし，救命救急・集中治療の医療現場は，混乱した状況でも冷静に行動できるベテランだけでなく，さまざまな段階のさまざまな職種の医療従事者が同時並行的に活動する場であり，誰もが間違えないように環境を整備することは必須である。
- 5Sが実現できていない現場のリスクとして以下のようなものがあげられる。
  ①使わない機器を現場に放置→作業効率の低下・機器の誤使用・付属品の紛失
  ②書類や書籍が作業机に山積み→書類の紛失・患者間違え・無駄な捜索作業の頻発
  ③コード・輸液ルートが乱雑に走行→機器の破損，誤抜去，職員のけが
  ④使用済み医薬品・注射器の放置→誤投与，誤穿刺，誤廃棄
- 5S活動には，5S基準を作成し，現場から管理者までが統一した意識をもち，基準適用前後の状況を写真などで明示することで，その効果の「見える化」を推進することが重要である。

Q 救命救急や集中治療で家族や身近な人からの虐待を疑ったときはどうする?

- 救急外来を訪れる患者のなかには,虐待による被害者は少なくない。他人から傷つけられた場合には被害者本人が警察に通報するのが通常であるが,虐待の場合には被害者がそれを隠したり,本来被害者を守るべき立場の保護者が隠したりするため,漫然と診療していては見落としてしまう可能性が高い。虐待が進むと最終的に被害者が致死的状況に至る場合や,精神的に追い詰められて社会へ適応できなくなる場合など,きわめて大きな被害を生じることがある。救命救急や集中治療の現場でその徴候を見落とすと,次に受診する際には致命的状況になる可能性があることも十分に意識しなければならない。
- 虐待に関する法律としては,児童虐待防止法,高齢者虐待防止法,障害者虐待防止法,配偶者暴力防止法がある。いずれの法律にも,病院職員や医師等は,虐待を発見しやすい立場にあることを自覚し,早期発見に努めなければならないことが明記されている。

❶児童虐待防止法

- 児童虐待の定義として,身体的虐待,性的虐待,ネグレクト,心理的虐待の4種類が法で定められ,父母や児童養護施設の施設長など『保護者』による虐待も含まれている。虐待が少しでも疑われる場合には,担当医は原則として子どもを入院させるべきである。入院に際しては保護者に虐待の疑いを指摘せず,子どもの身体的な治療や検査の必要性を話して親の同意を得る必要がある。親が入院に同意しない場合には,緊急の場合は保護者を説得する一方で,児童相談所に緊急通告し,児童相談所から緊急一時保護の委託を受けて入院させる。なお,児童虐待を受けたと思われる児童を発見した場合は,速やかに,市町村,都道府県の設置する福祉事務所もしくは児童相談所に通告しなければならず,通告によって守秘義務違反を問われることはない。

❷高齢者虐待防止法

- 高齢者虐待とは,高齢者が養護者などからの不適切な扱いにより,権利や利益を侵害される状態や生命,健康,生活が損なわれるような状態におかれることであり,定義として身体的虐待,心理的虐待,ネグレクト,性的虐待,経済的虐待の5種類が法で定められている。養護者による高齢者虐待を受けたと思われる高齢者を発見した場合,当該高齢者の生命または身体に重大な危険が生じている場合は,速やかな市町村への通報が義務づけられており,それ以外の場合でも,速やかに市町村に通報するよう努めなければならない。通報先は,市区町村や地域包括支援センターの高齢者虐待対応

窓口である。高齢者自身の同意を得なくても通報することができ，通報によって医療者が守秘義務違反に問われることはない。

❸障害者虐待防止法

- 障害者虐待とは，障害者が養護者，障害者福祉施設従事者等，使用者からの不適切な扱いにより権利や利益を侵害される状態におかれることであり，定義や守秘義務に対する扱いは高齢者虐待と同じである。障害者に対する虐待を発見した場合は，市町村の障害者虐待センターまたは警察に通報する。障害者の使用者および要介護施設従事者による虐待の場合は都道府県障害者権利擁護センターに通報する。障害者自身の同意を得なくても通報することができ，虐待者，被虐待者本人の虐待の自覚は問わない。

❹配偶者暴力防止法

- 配偶者暴力（DV）とは，配偶者からの身体に対する暴力またはこれに準ずる心身に有害な影響を及ぼす言動をいう。配偶者には，事実上婚姻関係と同様の事情にある者や配偶者であった者，生活の本拠をともにする交際相手も含まれる。配偶者からの暴力を受けている者を発見した場合は，その旨を配偶者暴力相談支援センターまたは警察官に通報するよう努めなければならないが，配偶者暴力被害者を発見し通報する場合には，被害者である患者の意思を尊重する必要がある。ただし，被害者の身に危険が迫っている場合には，被害者の意思に反して通報したとしても，医療者が守秘義務違反に問われることはない。

Q 医療法で定められた医療事故調査制度とは？

- 2014年6月の医療法改正により規定され，2015年10月に開始された制度で，医療機関で提供された医療が原因になって予期せぬ死亡事例が発生した際に，管理者は医療事故調査・支援センター（以下，第三者機関）に報告をしたあとに院内事故調査を行い，その結果を第三者機関へ報告したうえで遺族に説明するというものである（図2）。WHOのドラフトガイドラインでは，医療に関する有害事象の報告システムは「学習を目的としたシステム」と，「説明責任を目的としたシステム」に大別されている。今回の制度は当初から，前者の「学習を目的としたシステム」を目指しており，責任追及を目的とせず，同ガイドラインの非懲罰性，秘匿性，独立性という考え方に合致するとされている。
- 第三者機関への報告対象となる医療事故は，医療法第6条の10に「当該病院等に勤務する医療従事者が提供した医療に起因し，または起因すると疑われる死亡又は死産であって，当該管理者が当該死亡又は死産を予期しなかったもの」と規定されている。

図2 医療事故調査制度の概念図

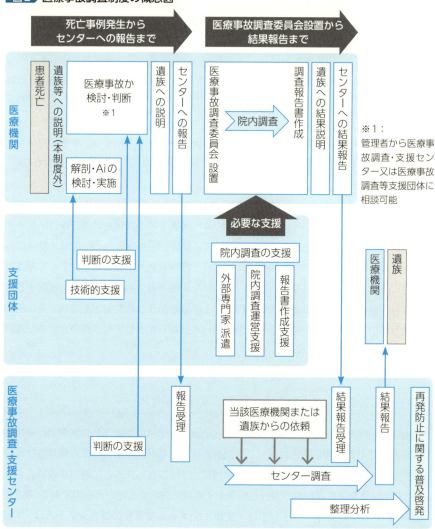

文献4）より引用，一部改変

- 「医療」の範囲に含まれるものとして，手術，処置，投薬およびそれに準じる医療行為（検査，医療機器の使用，医療上の管理など）が考えられるが，最終的には医療機関の管理者が判断することになっている．施設管理に関連するもの（火災，天災など），併発症（提供した医療に関連のない，偶発的に生じた疾患），現病の進行，本人の意図による自殺等は，医療に含まれない．

- 「当該死亡又は死産を予期しなかったもの」とは，以下のいずれにも該当しないと管理者が認めたものである。

  当該医療の提供前に，医療従事者等により，当該患者等に対して，当該死亡又は死産が予期されていることを，①説明していた，②診療録その他の文書等に記録していた，③当該医療を提供した医療従事者等からの事情の聴取及び，医療の安全管理のための委員会からの意見の聴取から判断して，当該医療の提供前に，当該医療の提供に係る医療従事者等により，当該死亡又は死産が予期されていた。

- このうち③は，「緊急時等説明や文書記載など余裕がなく，処置や手術等に入る場合」が想定されたものであり，救命救急や集中治療の患者の場合はここに該当する場合が多いことになる。緊急時に説明や記録がなくても，生じうるリスクへの対策があらかじめとられていた場合は，リスクが予期されていたとみなしうることに注意が必要である。
- 管理者が上記定義による医療事故と判断した場合には，遺族に説明したうえで医療事故調査・支援センターに報告し，医療事故調査支援団体から必要な支援を受けて，医療事故調査を行わなければならない。調査にあたっては，この制度の趣旨が医療安全の確保であり，個人の責任を追及するものではないことを念頭において行う。報告書の作成にあたっては，当該医療従事者等の関係者について匿名化を行うとともに，院内調査の内部資料（ヒアリング結果など）は含まないこととする。
- 遺族への説明は口頭で行ってカルテに内容を記載するか，または報告書の書面を用いて行う。調査の目的・結果について，遺族が希望する方法で説明するよう努めなくてはならない。

ちょっとDEEPなTIPS
有害事象を理解する

Q 医療上の有害事象はどうして起きる？

- どんなに対策を立てても，人が関与する行為には間違いは避けられない。間違えるという人の本質があるかぎり，医療現場で起きる有害事象はゼロにできない。それにもかかわらず，有害事象が起きると，医療従事者の多くがその原因を探し，経験不足だったとか，勉強が足りなかったとか，確認が不十分だったとか，その事例に関係した個

人の責任，すなわちヒューマンエラーとする傾向がある。また経験のある者は，経験を積めば有害事象は限りなくゼロに近づけることができると言う。それではなぜ有害事象は減らないのだろうか。

- 同じことは産業界でも信じられていた。産業界では古くから多くの事故が起こり，医療現場とは比較にならないほどの被害者が出ている。当然のことながら，以前は医療と同様に事故の原因はヒューマンエラーとして処理され，注意喚起が対策とされることが多かった。

- たとえば1979年のスリーマイル島原子力発電所事故は，多重に安全設計され，当時絶対的に安全と信じられていた原子力プラントにおける事故である。その原因は小さな故障の修理作業から始まった。空気弁が閉じるという些細な問題が起こり，安全装置が働き，補助給水ポンプが立ち上がったが，弁が閉じられていたために蒸気発生器に水が送られず，数々の安全装置が作動したが，熱による蒸発で急速に水が失われ，炉内が空焚き状態になり，炉心が溶融した。一時は緊急事態宣言が出され，10万人を超す周辺住民が避難するに至っている。事後的な事故原因の分析から，人為エラーや設計ミス，故障などが重なった結果生じたことがわかった。人為的ミスとされた行為も，当事者は正しい対策と考えて行ったものであった。

- 産業界で多くの事故が繰り返し起こり，その結果として事故分析法の開発が進み，エラーに対する考え方が変化するにつれ，人間の注意喚起だけでは事故防止に限界があることが知られるようになった。どんなに安全な機械や設備をつくっても，そこに人の関与があるかぎり，人間が普遍的に有する誤りやすさという性質からは逃れられない。その人間側の要因がヒューマンファクターズである。

- 医療における有害事象事例の大半は，ヒューマンファクターズの原則を適用できなかったことが原因といわれている。以前は有害事象が起きると，経験が足りないからとか，注意散漫だったからなどの評価を受け，原因となった医療行為を行った個人のミスととらえられることが多かった。最近になって医療安全の専門家の間で，ヒューマンファクターズの考え方が患者安全の必須要素として認識されるようになり，有害事象の原因は以前よりも正しく理解されるようになってきた。

- 有害事象を正しく理解するためには，まず人間には間違えるという普遍的な本質があり，エラーは必ず起こるという仮定が必要である。そのうえで有害事象の発生を防ぐためには，職場環境や使用する物品などを，人間の能力の限界を考慮したものに変える，つまりエラーやそれによる有害事象のリスクを最小にするようにすることが必要である。具体的には，どんなに注意していても間違えることがあるという人の本質をふまえ，経験不足，時間不足，知識不足，疲労，ストレス，不健康，人間関係などの，

リスクを高める因子を最小化する努力が必要である。

■基礎知識再確認メモ

日本の診療関連死調査の歴史

▶ 1999年1月に横浜市立大学附属病院で起きた心臓の手術を受ける患者と肺の手術を受ける患者を取り違えて手術をしてしまった事例，同年2月に慢性関節リウマチで指の滑膜切除を実施後に抗生剤投与後にヘパリンロックしようとして消毒液を注入してしまった死亡事例が医療安全活動の端緒になっている．2つの医療にかかわる有害事象をきっかけにしてマスコミの医療事故報道が急増し，インターネットの普及も手伝って，患者から医療従事者への不信感が高まり，また医療機関からの医師法21条による診療関連死の警察届出が激増した．警察届出は原因究明にならないことを危惧して，2004年9月に基本領域19学会から厚生労働省へ，警察届出に代わる診療関連死届出機関設置が要望された．2005年9月には，診療行為に関連した死亡の調査分析モデル事業（通称モデル事業）が開始された．

▶ 2006年2月に，福島県立大野病院で全前置胎盤の妊婦の帝王切開手術の際に患者が亡くなったことを理由として，主治医が逮捕された．この事件は2008年8月に福島地裁で無罪判決となったが，全国の多くの医師に強い問題意識を与え，警察届出を不要にする医療事故調査制度がさらに求められるようになった．これに応えるように2008年6月に医療安全調査委員会設置法案（大綱案）が公表された．この制度は，従来は医師法21条に基づいて警察へ届け出ると考えられたような診療関連死事例を，警察ではなく国が設置する委員会へ医療事故死の届出をし，それに対して事故が起きた医療機関とは関係ない第三者の医療従事者が調査を行い，故意または重大な過失があると警察や行政機関へ通報されるというものであった．「警察に通報される可能性があるのなら，診療関連死事例の関係者は自己に不利になるような話をしないのでないか，そうであれば原因究明には役立たないのではないか」と考える医師が少なくなかったことに政権交代が重なり，この案は採用されなかった．しかし，診療関連死の原因究明から再発予防をする必要性が否定されたわけでなく，2014年6月の第6次医療法改正で，現行の医療事故調査制度が法で規定され，2015年10月から同制度が開始されている．なお，医師法21条による異状死体の警察への届出制度はそのまま残っている点に注意が必要である．

■いまさら聞けない解説

医師法21条

- 「医師は，死体又は妊娠四月以上の死産児を検案して異状があると認めたときは，二十四時間以内に所轄警察署に届け出なければならない。（違反すると同法第33条の2で50万円以下の罰金刑）」
- この条文の本来の趣旨は，行き倒れや身元不詳の死体等が，医師のもとに運びこまれた場合に，医師が，犯罪の関与が疑われる場合や，未知の感染症や中毒が疑われるような不自然な状態等の「異状」を発見した場合，死亡診断をせずに警察に届け出て，警察が犯罪性・事件性の有無をチェックするというものである。言うまでもなく，立法当初は，医療過誤についての医師に対する刑事処罰などは想定されておらず，診療関連死は医師法21条の対象とは意識されていなかった。
- しかし，1999年に都立広尾病院事件で，病院長や主治医が患者の死亡後24時間以内に所轄警察署へ届け出なかったことが問題視されたことをきっかけにして，医療界で医師法21条の扱いが変容してきた。その原因のうち最も影響が大きかったのは，2000年に旧厚生省が国立病院「リスクマネージメントマニュアル作成指針」の「警察への届出」の項に，「医療過誤によって死亡又は傷害が発生した場合又はその疑いがある場合には，施設長は，速やかに所轄警察署に届出を行う」と記載し，注釈として医師法21条の条文を併記したこととされている。これにより，診療に関連する死亡は24時間以内にすべて警察に届け出なければいけないような間違った解釈がなされ，医療現場から警察への届出が急増した。
- 診療関連死が異状死として届出られた場合，警察では刑法211条が規定する業務上過失致死傷罪という犯罪捜査の端緒として，事件性の有無を調べるため医療現場に介入することになる。
- その結果，診療関連死の警察届出件数は1999年の41件が翌2000年には124件に，ピーク時の2003年には250件まで急増した。警察届出件数の増加に伴い，警察から検察庁への送致件数も増加し，1999年の10件から，ピーク時の2006年には98件まで増加している。
- 診療関連死のなかにも，刑事捜査の対象になるような犯罪性の高い事例が例外的に含まれている可能性は否定できない。しかし診療関連死のすべてにおいて，医療のことがわからない警察が原因分析でなく犯人捜しをする過程が最優先されることは，医学的原因分析や再発防止にほとんど役立たず，逆に医療現場を疲弊させ，萎縮医療の原因となった可能性が高い。
- 医療現場にとっては，診療関連死を医学的に分析して原因を究明し，再発防止をはかることが最も重要であり，それが医療を受ける立場である患者にとっても最も重要なはずである。2004年に日本医学会加盟19学会が，診療関連死の届出先として，警察の代わりとなる新たな中立的専門機関の創設を求める声明を発表したことがきっかけになり，紆余曲折を経たものの，現在の医療事故調査制度が創設されるに至っている。

文 献 ≫≫
1) 南部美砂子, 他：認知科学, 13 (1)：62-79, 2006.
2) 鈴木明, 他：日本臨床麻酔学会誌, 33 (7)：999-1005, 2013.
3) 東京医科大学医学教育学・医療安全管理学訳：WHO患者安全カリキュラム多職種版.
 p.110-119, p.149-159, 2012.
 http://meded.tokyo-med.ac.jp/wp-content/themes/mededu/doc/news/who/WHO%20Patient%20Curriculum%20Guide_A_01.pdf
4) 全国医学部長病院長会議 大学病院の医療事故対策委員会：医療事故調査制度ガイドライン.
 全国医学部長病院長会議, 2015.
 https://www.ajmc.jp/pdf/27.11.20iryoujiko-guideline.pdf

さくいん

欧文

0 h/1 h rule-in and rule-out algorithms 78
0 h/3 h rule-out algorithm 78
ABC trail 292
ABCDEバンドル 292
ACS（abdominal compartment syndrome）
.... 66, 219
Acute Coronary Syndrome：ACS 70
——患者の動脈血ガス分析 84
——の12誘導心電図 74
ADLの評価方法 302
Advance Life Support：ALS 2
AHAガイドライン2015 239
AKIKI trial 37
Alberta Stroke Program Early CT Score
（ASPECTS） 92
AN69ST膜 48
ANC（acute necrotic collection） 66
APFC（acute peripancreatic fluid collection）
.... 66
APRV 29, 33
ATACH試験 99
AVPUスケール 244
awake ECMO 22
——開始基準 22
——におけるPro/Con 23
Barthel Index 302
Basic Life Support：BLS 2, 243
Behavioral Pain Scale（BPS） 160
Biological dressing materials 222
BIPAP（Bileval-phasic Positive Airway
Pressure） 29, 33
Bleeding with Antithrombotic Therapy
（BAT） study 99
Brooke formula 218
Broselowテープ 236
burn eschar 219
CAG（Coronary AngioGraphy） 80
CALORIES study 173, 177

CAM-ICU（Confusion Assessment Method
for the Intensive Care Unit） 163
——フローシート 166
CATMEAL 46
cerebral resuscitation 10
CESAR trial 19
Chronic Kidney Disease：CKD 70
Clinical Practice Guidelines for the
Management of Pain, Agitation, and
Delirium in Adult Patients in the
Intensive Care Unit 292
concordant ST-segment change 76
Coronary Artery Bypass Grafting（CABG）
.... 82
CPAP（Continuous Positive Airway
Pressure） 29, 297
CPR（Cardio Pulmonary Resuscitation）
.... 2, 243
CRBSI（Catheter Related Blood Stream
Infection） 26
Critical illness neuromyopathy 291
Critical-Care Pain Observation Tool
（CPOT） 159, 161
CRRT：Continuous Renal Replacement
Therapy 178
——施行時の小分子量物質のクリアランス
.... 185
——施行時の薬物投与と栄養投与 185
CSCATTT 287
CSM（Confined Space Medicine） 276
CT所見の目的と注意点 149
CTの撮影方法 147
CTの施行方針 146
CYP2C19の遺伝子多型 79
DAMPs（damage-associated molecular
patterns） 47
DCV（Dual-Control Ventilation） 28, 30
——のモードと人工呼吸器 33
DDB：Deep Dermal Burn 219
DIC（Disseminated Intravascular
Coagulation） 106

DISASTER	288
discordant ST-segment change	76
DMAT：Disaster Medical Assistance Team	265
DNAR（Do Not Attempt Resuscitation）	325
DOAC	97
Door-In to Door-Out time：DIDO時間	72
Door-to-Balloon Time（DBT）	71
drip and ship/drip, ship and retrieve	96
DVT：deep venous thrombosis	299
early brain damege	17
early ischemic change（EIC）	92
ECMO（Extra Corporeal Membrane Oxygenation）	18, 300
──mode & support	25
──管理におけるコツとワザ	24
──センターへの搬送の有無と予後	19
──導入時の穿刺部位，送脱血部位の選択	21
──に適切なカニューレ	26
──プロジェクト	20
ECPR（Extracorporeal CPR：体外循環を用いた心肺蘇生法）	2, 19, 82
──の院外心停止患者における効果	5
ECUM：Extraorporeal ultrafiltration method	39
eFASTでの検査部位と検出項目	145
effluent volume	45
EGDT（Early Goal Directed Therapy）	106, 111
ELAIN trial	38
Emergency coma scale（ECS）	101
EOLIA Study	20
EPaNIC study	173, 177
escharectomy	219
extended FAST（eFAST）	146
FASO：Focused Assessment with Sonography for Obstetrics	227
FAST（Focused Assessment with Sonography for Trauma）	144
FFPの持続投与	60
FH：fluminant hepatitis	50

frailty	304
FTSG：Full-Thickness Skin Graft	220
Functional independence measure（FIM）	303
GCS（Glasgow Coma Scale）	146
global brain edema	17
Goddamn syndrome	193
GRACEリスクスコア	72
GSA：Global Sepsis Alliance	117
Hbの吸光スペクトラム	210
HDF：Hemodiafiltration	50
HELLP症候群	225
HFCHDF	60
HICS（Hospital Incident Command System）	268
HLS（Hypertonic Lactated Saline）輸液療法	219
Hodgsonらのリスク分類	293
hs-cTn	77
hybrid ECMO	25
Hypovolemic shock	218
ICDSC（Intensive Care Delirium Screening Checklist）	163
ICS：Incident Command System	268
──の基本的な組織図	269
ictal infarction	17
ICU後症候群	290
ICUで使用する鎮痛・鎮静に関する薬剤	167
ICUにおける成人患者の痛み・不穏・せん妄管理のための診療ガイドライン	292
ICUにおけるせん妄	292
ILCOR	5
ImPreSS study	115
INTERACT試験	98
JMS	24
JRC設立の歴史的経緯	8
JRC（日本蘇生協議会）蘇生ガイドライン2015	2
KYT＝危険予知トレーニング	334
massive transfusion protocol	154
MBの解毒作用	212
MBの投与法法	212

Mediator	121
METHANE	287
MetHb（メトヘモグロビン）血症	209
——の報告例	211
MIMMS（Major Incident Medical Management and Support）	287
MMV（Mandatory Minute Ventilation）	29
modified Rankin Scale	89
MR CLEAN	96
Murray score	27
MWST：modified water swallow test	298
NBC災害に対峙するための医療	279
NHF（Nasal High Flow）	28, 30
——の適応	32
NIH Stroke Scale 1994（NIHSS 1994）の評価表	94
non convulsive status epilepticus：NCSE	12, 102
non-renalindication	36
non-shockable rhythm例におけるアドレナリンの投与	5
Non-ST-Segment Elevation Myocardial Infarction（NSTEMI）	70
NPPV（Non-invasive Positive Pressure Ventilation）	28
——の適応	32
NSTE（non ST elevation：非ST上昇型）-ACS	70
——におけるTIMIリスクスコア	72
——に対するdual antiplatelet treatment（DAPT）	79
——の侵襲的治療戦略決定のためのリスク分類	73
——の治療戦略とタイミング	74
NSTEACS	70
overfeeding	175
P2Y12阻害薬	79
PA	60
PADガイドライン	158
PALS（Pediatric Advanced Life Support）	237
PAMPs（Pathogen Associated Molecular Patterns）	47
pancreatic pseudocyst	66
Parkland formula	219
PAT法のアルゴリズム	275
PCV（Pressure Control Ventilaton）	28, 30
PE：plasma exchange	50
PE：pulmonary embolism	299
PEEC（Psychiatric Evaluation in Emergency Care）	186
PEEP（Positive End-Expiratory Pressure）	29, 297
Percutaneous Coronary Intervention（PCI）	71
permissive underfeeding	175
PHEM：Pre-hospital Emergency Medicine	276
PICU：post-ICU syndrome	290
plasma filtration with dialysis（PDF）	59
PMX-DHP	47
Pohlmanらのリハビリテーションの禁忌事項	296
PPE（Personal Protective Equipment）	131
Primary surveyで施行するX線写真	143
PRIS：propofol infusion syndrome	170
PSV	30
——のトリガーとサポート圧の設定	32
REBOA（Resuscitative Endovascular Balloon Occlusion of the Aorta）	153
recipient bed	219
recombinant tissue plasminogen activator：rt-PA	86
respiratory ECMO	19
——管理中の回路内圧	24
——時のAwake管理	22
——の治療成績	19
Richmond Agitation-Sedation Scale（RASS）	162
ROSC（Return/Resumption Of Spontaneous Circulation）	3, 80
RSST：repetitive saliva swallowing test	298
rt-PA静注療法	94
rt-PA静脈内投与の効果	96

rt-PA慎重投与の要件	96
SALT法のアルゴリズム	274
SAMPLE聴取法	245
SAMURAI-ICH (the Stroke Acute Management with Urgent Risk factor Assessment and Improvement-Intracerebral Hemorrhage study)	99
SAVE-J (Study of Advanced life support for Ventricular fibrillation with Extracorporeal circulation in Japan)	20, 82
SBAR	332
Sedation-Agitation Scale (SAS)	162
Septic shock	119
──に対する代表的な抗mediator治療	122
sepsis	106
severe sepsis	107
──症例を対象とした多施設前向き疫学研究	109
Sgarbossaの基準	76
SIMV (Synchronized Intermittent Mandatory Ventilation)	29
SlowPE (SPE)	60
SOFA (Sequential Organ Failure Assesment)	123
SSCG (Surviving Sepsis Campaign Guidelines)	111, 173
SSCG遵守とsepsis治療成績の関連	110
ST Segment Elevation Myocardial Infarction (STEMI)	70
START法のアルゴリズム	273
STEMIによる虚血再灌流障害と水素吸入	83
Stroke mimics	102
STSG:Split-Thickness Skin Graft	220
surgical debridement	219
Synthetic dressing materials	222
TAE:Transcatheter Arterial Embolization	147
TALKの原則 (Tell, Ask, Listen, Keep safe)	186, 191
TeamSTEPPS	332
TGC:Tight Glycemic Control	175
The International Multicentre Prevalence Study on Sepsis (the IMPreSS study)	115
TIMIリスクスコア	72
Ultra Filtration	39
VAP:ventilator-associated pneumonia	22, 297
Vasopressin	121
VAV-ECMO	25
──へスイッチした症例	26
VCV (Volume Control Ventilation)	28, 30
──におけるAutoFlowの効果	34
VE:videoendoscopic examination of swallowing	298
VEGF:Vascular Endothelial Growth Factor	120
venovenous ECMO管理	301
Verbal de-escalation	195
VF:videofluoroscopic examination of swallowing	298
VILI/VALI	22
VTE:venous thromboembolism	299
WON (walled-off necrosis)	66
WSD (world sepsis day)	116
5S活動	335

あ行

アスピリン 79, 97
アトランタ分類 66
アドレナリン 5
アルガトロバン 97
アルコール依存症 203
医師法21条 342
移植床 219
依存症治療 203
一次救命処置 2
一次性脳障害 13
一類感染症 128
遺伝子組み換え組織プラスミノーゲンアクチベータ 86
違法薬物 202
──検出時の対応フロー 202
射水市民病院の不起訴処分 328
医療安全 330
医療事故調査制度 337
──の概念図 338
医療上の有害事象 339
院外VF/VT患者の神経学的転帰 11
院外心停止患者に対するCAG/PCIの適応 80
院外心停止蘇生後のCAGの適用とPCIの治療戦略 81
院外心停止におけるeCPRとマニュアルCPRの神経学的転帰比較 6
インシデントコマンドシステム 268
院内心停止におけるeCPRとマニュアルCPRの神経学的転帰比較 6
ウィーニング失敗の基準 33
ウィーニング成功の基準 30
ウィーニングに失敗したらどうするか 35
うっ血に対する限外濾過 39
運動別にみたリスク項目（Hodgsonらの分類） 294
栄養管理 172
エチレングリコールの代謝と解毒薬 214
エバキュアー® 59
エボラ出血熱 128
──患者の集中治療 129
──患者の特異的治療 138
──の感染防止対策 131
嚥下造影検査 298
嚥下内視鏡検査 298
炎症性サイトカイン除去療法 122
エンドトキシン吸着 47
嘔吐症状と被ばく線量の相関関係 281

か行

外傷CTにおける3段階読影 149
外傷初期診療ガイドラインJATEC 143
改正臓器移植法 250
改訂アトランタ分類における急性膵炎に伴う膵局所合併症 66
改訂水飲みテスト 298
回路内圧の測定 24
化学剤の標的臓器と症状の特徴 282
ガッデムシンドローム 193
カテーテル関連血流感染 26
カニューレ内の血栓形成 24
瓦礫の下の医療 277
カルディアプレス® 24
肝移植 55
──適応ガイドライン 58
間欠的血液透析（IHD） 44
緩徐持続的限外濾過（SCUF） 44
肝性脳症の昏睡度判定 51
肝性脳症の昏睡度分類 53
肝不全 55
キーワード方式 311
気管支喘息息重積発作の呼吸管理 35
危険ドラッグ 202
基地病院 314
急性腎障害に合併した高Ca血症における血液浄化法開始 40
救急・集中治療診療における終末期の現状と問題 322
救急・集中治療における終末期医療に関する

ガイドライン……………………………… 250	クロピドグレル…………………………… 79, 97
救急医療機関に搬送された自殺未遂者……… 189	経カテーテル的動脈塞栓術………………… 147
救急医療における精神症状評価と初期診療… 186	経静脈栄養…………………………… 176, 181
救急医療や集中治療中に起こりうる不穏,	経腸栄養……………………………… 175, 182
興奮の原因……………………………… 194	経皮経管的血栓回収機器による血栓除去法… 96
急性冠症候群（ACS）………………………… 70	劇症型A型溶連菌感染症…………………… 225
急性肝不全の診断基準……………………… 51	劇症肝炎……………………………………… 50
急性肝不全の成因分類……………………… 52	──における診療のコツとワザ………… 59
急性期抗血小板療法………………………… 97	──に対する各種治療薬剤使用率の変遷… 54
急性心筋梗塞の12誘導心電図における経時	──に対する肝移植……………………… 57
的変化…………………………………… 84	──に対する肝移植適応基準…………… 58
急性心筋梗塞の経時的変化………………… 85	──に対する血液浄化療法………… 57, 59
急性腎障害に合併したうっ血における血液	──に対する血液浄化療法および肝移植実施率の変遷… 55
浄化法開始の目安……………………… 39	──に対する血液浄化療法の実際……… 60
急性腎障害に合併した高K血症における血液	──に対する血液浄化療法の種類と施行目的… 54
浄化法開始……………………………… 40	──に対する血液浄化療法の操作条件と治療量… 59
急性腎障害に合併した高Ca血症における血液	──に対する血液浄化療法の治療回数と頻度… 61
浄化法開始……………………………… 40	──に対する血液浄化療法の副作用と問題点… 61
急性腎障害に合併した高Mg血症における血液	──に対する薬物療法…………………… 56
浄化法開始……………………………… 41	血液浄化のクリアランスの考え方………… 184
急性腎障害に合併した代謝性アシドーシスに	血液浄化法…………………………………… 36
おける血液浄化法開始………………… 41	──の適応………………………… 39, 45
急性腎障害に合併した尿毒症合併症における	血液浄化療法開始基準……………………… 60
血液浄化法開始………………………… 42	血液浄化療法中の栄養投与経路…………… 181
急性腎障害に合併した肺水腫における血液	血液浄化療法中の栄養療法………………… 178
浄化法開始の目安……………………… 39	血液浄化療法中の各栄養素の動き………… 178
急性腎障害に対する急性血液浄化法の開始	血液浄化療法の基本的な考え方…………… 183
基準……………………………………… 36	血液濾過透析………………………………… 50
急性膵炎……………………………………… 64	血管透過性亢進……………………………… 120
──における経腸栄養の適応…………… 67	血管透過性亢進に対する治療………… 137, 138
──における輸液管理…………………… 67	血管内皮細胞増殖因子……………………… 120
──に対する膵局所動注療法…………… 68	血管内冷却法………………………………… 7
──の重症度判定…………………… 65, 67	血行動態モニタリング……………………… 215
急性中毒によるMetHb血症………………… 211	血漿交換……………………………………… 50
救命救急・集中治療における終末期……… 318	血漿量減少性の循環不全…………………… 218
急性中毒……………………………………… 206	血栓療法（抗血小板薬，抗凝固薬）中の出血
境界性パーソナリティ障害………………… 192	性脳卒中の診察………………………… 89
局所的血栓溶解療法………………………… 96	血糖値管理…………………………………… 175
緊急被ばく医療……………………………… 283	解毒剤/拮抗剤……………………………… 207
筋弛緩薬の注意点…………………………… 169	原子力災害に対する緊急被ばく医療体制の
くも膜下出血………………………………… 101	推移……………………………………… 284

さくいん　349

高エネルギー外傷(高リスク外傷)……………152
高感度心筋トロポニン測定の意義………… 77
抗凝固薬………………………………………119
抗凝固療法の効果を評価………………………118
高血圧性脳出血の急性期血圧管理………… 98
国際蘇生連絡委員会………………………… 5
向精神薬の過量内服…………………………193
喉頭鏡ブレード形状・サイズの目安 ……241
興奮……………………………………………194
後壁梗塞の心電図……………………………… 85
高齢者虐待防止法……………………………336
呼吸器系緊急事態の管理フローチャート……246
呼吸サポート目的のVV-ECMO ………… 21
呼吸リハ………………………………………296
個人防護服のレベル分け……………………280
古典的羊水塞栓症……………………………225
コミュニケーションエラー…………………333
昏迷状態………………………………………199

さ行

災害医療………………………………………264
　　──支援船……………………………285
　　──マネジメントのサイクル………267
災害期の病院外診療…………………………276
災害時に行われるトリアージ………………271
災害時病院避難のモデル……………………270
災害派遣医療チーム…………………………265
再出血予防のための血圧の目標……………102
サイトカイン除去…………………………… 48
左脚ブロック場合の2次性ST変化 ……… 77
産科危機的出血の原因………………………226
　　──同定と止血法……………………227
産科救急のポイント…………………………227
酸素利用障害…………………………………120
ジェイス………………………………………220
自家培養表皮…………………………………220
止血……………………………………………151
自己心拍再開………………………………3, 80
自殺企図………………………………………192
自殺者数の推移………………………………189

自殺未遂者……………………………………191
自傷行為………………………………………192
持続緩徐式血液濾過器……………………… 48
持続腎代替療法………………………………178
持続的血液濾過透析(CRRT)……………… 44
持続的低効率血液透析(SLED)…………… 44
持続脳波モニタリング……………………… 17
児童虐待………………………………………240
　　──相談の対応件数の推移…………235
　　──防止法……………………………336
児童相談所全国共通ダイヤル………………240
自発呼吸トライアル………………………… 29
灼熱環境における中枢神経障害…………… 12
周産期患者(災害医療)………………………277
周産期心筋症…………………………………225
重症外傷症例におけるドクターヘリの有効性
　………………………………………………315
重症化サインを認める患者に対する輸液療法
　………………………………………………138
重症患者の栄養管理…………………………174
重症くも膜下出血の転帰…………………… 16
重症頭部外傷への低体温療法……………… 16
重症熱傷………………………………………216
集中治療室(ICU)における安全管理指針 ……331
集中治療中のせん妄症例に対する抗精神病薬
　の投薬アルゴリズム………………………197
終末期の判断…………………………………325
常温療法……………………………………… 11
焼痂……………………………………………219
障害者虐待防止法……………………………337
障害脳の増悪………………………………… 14
焼痂切除術……………………………………219
小児救急………………………………………234
小児の気管チューブ…………………………238
小児の緊急時の薬用量………………………241
小児の正常バイタルサイン…………………237
小児の年齢別カフなし気管チューブサイズ・
　固定長………………………………………241
小児用蘇生テープ……………………………236
静脈血栓塞栓症………………………………299
初期蘇生バンドル……………………………115

初期輸液療法	154
植皮術	219
除染	280
ショックの緊急事態の管理フローチャート	247
シロスタゾール	97
心機能抑制	121
心筋梗塞再灌流時の水素ガス吸入	83
神経集中治療のターゲット	13
新興感染症	126
新興感染症対策に使用すべきPPE	139
人工呼吸管理下にある重症患者の早期離床における安全基準	293
人工呼吸器関連性肺炎	22, 297
人工呼吸器誘発性肺損傷	22
人工真皮	221
腎障害に伴う糸球体および尿細管のCr分泌割合の変化	44
浸透圧較差（OG）からの血中濃度測定	214
心嚢液の貯留	145
心肺蘇生法	2
心肺停止患者へのアドレナリン投与	3
心肺停止症例におけるドクターヘリの有効性	315
心拍再開後昏睡患者の脳障害の程度	15
心拍再開後の体温管理	6
——療法	11
心拍再開後の治療	3
深部静脈血栓症	299
診療関連死調査の歴史	341
膵局所合併症に対するインターベンション治療	69
水素ガス吸入	83
精神科への緊急入院につなげる際のフロー	200
成人の二次救命処置	2
生命徴候の確認	261
世界敗血症day	117
世界敗血症連盟	117
接触嚥下機能に対する早期リハ	297
セプザイリス®	48
全身性炎症反応	120
全層植皮術	220
全脳浮腫	17

せん妄	163
——に対する薬物療法	196
造影CT Grade	65
臓器移植法	250
臓器提供者の年代別原疾患分布	256
臓器提供となる患者の特徴	255
臓器提供のオプション提示	257
送血流量の微調整	26
早期リハビリテーション	290
——におけるコツとワザ	299
双手圧迫	228

た行

体位管理	296
体温管理療法	11
——の導入・維持法	7
体幹における出血の貯留部位と画像検査	144
待機的PCI時の抗血小板療法	79
大規模災害時の多数傷病者発生	276
代償性ショック	138
大動脈遮断バルーン	153
大量輸液法	218
たこつぼ型心筋梗塞	15
ダブルルーメンカニューレ	26
蛋白同化	177
中東呼吸器症候群（MERS）	132
——の院内感染対策	134
——の特異的治療	139
中毒によるショックの対応	214
腸チフス	138
低血圧	44
——性ショック	138
低体温による体温管理療法	4
低体温療法	7, 11
——中の循環管理	7
——の脳保護効果	14
——の脳保護のメカニズム	13
デクスメデトミジン	203
——の初期負荷投与	168
デスモプレシン	100

デング熱の重症化サイン……………136
デング熱の特徴………………………135
デング熱の入院治療…………………137
透析液流量，血液流量の変化とクリアランス
　…………………………………………184
透析患者(災害医療)…………………276
特殊災害対応アプローチの基本原則…288
ドクターヘリ航空事故………………316
ドクターヘリの運用…………………306
ドクターヘリの活動…………………309
ドクターヘリの機内には何が配置されている
　…………………………………………309
ドクターヘリの基本…………………315
ドクターヘリの要請…………………308
ドクターヘリ要請基準…………312，313
都市捜索救助活動……………………276
ドナー・コーディネーター…………253
トラブルごとの回路内圧変化…………25
トリアージ……………………………271

な行

二次性脳障害……………………………13
日本蘇生協議会…………………………2
日本熱傷学会熱傷レジストリー……217
妊産婦死亡の原因疾患………………226
妊産婦死亡の再発防止に関する臨床情報…230
妊娠高血圧症候群……………………225
熱傷面積と死亡率……………………217
熱傷輸液………………………………218
年齢による法的脳死判定……………261
脳死移植問題…………………………250
脳血管攣縮を含む遅発性脳虚血………16
脳梗塞の急性期血栓回収療法…………89
脳梗塞の超急性期血栓溶解療法………89
脳梗塞の二次予防………………………97
脳梗塞もどき…………………………102
脳死下臓器提供のフローチャート…254
脳死下臓器提供の律速段階…………257
脳死臓器移植法案………………………55
脳出血・脳梗塞………………………225

脳出血急性期の血圧管理………………87
脳出血と抗凝固療法…………………100
脳出血と抗血小板療法…………………99
脳症………………………………………56
脳蘇生……………………………………10
脳卒中急性期の血圧コントロール目標…93
脳卒中診療のタイムライン……………90
脳卒中治療ガイドライン2015(GL 2015)の
　推奨グレード表………………………88
脳卒中における低体温療法の有効性…103
脳卒中患者の症候性てんかんの予防…103
脳卒中の酸素投与と気道確保…………88
脳波検査………………………………258
脳保護……………………………………10

は行

配偶者暴力防止法……………………337
敗血症性DICに対する抗凝固療法の有効性
　…………………………………………117
敗血症性ショックに対するEGDT……111
敗血症における血液浄化法……………47
敗血症の初期診療……………………111
敗血症の初期蘇生の概念……………111
敗血症の新定義………………………123
肺血症の早期発見・早期治療………116
肺塞栓症…………………………225，299
背部胸部誘導(V7-V9誘導)……………75
ハイブリッドER………………………155
発症直後の脳梗塞………………………17
バンドル遵守率と院内死亡率の経年的変化…110
反復唾液嚥下テスト…………………298
非痙攣性てんかん重積状態………12，102
肥満患者に対するVCVならびにPCV施行時
　の気道内圧波形………………………31
びまん性脳機能障害……………………17
病院船構想の実現に向けた課題……286
病院前救急診療………………………276
表面冷却法………………………………7
不安定狭心症のBraunwaldの分類……72
不穏……………………………………194

腹腔内出血…………………………145	輸液量…………………………………113
福島第一原発事故後の緊急被ばく医療体制…283	羊水塞栓症の組織・血清診断 ……………232
不適切な全身管理による障害脳の増悪………14	ラザロ徴候………………………………262
プラスグレル…………………………79	リスク・コミュニケーションにおけるテンプレート
フレイル………………………………304	…………………………………272
プロポフォール症候群の予防法……………170	リハビリテーションの禁忌事項……………296
プロポフォールによる脳保護作用……………171	臨床的羊水塞栓症診断基準……………………231
分層植皮術……………………………220	レミマゾラム……………………………169
閉塞性ショック…………………………145	ワルファリン………………………………97
ヘパリン…………………………………97	
法的脳死判定基準………………………261	
法的脳死判定の判定医の資格………………262	
法的脳死判定前の確認事項………………252	
法的脳死判定マニュアル……………………251	
母体救命………………………………224	
──に特化したトレーニングプログラム …231	
ホメピゾール……………………………209	
──の解毒作用………………………213	
──の投与開始………………………208	

ま行

膜型血漿分離器…………………………59	
末梢血管拡張……………………………120	
末梢血トロポニン………………………77	
ミダゾラムのメリットとデメリット…………168	
ミトコンドリア機能障害……………………122	
ミトコンドリアにおける酸素利用障害………121	
無呼吸テスト……………………………258	
メタノール・エチレングリコール中毒………213	
メタノールの代謝と解毒薬…………………214	
メチルチオニニウム塩化物水和物……………212	
メチレンブルー（MB）………………208	
メディカル・コンサルタント制度……………255	
メトヘモグロビン血症を生じる医薬品………210	
メトヘモグロビン濃度と症候………………210	

や・ら・わ行

薬物・アルコール問題……………………202	
薬物除去目的での血液浄化法…………………46	

略語

ACS	abdominal compartment syndrome	腹部コンパートメント症候群	66 219
ACS	Acute Coronary Syndrome	急性冠症候群	70
AKI	Acute Kidney Injury	急性腎障害	36
ALS	Advance Life Support	二次救命処置	2
ANC	acute necrotic collection		66
APFC	acute peripancreatic fluid collection		66
ASPECTS	Alberta Stroke Program Early CT Score		92
BAT	Bleeding with Antithrombotic Therapy		99
BCP	Business Continuity Plan		268
BIPAP	Bilevel Positive Airway Pressure		29
BLS	Basic Life Support	一次救命処置	2 243
BPS	Behavioral Pain Scale		160
CABG	Coronary Artery Bypass Grafting		82
CAG	Coronary AngioGraphy		80
CAM-ICU	Confusion Assessment Method for the Intensive Care Unit		163
CDC	Centers for Disease Control and Prevention	米国疾病管理予防センター	280
CHDF	Continuous Hemodiafiltration		330
CKD	Chronic Kidney Disease	慢性腎臓病	70
COP	colloid osmotic pressure	血漿膠質浸透圧	59
CPAP	Continuous Postive Airway Pressure	持続的陽圧呼吸	29 297
CPOT	Critical-Care Pain Observation Tool		161
CPR	Cardio Pulmonary Resuscitation		2 243

CRBSI	Catheter Related Blood Stream Infection	カテーテル関連血流感染	26
CRRT	Continuous Renal Replacement Therapy	持続腎代替療法	178
CSM	Confined Space Medicine		276
DAMPs	damage-associated molecular patterns		47
DBT	Door-to-Balloon Time		71
DCV	Dual-Control Ventilation		28 30
DDB	Deep Dermal Burn		219
DIC	Disseminated Intravascular Coagulation		106
DIDO時間	Door-In to Door-Out time		72
DMAT	Disaster Medical Assistance Team		265
DNAR	Do Not Attempt Resuscitation		325
DVT	deep venous thrombosis	深部静脈血栓症	299
ECLA	Extra Corporeal Lung Assist	対外的肺補助	18
ECMO	Extra Corporeal Membrane Oxygenation	体外式膜型人工肺	18 300 330
ECPR	Extra-corporeal CPR	体外循環を用いた心肺蘇生法	2 19 82
ECS	Emergency coma scale		101
ECUM	Extraorporeal ultrafiltration method	うっ血に対する限外濾過	39
eFAST	extended FAST		146
EGDT	Early Goal Directed Therapy		106 111
EIC	early ischemic change		92
ELSO	Extracorporeal Life Support Organization		20

EPA	Environmental Protection Agency	米国環境保護庁	280
FASO	Focused Assessment with Sonography for Obstetrics		227
FAST	Focused Assessment with Sonography for Trauma		144
FH	fluminant hepatitis	劇症肝炎	50
FIM	Functional independence measure		303
FTSG	Full-Thickness Skin Graft	全層植皮術	220
GCS	Glasgow Coma Scale		146
GSA	Global Sepsis Alliance	世界敗血症連盟	117
HDF	Hemodiafiltration	血液濾過透析	50
HFCHDF	high-flow CHDF		57
HICS	Hospital Incident Command System		268
HLS	Hypertonic Lactated Saline		219
IABO	Intra-Aortic Balloon Occlusion		153
IABP	Intra-Aortic Balloon Pumping		330
IADL	instrumental ADL		302
ICDSC	Intensive Care Delirium Screening Checklist		163
ICS	Incident Command System		268
ICU-AD	ICU-acquired delirium	ICUにおけるせん妄	292
ICU-AW	ICU-acquired weakness	神経筋障害	290
iLA	Interventional Lung Assist		18
INTERACT試験	intensive blood pressure reduction in acute cerebral hemorrhage		98
IVR	interventional radiology		142

JARD	Japan Association of Rehabilitation Database	日本リハビリテーション・データベース協議会	291
JRC	Japan Resuscitation Council	日本蘇生協議会	8
MIMMS	Incident Medical Management and Support		287
MMV	Mandatory Minute Ventilation		29
MR CLEAN	Multicenter Randomized CLinical trial of Endovascular treatment for Acute ischemic stroke in the Netherland		96
mRS	modified Rankin Scale	修正ランキンスケール	89
MWST	modified water swallow test	改訂水飲みテスト	298
NCSE	non convulsive status epilepticus	非痙攣性てんかん重積状態	12 102
NDLS	National Disaster Life Support		288
NHF	Nasal High Flow		28 30
NPPV	Non-invasive Positive Pressure Ventilation		28
NSTE-ACS	non ST elevation	非ST上昇型急性冠症候群	70
NSTEMI	Non-ST-Segment Elevation Myocardial Infarction		70
PALS	Pediatric Advanced Life Support		237
PAMPs	Pathogen Associated Molecular Patterns		47
PAT	Physiological and Anatomical Triage		273
PCI	Percutaneous Coronary Intervention		71
PCPS	Percutaneous Cardio Pulmonary Support	経皮的心肺補助	18 19
PCV	Pressure Control Ventilation		28 30
PDF	plasma filtration with dialysis		59
PE	plasma exchange	血漿交換	50

PE	pulmonary embolism	肺塞栓症	299
PEA	pulseless electrical activity	無脈性電気活動	5
pECLA	Pumpless ECLA		18
PEEC	Psychiatric Evaluation in Emergency Care	救急医療における精神症状評価と初期診療	186
PEEP	Positive End-Expiratory Pressure	呼気終末陽圧	29 297
PHEM	Pre-hospital Emergency Medicine		276
PICU	post-ICU syndrome	ICU後症候群	290
PPE	Personal Protective Equipment		131
PRIS	propofol infusion syndrome	プロポフォール症候群	170
RASS	Richmond Agitation-Sedation Scale		162
RCA	Resuscitation Council of Asia	アジア蘇生協議会	8
RCT	Randomized Controlled Trial		68
REBOA	Resuscitative Endovascular Balloon Occlusion of the Aorta		153
ROSC	Resumption（またはReturn）of Spontaneous Circulation	自己心拍再開	3 80
RSST	repetitive saliva swallowing test	反復唾液嚥下テスト	298
rt-PA	recombinant tissue plasminogen activator	遺伝子組み換え組織プラスミノーゲンアクチベータ	86
SALT	Sort, Assess, Lifesaving, Interventions, Treatment, and Transportation		272
SAMURAI-ICH	the Stroke Acute Management with Urgent Risk factor Assessment and Improvement-Intracerebral Hemorrhage study		99
SAS	Sedation-Agitation Scale		162
SAT	spontaneous awakening trial		292
SAVE-J	Study of Advanced life support for Ventricular fibrillation with Extracorporeal circulation in Japan		20 82

SBT	Spontaneous Breathing Trial	自発呼吸トライアル	29 292
SIMV	Synchronized Intermittent Mandatory Ventilation		29
SOFA	Sequential Organ Failure Assesment		123
SSC	Surviving Sepsis Campaign		116
SSCG	Surviving Sepsis Campaign Guidelines		111 173
START	Simple triage and rapid treatment		272
STEMI	ST Segment Elevation Myocardial Infarction		70
STSG	Split-Thickness Skin Graft	分層植皮術	220
TAE	ranscatheter Arterial Embolization		147
TALKの原則	Tell，Ask，Listen，Keep safe		186
TGC	Tight Glycemic Control	厳密な血糖値管理	175
TTM	Target Temperature ManagementTrial	心肺再開後の体温管理療法	11
UF	UF：Ultra Filtration	うっ血に対する限外濾過	39
USAR	Urban Search and Rescue		276
VAP	ventilator-associated pneumonia		22 297
VCV	Volume Control Ventilation		28 30
VE	videoendoscopic examination of swallowing	嚥下内視鏡検査	298
VEGF	Vascular Endothelial Growth Factor		120
VF	videofluoroscopic examination of swallowing	嚥下造影検査	298
VTE	venous thromboembolism	静脈血栓塞栓症	299
WON	walled-off necrosis		66
WSD	world sepsis day		116

略歴

三宅康史（みやけ　やすふみ）

1985年 3月　東京医科歯科大学医学部医学科 卒業
　　　　4月　東京大学医学部附属病院救急部 入局
1986年 1月　公立昭和病院 脳神経外科／救命救急センター（ICU）／外科
1992年 6月　同医長
1996年10月　昭和大学医学部救急医学／昭和大学病院救命救急センター助手
2000年 4月　さいたま赤十字病院救命救急センター長／集中治療部長
2003年 5月　昭和大学医学部救急医学准教授
2011年 4月　昭和大学病院救命救急センター長／救急医学科診療科長
2012年10月　同教授
2016年 8月　より現職

救命救急・集中治療エキスパートブック R35

定価（本体5,500円＋税）

2017年3月15日第1版発行

■編　集　三宅康史
■発行者　梅澤俊彦
■発行所　日本医事新報社
　　　　　〒101-8718　東京都千代田区神田駿河台2-9
　　　　　電話　03-3292-1555（販売・編集）
　　　　　ホームページ：www.jmedj.co.jp
　　　　　振替口座　00100-3-25171
■編集協力・DTP・デザイン　vincent
■本文イラスト　vincent，渡辺富一郎
■印　刷　ラン印刷社

ⒸYasufumi Miyake 2017 Printed in Japan
ISBN978-4-7849-4590-0　C3047　￥5500E

本書の複製権・翻訳権・上映権・譲渡権・公衆送信権（送信可能化権を含む）は（株）日本医事新報社が保有します。

JCOPY　＜（社）出版者著作権管理機構 委託出版物＞
本書の無断複写は著作権法上での例外を除き禁じられています。複写される場合は、そのつど事前に、（社）出版者著作権管理機構（電話 03-3513-6969、FAX 03-3513-6979、e-mail:info@jcopy.or.jp）の許諾を得てください。